Terapêutica da
DOR no IDOSO
Guia Prático

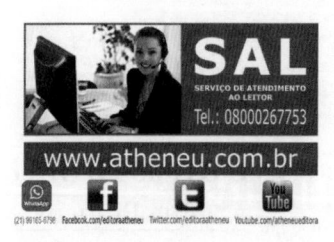

Terapêutica da
DOR no IDOSO
Guia Prático

EDITORES

Ana Laura de Figueiredo Bersani
Bianca Figueiredo Barros
Niele Silva de Moraes
Fânia Cristina Santos

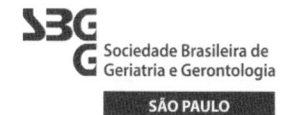

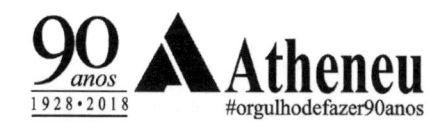

EDITORA ATHENEU

São Paulo —	Rua Jesuíno Pascoal, 30
	Tel.: (11) 2858-8750
	Fax: (11) 2858-8766
	E-mail: atheneu@atheneu.com.br
Rio de Janeiro —	Rua Bambina, 74
	Tel.: (21)3094-1295
	Fax: (21)3094-1284
	E-mail: atheneu@atheneu.com.br
Belo Horizonte —	Rua Domingos Vieira, 319 — conj. 1.104

CAPA: Equipe Atheneu
PRODUÇÃO EDITORIAL: MWS Design

CIP-BRASIL. CATALOGAÇÃO NA PUBLICAÇÃO
SINDICATO NACIONAL DOS EDITORES DE LIVROS, RJ

T293

Terapêutica da dor no idoso : guia prático / editores Ana Laura de
Figueiredo Bersani ...
[et. al.] - 1. ed. - Rio de Janeiro : Atheneu, 2018.
    : il.

Inclui bibliografia
ISBN 978-85-388-0886-2

1. Dor em idosos. 2. Dor - Tratamento. I. Bersani, Ana Laura.

18-49574   CDD: 616.04720846
                                 CDU: 616.8-009.7

Bersani A.L.F; Barros B.F.; Moraes N.S.; Santos F.C.
Terapêutica da Dor no Idoso – Guia Prático

Editores

Ana Laura de Figueiredo Bersani

- Médica Especialista em Geriatria pela Escola Paulista de Medicina da Universidade Federal de São Paulo (EPM/Unifesp) e pela Sociedade Brasileira de Geriatria e Gerontologia/Associação Médica Brasileira (SBGG/AMB). Afiliada do Serviço de Dor e Doenças Osteoarticulares da Disciplina de Geriatria e Gerontologia da EPM/Unifesp. Geriatra do Serviço de Assistência Domiciliar do Hospital Israelita Albert Einstein (HIAE). Diretora de publicação da SBGG – Seção São Paulo (biênio 2016-2018).

Bianca Figueiredo Barros

- Médica Geriatra pela Escola Paulista de Medicina da Universidade Federal de São Paulo (EPM/Unifesp) e pela Sociedade Brasileira de Geriatria e Gerontologia/Associação Médica Brasileira (SBGG/AMB). Especialista em "Área de Atuação Dor" pela Sociedade Brasileira para o Estudo da Dor (SBED). Afiliada Externa – Aracaju/SE – do Serviço de Dor e Doenças Osteoarticulares da Disciplina de Geriatria e Gerontologia da EPM/Unifesp. Membro do Comitê de Dor no Idoso da SBED e Membro da Comissão de Dor da SBGG.

Niele Silva de Moraes

- Médica Geriatra pela Escola Paulista de Medicina da Universidade Federal de São Paulo (EPM/Unifesp). Especialista em Geriatria pela Sociedade Brasileira de Geriatria e Gerontologia/Associação Médica Brasileira (SBGG/AMB). Doutora em Ciências pela Unifesp. Afiliada Externa – Belém/PA – do Serviço de Dor e Doenças Osteoarticulares da Disciplina de Geriatria e Gerontologia (DIGG) da EPM/Unifesp. Diretora Científica da SBGG Seção Pará (biênio 2016-2018). Docente do Curso de Medicina da Universidade do Estado do Pará (UEPA). Coordenadora do Serviço de Geriatria e Gerontologia do Hospital Cynthia Charone – Pará.

Fânia Cristina Santos

- Professora, Mestre e Doutora pela Escola Paulista de Medicina da Universidade Federal de São Paulo (EPM/Unifesp). Especialista em Geriatria pela Sociedade Brasileira de Geriatria e Gerontologia (SBGG) e Especialista na "Área de Atuação Dor" pela Sociedade Brasileira para o Estudo da Dor (SBED). Chefe do Serviço de Dor e Doenças Osteoarticulares da Disciplina de Geriatria e Gerontologia da EPM/Unifesp. Membro da Comissão de Dor da SBGG e do Comitê de Dor no Idoso da SBED.

Colaboradores

Adriana Roberta de Paula

- Licenciada Plena em Educação Física pela Universidade Nove de Julho. Especialista em Educação Física Escolar e em Natação e Esportes Aquáticos pela Faculdades Metropolitanas Unidas. Especialista em Gerontologia pelo Instituto de Estudo e Pesquisa Hospital Israelita Albert Einstein. Pós-graduanda em MBA em Gestão em Saúde pela Fundação Getúlio Vargas. Gerente Administrativa do Hospital Cynthia Charone – Pará.

Ana Amália de Sá

- Licenciada Plena em Educação Física pela Escola Superior Madre Celeste. Especialista em Fisiologia do Exercício pela Universidade Federal do Paraná. Especialista em Gerontologia pelo Instituto de Estudo e Pesquisa Hospital Israelita Albert Einstein. Pós-graduanda em MBA em Gestão em Saúde pela Fundação Getúlio Vargas. Diretora Executiva do Hospital Cynthia Charone – Pará.

Ana Cristina Procopio de Oliveira Aguiar

- Psicóloga. Mestre em Ciências pelo Departamento de Psicobiologia da Escola Paulista de Medicina da Universidade Federal de São Paulo (EPM/Unifesp). Especialista em Gerontologia pela Sociedade Brasileira de Geriatria e Gerontologia (SBGG) e pela Disciplina de Geriatria e Gerontologia da EPM/Unifesp. Coordenadora da Pós-graduação em Gerontologia e Residência Multiprofissional em Gerontologia do Hospital Israelita Albert Einstein.

Carla Bezerra Lopes Almeida

- Médica Geriatra pela Escola Paulista de Medicina da Universidade Federal de São Paulo (EPM/Unifesp) e pela Sociedade Brasileira de Geriatria e Gerontologia/Associação Médica Brasileira (SBGG/AMB). Mestre Profissional em Tecnologias e Atenção à Saúde pela Unifesp.

Carolina Ams Prestes

- Fisioterapeuta pela Universidade do Grande ABC (UniABC). Especialista em Reeducação Postural Global pelo Método Philippe E. Souchrd e Equipe. Formação Aplicada ao Método Pilates – Centro de Ginástica Postural Angélica (CGPA). Especialização em Dor Crônica e Cuidados Paliativos pelo Instituto Israelita de Ensino e Pesquisa Albert Einstein. Pós-graduanda em Avaliação e Tratamento Interdisciplinar em Dor pelo Hospital das Clínicas da Faculdade de Medicina da Universidade de São Paulo (HC-FMUSP). Membro do Comitê de Dor no Idoso da Sociedade Brasileira para o Estudo da Dor (SBED). Fisioterapeuta do Instituto PRUMO – Tratamento Integrado Baseado em Evidência.

Cinthia Médice Nishide de Freitas

- Mestre e Geriatra pela Escola Paulista de Medicina da Universidade Federal de São Paulo (EPM/Unifesp). Especialista em Geriatria pela Sociedade Brasileira de Geriatria e Gerontologia/Associação Médica Brasileira (SBGG/AMB). Pós-graduanda em Dor pelo Instituto Israelita de Ensino e Pesquisa Albert Einstein.

Daniela Regina Brandão Tavares

- Médica Geriatra pela Escola Paulista de Medicina da Universidade Federal de São Paulo (EPM/Unifesp). Especialista em Geriatria pela Sociedade Brasileira de Geriatria e Gerontologia/Associação Médica Brasileira (SBGG/AMB). Afiliada do Serviço de Dor e Doenças Osteoarticulares da Disciplina de Geriatria e Gerontologia da EPM/Unifesp.

Diogo Kallas Barcellos

- Médico Geriatra Especialista pela Sociedade Brasileira de Geriatria e Gerontologia/Associação Médica Brasileira (SBGG/AMB). Coordenador do Comitê de Dor no Idoso da Sociedade Brasileira de Geriatria e Gerontologia (SBGG). Membro do Comitê de Dor no Idoso da Sociedade Brasileira para Estudo da Dor (SBED). Médico do Programa de Atenção Domiciliar da Universidade Federal de Uberlândia (UFU) e do Hospital Santa Clara – Uberlândia – MG.

Fernanda Martins Gazoni

- Médica Especialista em Geriatria pela Escola Paulista de Medicina da Universidade Federal de São Paulo (EPM/Unifesp) e pela Sociedade Brasileira de Geriatria e Gerontologia/Associação Médica Brasileira (SBGG/AMB). Pós-graduação em Dor pelo Hospital Israelita Albert Einstein (HIAE). Afiliada do Serviço de Dor e Doenças Osteoarticulares da Disciplina de Geriatria e Gerontologia da EPM/Unifesp. Membro do Comitê de Dor no Idoso da Sociedade Brasileira para Estudo da Dor (SBED) e Membro da Comissão de Dor da SBGG.

Guilherme Liausu Cherpak

- Médico Graduado pela Universidade Federal de Pernambuco (UFPE). Residência em Clínica Médica e Geriatria pela Escola Paulista de Medicina da Universidade Federal de São Paulo (EPM/Unifesp). Especialista em Geriatria pela Sociedade Brasileira de Geriatria e Gerontologia/Associação Médica Brasileira (SBGG/AMB). Mestrado profissional em Tecnologias e Atenção à Saúde pela EPM/Unifesp. Afiliado do Serviço de Dor e Doenças Osteoarticulares da Disciplina de Geriatria e Gerontologia da EPM/Unifesp.

Igor Nunes Lanna

- Médico Especialista em Anestesiologia pela Sociedade Brasileira de Anestesiologia. Especialista em Dor pela Associação Médica Brasileira (AMB). Treinamento em Geriatria pelo Hospital da Clínicas da Universidade Federal de Minas Gerais (UFMG).

Jane Érika Frazão Okazaki

- Médica Graduada pela Universidade Federal de Pernambuco (UFPE). Residência em Clínica Médica concluída no Hospital Barão de Lucena – Recife/PE e Residência em Geriatria pela Disciplina de Geriatria e Gerontologia da Escola Paulista de Medicina da Universidade Federal de São Paulo (EPM/Unifesp).

Juliana Gibello

- Psicóloga Hospitalar no Departamento de Pacientes Graves do Hospital Israelita Albert Einstein (HIAE). Coordenadora da Pós-graduação em Cuidados Paliativos no HIAE. Psicóloga Clínica/Psicanalista. Graduação em Psicologia pela Universidade Estadual Paulista "Júlio de Mesquita Filho" (Unesp). Especialização em Psicologia Hospitalar pelo HIAE. Pós-graduação em Cuidados Paliativos pelo Instituto Pallium Latinoamérica – Buenos Aires/Argentina. Mestranda pelo Departamento de Psiquiatria da Escola Paulista de Medicina da Universidade Federal de São Paulo (EPM/Unifesp).

Karina Kuraoka Tutiya

- Médica Graduada pela Escola Paulista de Medicina da Universidade Federal de São Paulo (EPM/Unifesp). Residência em Clínica Médica e Geriatria pela EPM/Unifesp. Especialista em Geriatria pela Sociedade Brasileira de Geriatria e Gerontologia/Associação Médica Brasileira (SBGG/AMB). Afiliada do Serviço de Dor e Doenças Ostoearticulares da Disciplina de Geriatria e Gerontologia (DIGG) da EPM/Unifesp.

Karina Rodrigues Romanini Subi

- Médica Anestesiologista. Título de Especialista em Anestesiologia (TEA) com Área de Atuação em Dor pela Sociedade Brasileira de Anestesiologia (SBA), com certificação pela Associação Médica Brasileira (AMB). Fellow of Interventional Pain Practice – FIPP pelo World Institute of Pain (WIP). Membro do Centro Integrado de Tratamento da Dor em São Paulo – SP. Membro do Corpo Clínico do Hospital Israelita Albert Einstein (HIAE) – São Paulo – SP e da Clínica Medicina Nelson Faidiga Filhos e Associados – Vinhedo – SP.

Karol Bezerra Thé

- Médica Especialista em Geriatria pela Sociedade Brasileira de Geriatria e Gerontologia (SBGG). Pós-graduação em Dor pelo Hospital Israelita Albert Einstein (HIAE) e em Cuidados Paliativos pelo Instituto Pallium Latinoamerica-Argentina. Médica assistente da Equipe de Tratamento de Dor do HIAE. Membro do Comitê de Dor no Idoso da Sociedade Brasileira para Estudo da Dor (SBED). Membro da Comissão de Dor da SBGG.

Kate Adriany da Silva Santos

- Médica Geriatra pela Escola Paulista de Medicina da Universidade Federal de São Paulo (EPM/Unifesp). Especialista em Geriatria pela Sociedade Brasileira de Geriatria e Gerontologia/Associação Médica Brasileira (SBGG/AMB). Mestrado Profissional em Tecnologias e Atenção à Saúde pela EPM/Unifesp. Afiliada do Serviço de Dor e Doenças Osteoarticulares da Disciplina de Geriatria e Gerontologia da EPM/Unifesp.

Larissa da Silva Serelli

- Terapeuta Ocupacional, Especialista em Gerontologia pela Sociedade Brasileira de Geriatria e Gerontologia (SBGG). Doutoranda pelo Programa de Ciências Aplicadas à Saúde do Adulto da Faculdade de Medicina da Universidade Federal de Minas Gerais (UFMG). Membro do Ambulatório de Neurologia Cognitiva e do Comportamento do Hospital das Clínicas da UFMG.

Leonardo Brandão de Oliva

- Médico Geriatra pela Escola Paulista de Medicina da Universidade Federal de São Paulo (EPM/Unifesp). Especialista em Geriatria pela Sociedade Brasileira de Geriatria e Gerontologia/Associação Médica Brasileira (SBGG/AMB). Coordenador do Time de Atenção ao Idoso do Hospital Aliança da Bahia. Presidente da Sociedade Brasileira de Geriatria e Gerontologia – seccional Bahia (Biênio 2016-2018).

Luciana Dardin

- Fisioterapeuta com Certificação em Dor pela Sociedade Brasileira para Estudo da Dor (SBED). Aperfeiçoamento em Dor pela Faculdade de Medicina da Universidade de São Paulo (FMUSP) e ex-integrante do Grupo de Dor do Hospital das Clínicas da Universidade de São Paulo (HC/USP). Formação Avançada em Somatic Experiencing pela Foundation for Human Enrichment. Aprofundamento em Biomecânica e Cadeias Musculares com GDS, RPG, Terapia Manual segundo o Conceito Mulligan. Formação Internacional em Terapia Aquática, Pilates Clínico/APPI – The Australian Physioterapy and Pilates Institute. Especialização em Fisiologia do Exercício pela Escola Paulista de Medicina da Universidade Federal de São Paulo (EPM/Unifesp). Membro do Comitê de Dor no Idoso da Sociedade Brasileira para o Estudo da Dor (SBED).

Márcia Valéria de Andrade Santana

- Médica Geriatra pela Escola Paulista de Medicina da Universidade Federal de São Paulo (EPM/Unifesp). Afiliada do Serviço de Dor e Doenças Osteoarticulares da Disciplina de Geriatria e Gerontologia da EPM/Unifesp.

Maria Carolyna Fonseca Batista Arbex

- Médica Geriatra pela Escola Paulista de Medicina da Universidade Federal de São Paulo (EPM/Unifesp). Mestranda em Tecnologias e Atenção à Saúde pela EPM/Unifesp. Afiliada do Serviço de Dor e Doenças Osteoarticulares da Disciplina de Geriatria e Gerontologia da EPM/Unifesp.

Marilia Bense Othero

- Terapeuta Ocupacional. Doutora em Ciências pelo Departamento de Medicina Preventiva da Faculdade de Medicina da Universidade de São Paulo (FMUSP). Consultora do Departamento de Ensino e Pesquisa do Hospital Premier. Coordenadora do Comitê de Terapia Ocupacional da Associação Brasileira de Linfoma e Leucemia (ABRALE). Editora do Blog Caminhos da Terapia Ocupacional.

Marina Vilela Costa Bianchi

- Médica Graduada pela Pontifícia Católica do Paraná (PUC-PR). Residência em Clínica Médica pelo Hospital do Servidor Público Municipal de São Paulo. Residência em Reumatologia pelo Hospital do Servidor Público Estadual de São Paulo e Especialista em Reumatologia pela Sociedade Brasileira de Reumatologia/Associação Médica Brasileira (SBR/AMB).

Polianna Mara Rodrigues de Souza

- Médica Geriatra pela Escola Paulista de Medina da Universidade Federal de São Paulo (EPM/Unifesp). Especialização em Cuidados Paliativos pela Asociacion Pallium Latinoamerica. Responsável pelas Áreas de Cuidados Paliativos e Oncogeriatria da Clínica de Suporte ao Paciente Oncológico do Centro de Oncologia e Hematologia Família Dayan-Daycoval do Hospital Israelita Albert Einstein (HIAE). Secretária do Comitê de Dor no Idoso da Sociedade Brasileira para o Estudo da Dor (SBED).

Ricardo Humberto de Miranda Félix

- Médico Graduado pela Universidade Federal do Rio Grande do Norte (UFRN). Residência em Clínica Médica e Geriatria pela Escola Paulista de Medicina da Universidade Federal de São Paulo (EPM/Unifesp). Mestre em Tecnologia de Saúde pela EPM/Unifesp.

Rondinei Silva Lima

- Licenciado Pleno em Educação Física pela Universidade do Estado do Pará (UEPA). Especialista em Gerontologia pelo Instituto Israelita de Estudo e Pesquisa Albert Einstein. Mestrando em Saúde Coletiva (Epidemiologia das Doenças Crônicas na Amazônia) pela Universidade Federal do Pará (UFPA). Coordenador da Educação Física do Serviço de Gerontologia e Pesquisador do Núcleo de Ensino e Pesquisa do Hospital Cynthia Charone – Pará.

Thaisa Segura da Motta

- Médica Geriatra pela Escola Paulista de Medicina da Universidade Federal de São Paulo (EPM/Unifesp). Especialista em Geriatria pela Sociedade Brasileira de Geriatria e Gerontologia (SBGG). Afiliada do Serviço de Dor e Doenças Osteoartlculares da Disciplina de Geriatria e Gerontologia da EPM/Unifesp.

Prefácio

Dor. Uma palavra tão curta, porém repleta de significados e de possibilidades. Dor é um fenômeno complexo e individual. Não existem duas dores iguais: cada pessoa percebe dor de uma forma diferente. Tal fato torna a avaliação e a abordagem da dor um desafio para a prática clínica.

A historiadora inglesa Joanna Bourke, em seu livro *The Story of Pain*, de 2014, traça um panorama cronológico e cultural sobre como as sociedades ocidentais descrevem e lidam com suas dores. Torna-se evidente, através dessa leitura, que a interpretação da dor precisa levar em conta o contexto social em que a pessoa se insere. Além disso, a dor engloba uma ampla gama de dimensões, que incluem os aspectos físicos, mas se estendem também para questões psicológicas e, até mesmo, existencialistas. Não por acaso, Cicely Saunders, pioneira do moderno movimento de Cuidados Paliativos, cunhou o termo "dor total" para descrever o intenso sofrimento que pode acometer uma pessoa com doença incurável e avançada, quando suas demandas não são atendidas.

As causas de dor em pessoas idosas são inúmeras, com uma variedade que abrange todos os órgãos e sistemas: doenças articulares, câncer, imobilidade, cirurgias, afecções periodontais, neuropatia diabética, fraturas por osteoporose, infecção herpética... A lista não tem fim. Déficit cognitivo pode dificultar a obtenção de informações fidedignas sobre a dor do paciente, enquanto a presença de comorbidades ou o uso de polifarmácia aumenta a chance de que aconteçam efeitos adversos de analgésicos. Não resta dúvida: fazer o correto tratamento da dor em idosos constitui um imperativo ético, e o profissional precisa conhecer certas particularidades para alcançar o sucesso terapêutico e minimizar iatrogenias.

Os editores deste guia assumiram a árdua tarefa de explorar aspectos pertinentes à dor em pessoas idosas. Trata-se de uma contribuição valiosa à literatura, pois permite ao leitor aprofundar-se em estratégias de avaliação, na abordagem dos diversos tipos de dor e nas opções de intervenção não farmacológica. O guia apresenta, ainda, capítulos sobre temas menos usuais, como dor na Doença de Parkinson e dor associada a distúrbios do sono, que sensibilizam o leitor para situações comuns do cotidiano.

Tenho a convicção de que *Terapêutica da Dor no Idoso – Guia Prático* já desponta como uma referência obrigatória sobre um assunto tão atual e urgente. O guia funciona como instrumento de consulta rápida para orientar o profissional na abordagem de um sintoma tão incômodo e desafiador. Com o arsenal terapêutico disponível na contemporaneidade, ninguém precisa sentir dor, ou morrer com dor – e o guia favorece o desenvolvimento de habilidades profissionais que assegurem uma abordagem precisa da dor de cada paciente.

José Elias Soares Pinheiro
Médico Especialista em Geriatria pela Associação Médica
Brasileira/Sociedade Brasileira de Geriatria e Gerontologia (SBGG)
Presidente da SBGG (gestão 2016-2018)
Membro da Câmara Técnica de Geriatria do Conselho Federal de Medicina
Geriatra e Preceptor da Residência Médica do Instituto de Neurologia
Deolindo Couto da Universidade Federal do Rio de Janeiro

Agradecimentos

É com um sentimento de profunda gratidão que paramos para escrever este agradecimento e lembrar dos aprendizados e desafios que a geriatria nos trouxe.

A vontade de compartilhar nosso aprendizado e minimizar o sofrimento dos idosos com dor nos motivou a produzir esta obra através da interdisciplinaridade, tão importante no nosso dia a dia.

Agradecemos à Disciplina de Geriatria e Gerontologia da Escola Paulista de Medicina da Universidade Federal de São Paulo (EPM/Unifesp), em especial ao Serviço de Dor e Doenças Osteoarticulares, pelo trabalho integrado, pela busca constante de conhecimento e atualização e pela dedicação e amor aos pacientes.

Agradecemos também pelas amizades ali estabelecidas, pelo carinho, apoio e incentivo mútuo, além da confiança sempre depositada em nós e em nosso trabalho.

A paixão pela geriatria e pela complexidade de nossos pacientes idosos foi contagiante em todos esses anos e responsável por sempre buscarmos novos desafios.

Agradecemos aos profissionais amigos que dedicaram tempo colaborando na elaboração dos capítulos. E, finalmente, aos pacientes, nossos maiores motivadores que impulsionaram a concretização desta obra.

As Editoras

Apresentação

A população envelhece em ritmo acelerado e, associado a esse fenômeno, coexistem incidências e prevalências aumentadas de dor. Os quadros álgicos relacionam-se com importantes consequências no envelhecimento, gerando impactos individuais na funcionalidade e na qualidade de vida, e, ainda, impactos socioeconômicos.

Faz-se jus a intenção de uma obra que aborde os diversos prismas da dor em idosos com enfoque na sua terapêutica.

Assim, apresenta-se, aqui, uma atualização de temáticas importantes relacionadas com a dor no envelhecimento, com uma apresentação de forma bastante prática e interessante. Assim, diversas especialidades que atuam junto aos idosos com dor podem se atualizar do assunto e, em consequência, beneficiar a população idosa do nosso meio.

Sinto-me honrada em apresentar-lhes este trabalho.

Prof. Dra. Fânia Cristina Santos

Dedicatória

Dedicamos esta obra aos nossos pais, pela nossa formação, estímulo, direcionamento e dedicação em todas as fases de nossas vidas, sem os quais não seríamos o que somos hoje.

Com todo nosso amor e gratidão,

Ana Laura de Figueiredo Bersani
Bianca Figueiredo Barros
Niele Silva de Moraes
Fânia Cristina Santos

Sumário

capítulo 1

Particularidades da Terapêutica da Dor no Envelhecimento

Polianna Mara Rodrigues de Souza
Diogo Kallas Barcellos

Introdução

- O envelhecimento é um fenômeno mundial. Estima-se que, em 2050, a população de idosos no mundo será de mais de dois milhões, sendo que, destes, mais de 430 milhões terá 80 anos ou mais. Só no Brasil serão cerca de 38 milhões de idosos.
- O envelhecimento está associado ao aumento da prevalência de doenças crônico degenerativas e muitas destas enfermidades associam-se fortemente à dor[1-4].
- 20% a 50% dos idosos provenientes da comunidade e 45% a 80% dos institucionalizados têm dor. Mais da metade desses idosos não recebem o controle adequado e mais de 25% morrem sem obter este controle[5-7].
- Condições frequentes no envelhecimento, como síndromes demenciais e comprometimento cognitivo, como sequela de acidente vascular cerebral (AVC), contribuem para o subdiagnóstico da dor, por representarem obstáculo para o reconhecimento e tratamento adequado desta condição[8-10]. Sendo assim, é imprescindível a aplicação de ferramentas específicas para a identificação e mensuração da dor nestes indivíduos.
- As principais causas e consequências da dor em idosos encontram-se nos Quadros 1.1 e 1.2, respectivamente.
- Infelizmente, muitos idosos e familiares acreditam que a presença de dor é consequência normal do envelhecimento, por isso, não relatam espontaneamente esta queixa. Sendo assim, os profissionais de saúde devem perguntar ativamente sobre a presença de dor em todos os atendimentos e proporcionar seu tratamento adequado.

Dor, funcionalidade, cognição e qualidade de vida

- Há íntima correlação entre dor crônica, perda funcional, incapacidade e piora da qualidade de vida em idosos.

Quadro 1.1 – Principais causas de dor em idosos

Doenças osteoarticulares
Fraturas ósseas
Síndrome dolorosa miofascial
Neuropatias periféricas (ex.: diabética)
Nevralgia pós-herpética
Síndrome dolorosa pós-AVC
Doença neoplásica
Vascular (ex.: doença arterial periférica)
Pós cirúrgicas (ex.: toracotomias, mastectomias, laparotomias, amputações)

Quadro 1.2 – Consequências da dor no idoso

Perda funcional
Síndrome locomotora
Imobilidade
Quedas
Polifarmácia
Iatrogenias
Depressão, ansiedade
Isolamento social
Aumento dos gastos em saúde
Morte

- A dor deve ser considerada no reconhecimento da síndrome locomotora em idosos, termo que designa condições nas quais os idosos apresentam alto risco de incapacidade para deambulação em decorrência de problemas em órgãos locomotores[11].
- Quedas são as principais causas de mortalidade por trauma em indivíduos idosos. Além disso, podem ter como consequência outros desfechos graves, como dependência funcional, depressão e imobilidade. A presença de síndromes dolorosas aumenta o risco de quedas, principalmente quando envolvem sítios dolorosos múltiplos, devendo o controle da dor ser um dos fatores abordados na prevenção de quedas.
- Já é estabelecida a associação entre dor e maior risco de transtornos ansiosos e depressivos. De forma interessante, alguns estudos sugerem que síndromes dolorosas crônicas acarretam prejuízo cognitivo em idosos.
- A dor crônica causa prejuízo importante da qualidade de vida do idoso, pode levar ao isolamento social, dependência e incapacidade. Por todos esses fatores, o controle adequado da dor é fundamental para a saúde e bem-estar do indivíduo.

Polifarmácia

- A maioria dos idosos usa regularmente mais de um fármaco, o que aumenta o risco de interação medicamentosa, estando mais sujeitos a iatrogenias e reações adversas, que constituem importantes causas de óbito nessa população.

- Além disso, a polifarmácia (uso de cinco ou mais medicamentos) pode também reduzir a absorção de determinados medicamentos.

Envelhecimento × mecanismos de dor

- A percepção da dor envolve um funcionamento harmonioso dos sistemas cognitivo, emocional, neuroendócrino e autonômico.
- Estudos em animais idosos demonstraram alterações estruturais envolvidas no processamento e modulação da dor em todos os níveis do sistema nervoso:
  - **Sistema nervoso periférico:** redução do número de fibras mielinizadas e amielinizadas, lentificação no tempo de condução dos estímulos nervosos, redução do fluxo sanguíneo endoneural, regeneração neural anormal, menor número de sinapses colaterais e maior número de fibras com danos[11,12];
  - **Medula espinhal:** redução progressiva de neurônios noradrenérgicos e serotoninérgicos na lâmina superficial do corno posterior da medula; alteração significativa na expressão de receptores e neurotransmissores (aumento do RNAm dos neuropeptídeos galanina e tirosina nos neurônios dos gânglios sensoriais das raízes dorsais da medula, redução do conteúdo celular do peptídeo geneticamente relacionado à calcitonina e de substância P); os níveis de somatostatina permanecem normais[13,14];
  - **Encéfalo:** redução do volume cerebral, perda de neurônios em diversas áreas, acúmulo de placas neuríticas e emaranhados neurofibrilares (não se sabe se estas alterações podem afetar tratos relacionados à percepção e ao controle da dor como córtex frontal, giro do cíngulo, ínsula, neocórtex somatossensorial, tálamo e hipotálamo); morte neuronal e gliose (presentes em regiões como formação reticular, bulbo, núcleo reticular magno, lócus cerúleos e substância cinzenta periaquedutal) poderiam afetar diretamente tratos neuronais envolvidos nos mecanismos de inibição descendente da dor[12,14,15].
- **Limiar e tolerância:** não há consenso sobre alterações relacionadas ao envelhecimento para os estímulos somatossensoriais[16-18]. Na dor visceral pode-se afirmar que há aumento no limiar de dor, o que, em situações especiais, representa uma falha no sistema de alerta (exemplo: isquemia do miocárdio).

Envelhecimento × tratamento farmacológico da dor

- O envelhecimento cursa com alterações fisiológicas que levam a um comportamento peculiar e individualizado do organismo às drogas administradas. A farmacocinética e a farmacodinâmica estão alteradas e, quando associadas a outros fatores, como as comorbidades e a polifarmácia há um maior risco de iatrogenias. Dentre as alterações, pode-se citar:
  - Modificações na **absorção** de fármacos administrados por via oral: hipocloridria secundária a alterações tróficas da mucosa gástrica, diminuição de motilidade do trato gastrintestinal, redução da velocidade de esvaziamento, redução do fluxo esplâncnico e do transporte ativo transmembrana, redução das vilosidades intestinais e elevação do pH gástrico (alterando a ionização e a solubilidade de algumas drogas)[16,19].
  - Aumento da biodisponibilidade de drogas administradas por via oral com alta taxa de metabolismo de primeira passagem (devido à redução da extração de primeira passagem)[16,19].
  - Alterações na concentração, **distribuição** e meia-vida das drogas e elevação do risco de efeitos adversos devido às alterações de composição corporal (redução da água corporal total em 20% a 30%, aumento da gordura corporal em 20% a 30% e perda de massa magra)[9,16]. Redução da produção de albumina e aumento da alfa-1-glicoproteína ácida (proteínas plasmáticas carrea-

doras), podendo ocorrer aumento da fração livre, ou seja, da forma farmacologicamente ativa, de muitas drogas (ex.: anti-inflamatórios não hormonais e os anticonvulsivantes)[2,9,16]. Assim, tem-se aumento na meia-vida de fármacos lipossolúveis, elevação do volume de distribuição de fármacos hidrossolúveis e aumento da fração livre de fármacos ligados à albumina.

- Com relação ao **metabolismo**, há diminuição da massa hepática, do fluxo sanguíneo no fígado e da atividade do citocromo P-450, sendo este o responsável pelas reações de oxidação e redução da fase I do metabolismo hepático (metabolismo oxidativo), modificando o processo de biotransformação dos fármacos e reduzindo a inativação de muitos fármacos[9,16,19].

- Na **excreção**, há diminuição da massa renal total, do fluxo plasmático renal e da taxa de filtração glomerular (TFG), com menor capacidade reabsortiva e secretiva, retardando a eliminação de alguns fármacos, aumentando sua meia-vida e o risco de eventos adversos[19]. A redução da TFG é a alteração farmacocinética mais importante relacionada ao envelhecimento, sendo assim, faz-se necessário o ajuste de dose das medicações de excreção renal, de acordo com o *clearance* de creatinina.

- As respostas **farmacodinâmicas** (efeito do fármaco sobre o organismo) dependem da quantidade e afinidade de receptores, dos mecanismos de transdução de sinais, das respostas celulares e da capacidade de regulação homeostática do organismo, fatores que podem alterar-se no envelhecimento. Alterações moleculares e polimorfismos genéticos podem ocorrer em enzimas e receptores necessários para a ação dos fármacos, reduzindo ou modificando sua ação e aumentando o risco de eventos idiossincrásicos[19].

Considerações finais

- O manejo de dor em idosos é um desafio aos profissionais de saúde desde sua identificação e diagnóstico corretos até a elaboração de um plano terapêutico individualizado, considerando as particularidades do envelhecimento.
- Para a melhor abordagem do idoso, exige-se que os profissionais estejam capacitados em reconhecer e atuar de maneira consciente e criteriosa na escolha do tratamento adequado.
- O idoso com dor pode apresentar prejuízos cognitivos, emocionais e funcionais ficando susceptível a processos iatrogênicos, a quedas e até a morte.

Referências bibliográficas

1. United Nations, Department of Economic and Social Affairs, Population Division (2015). World Population Ageing 2015 (ST/ESA/SER.A/390).
2. Gorzoni ML, Jacob Filho, W. Impacto do envelhecimento populacional na saúde pública. In: Gorzoni ML, Jacob Filho W. Geriatria e Gerontologia: o que todos devem saber. São Paulo: Roca; 2008. 1-6.
3. Banco Mundial. Envelhecendo em um Brasil mais velho. Washington DC: Banco Mundial, 2011.
4. IBGE - Instituto Brasileiro de Geografia e Estatística. Sinopse do Censo Demográfico. Rio de Janeiro; 2011.
5. Chopra, A. Pain management in the older patient. Clinical Geriatrics 2006; 14(3): 40-46.
6. AGS panel on persistent pain in older persons. The management of persistent pain in older persons. J Am Geriatri Soc 2002; 50(6suppl): S205-S224.
7. AGS panel on persistent pain in older persons. Pharmacological management of persistent pain in older persons. J Am Geriatri Soc 2009; 57: 1331-1346.
8. Hunt L J, Civinsky K E, Yaffe K et al. Pain in Community-Dwelling Older Adults with Dementia: Results from the National Health and Aging Trends Study. J Am Geriatr Soc. 2015 August; 63(8): 1503–1511.
9. McCleane G. Pharmacological pain management in the elderly patient. Clinical Interventions in Aging, 2007. 2(4): 637-643.

10. Karp JF, Shega JW, Morone NE, et al. Advances in understanding the mechanisms and management of persistent pain in older adults. British Journal of Anaesthesia 2008; 101(1): 111-120.

11. Kaasalainen S, Molloy DW. Pain and aging. Geriatrics today: J Can Geriatr Soc 2001; February: 32-37.

12. Gibson SJ, Farrel MJ. A review of age differences in the neurophysiology of nociception and the perceptual experience of pain. Clin. J Pain 2004; 20(4): 227-239.

13. Verdu E, Ceballos D, Vilches JJ, et al. Influence of age on peripheral nerve function and regeneration. J Peripher Nerve Syst 2000; 5: 191-208.

14. Yezierski R P. The effects of age on pain sensitivity: pre-clinical studies. Pain Mes. 2012; 13(Suupl 2): S27-36.

15. Naugle K M, Cruz-Almeida Y, Fillingim R B et al. Offset analgesis is reduced in older adults. Pain 2013; 154(11): 2381-2387.

16. Mavandadi S, Ten Have TR, Katz IR, et al. Effect of depression treatment on depressive symptoms in older adulthood: the moderating role of pain. J Am Geriatr Soc 2007; 55:202-211.

17. Gibson SJ. Pain and aging: the pain experience over the adult lifespan. In Proceedings of the 10th World Congress on Pain, IASP Press, Seattle, 2003.

18. Latienbacher S, Kunz M, Strate P, et al. Age effects on pain thresholds, temporal summation and spatial summation of heat and pressure pain. Pain 2005; 115: 410-418.

19. Hammerlein A, Derendorf H, Lowenthal DT. Pharmacokinetic and pharmacodynamic changes in the elderly: clinical implications. Clin Pharmacokinet 1998; 35(1): 49-64.

capítulo 2

Primeiros Passos em Direção à Terapêutica Analgésica em Idosos: Avaliação e Mensuração da Dor

Fânia Cristina Santos
Karol Bezerra Thé

Introdução

- Por ser a dor uma experiência multidimensional, a sua avaliação engloba a consideração dos seus vários domínios, incluindo o sensorial, afetivo, cognitivo, comportamental e o sociocultural. A abordagem dos aspectos multidimensionais da dor é importante para o desenvolvimento de um compreensivo programa de atendimento ao paciente, pois uma avaliação precisa e confiável do fenômeno doloroso é crucial para um planejamento terapêutico eficiente[1].

- A dor deve ser avaliada e registrada ao mesmo tempo em que os outros sinais vitais são verificados, segundo a *Joint Comission on Accreditation on Heathcare Organizations* (JCAHO) que a descreve como o "quinto sinal vital", com o intuito de enfatizar sua importância na abordagem clínica dos pacientes[2].

- Referindo-se a apropriada avaliação do quadro doloroso na população idosa, deve-se ter em mente, também, a necessidade de se incluir na avaliação o impacto na qualidade de vida destes indivíduos[1,3].

- Até o momento, não há um marcador biológico disponível que seja capaz de indicar a presença ou amplitude da dor. De acordo com o Instituto Nacional de Saúde (NIH) dos Estados Unidos, a auto avaliação da dor é o "indicador mais confiável da sua existência e da sua intensidade". Contudo, Kamel et al.[4] estudando pacientes internados em enfermarias demonstraram que com apenas a seguinte pergunta: "Você sente dor? a abordagem não é suficiente e seria necessário incluir outros itens para melhor avaliação da dor"[1,3,5-7].

Avaliação da dor

- A avaliação adequada da dor é fundamental para identificação do tipo de dor e escolha do tratamento para seu melhor controle. Deve-se tentar caracterizar a dor após o entendimento de importantes aspectos:

- Características propedêuticas da dor: localização, início, irradiação ou distribuição, duração, extensão, intensidade, qualidade, temporalidade, fatores desencadeantes, fatores atenuantes ou agravantes e sintomas associados;
- Tipos de dor que deverão ser identificados (nociceptiva, neuropática, mista, nociplástica e psicogênica);
- Questionamentos sobre doenças preexistentes ou traumas prévios que possam estar vinculados a dor ou ao seu gerenciamento, assim como sobre medicamentos em uso;
- Averiguação da interferência da dor nas atividades básicas e instrumentais de vida diária, e na habilidade em executar uma atividade repetidas vezes (como por exemplo: distância e tempo de caminhada, padrão de sono e alimentação);
- Análise da dimensão psicoafetiva do paciente e de seus familiares. Se a dor estiver associada a depressão, raiva ou ansiedade é importante definir a relação temporal entre a própria dor e estes distúrbios;
- Interpretação da dor pelo paciente, suas expectativas quanto ao problema e ao tratamento. Importante considerar que a dor é influenciada por fatores culturais, étnicos, espirituais, sociais e familiares;
- Detectar alterações comportamentais perante os familiares e o meio em que se vive. Em certas situações é comum notar-se "ganhos secundários".

- Ainda, como parte da avaliação inicial da dor, um exame físico deve ser realizado e neste, deve-se proceder a:
  - Inspeção e pesquisa de posição antálgica, deformidade, desalinhamento, atrofia, distúrbio de marcha;
  - Palpação no local da dor, tentando-se esclarecer pontos de inflamação, de espasmos musculares e de gatilhos;
  - Identificação de déficit sensorial, fraqueza, hiper ou hiporreflexia, rigidez, contratura, sinais flogísticos e lesões por pressão.

Mensuração da dor

- É difícil manejar um problema clínico sem ter a medida sobre a qual se basear o tratamento. Referindo-se a dor, sugere-se fazer parte de uma boa avaliação, sua adequada mensuração, pois assim se tenta quantificar a experiência individual da sensação de dor[8].
- Mensurar a dor no início do seu tratamento facilita a determinação da sua eficiência e a determinação de quando o mesmo deve ser interrompido.
- Vários instrumentos têm sido propostos com o intuito de capturar tanto os aspectos qualitativos quanto os quantitativos da experiência dolorosa, mas, infelizmente, nenhum deles tem tido aceitação universal.
- Um instrumento ideal para avaliar e mensurar deve atingir alguns critérios que, originalmente, foram propostos por Gracely e Dubner[9], e posteriormente implementados por Price e Harkins[10]:
  - Ter propriedades de uma escala de razão;
  - Informar sobre a acurácia e a fidedignidade do desempenho dos indivíduos sobre as respostas escalares geradas;
  - Ser relativamente livre de vieses inerentes aos diferentes métodos físicos;
  - Ser simples de usar com pacientes com dor e sem dor, tanto em contextos clínicos quanto de pesquisa;
  - Ser fidedigno e generalizável;
  - Ser sensível às mudanças na intensidade da dor.

- Até o momento, não dispomos de um instrumento padrão, único e exclusivo para o idoso, que permite uma avaliação global e o qual seja livre de vieses e de erros de medição. Por isso, a mensuração da dor tem sido um fator limitante em pesquisas na população idosa.
- No Brasil, poucos instrumentos já foram traduzidos, adaptados transculturalmente e validados, considerando especificamente os idosos.
- A escolha do instrumento para avaliação da intensidade da dor depende da cognição, da visão, da audição e da capacidade de comunicação do paciente.
- As medidas utilizadas para a mensuração podem ser unidimensionais e multidimensionais.

Medidas unidimensionais

- São maneiras simples de avaliar a magnitude da intensidade dolorosa.
- Dentre essas medidas encontram-se as escalas de descritores numéricos verbais ou visuais, que quantificam a dimensão sensorial da dor e possuem a vantagem de serem fáceis e de rápida aplicação.
- Essas escalas mostram-se fidedignas e viáveis para a mensuração da dor em idosos saudáveis[1,3].
- Dentre os instrumentos unidimensionais, os preferidos e melhores para os idosos são: **escala de descritores verbais e a escala numérica de dor**[11-15].
- Descrever-se-á a seguir, alguns dos instrumentos unidimensionais mais utilizados em idosos e suas peculiaridades:

Escala visual analógica (EVA)

- É um dos instrumentos mais usados na literatura para mensurar a dor na população em geral, sendo considerado sensível, simples e reproduzível[16].
- Consiste em uma linha de 10 cm, com âncoras em ambas as extremidades onde são colocados os descritores verbais, "sem dor" e "dor insuportável". O paciente marca um ponto que indica a magnitude de sua dor e uma régua de 0-100 mm quantifica a mensuração.

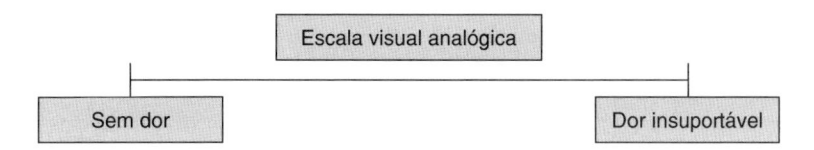

Escala de descritores verbais

- Normalmente as escalas com descritores verbais usam de quatro a seis descritores ou adjetivos indicando diferentes magnitudes da intensidade de dor percebida[17].

- Escala de descrição verbal de 4 pontos

0 = Nenhuma	1 = Leve	2 = Moderada	3 = Severa

- Escala de intensidade de dor presente

0 = Nenhuma	1 = Leve	2 = Desconfortante
3 = Estressante	4 = Horrível	5 = Excruciante

- Escala de 6 pontos

| 0 = Nenhuma | 1 = Muito leve | 2 = Leve | 3 = Moderada |
| 4 = Severa | 5 = Muito severa | 6 = Mais intensa dor imaginável | |

Escala de faces de dor

- É mostrado ao paciente uma série de faces que representam progressivamente os níveis de angústia que a dor ocasiona, e então, o paciente escolhe a que melhor exprime sua dor.
- A escala de faces de Bieri e cols.,[18] inicialmente utilizada para crianças, já foi adaptada e validada para idosos caucasianos[19]. Também, já foi a preferida de idosos afro-americanos e asiáticos; contudo, sofre erros de interpretação[20].

Escala de faces do adulto

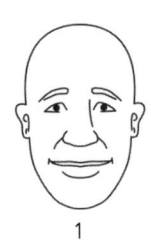 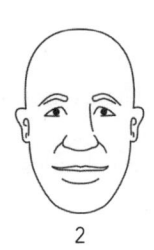 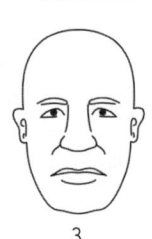 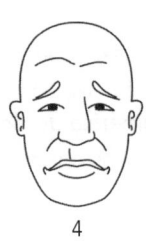 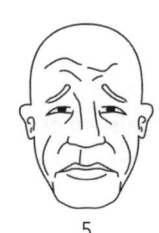 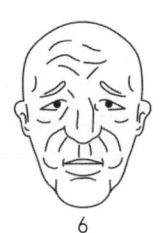

1 2 3 4 5 6

Escala numérica de dor

- A mensuração pode ser feita verbalmente (escala numérica verbal) ou poderá ser mostrada uma escala numérica de 0-10 (escala numérica visual)[17]. O paciente estima sua dor em uma escala de 0-10, com 0 representando "nenhuma dor" e 10 indicando "a pior dor imaginável".

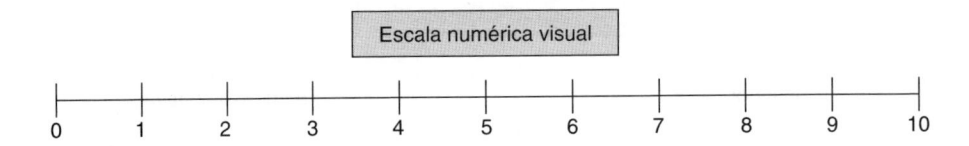

Escala numérica visual

0 1 2 3 4 5 6 7 8 9 10

Medidas multidimensionais

- Medem não apenas a intensidade da dor, mas também outros aspectos da experiência dolorosa.
- Foram construídas para serem autoaplicadas, porém, um profissional poderá ajudar na sua compreensão e aplicação.
- No nosso meio, geralmente não são autoaplicadas por conta do nível educacional da população[17].
- Os instrumentos multidimensionais ainda são poucos utilizados em idosos, apesar de serem especialmente importantes para esses. Para esta população são sugeridos instrumentos específicos com melhor definição de intensidade, qualidade e de tipo de dor.
- Primeiramente serão descritas as ferramentas usadas para idosos sem prejuízos cognitivos ou dificuldade de comunicação.

Questionário McGill de dor (MPQ)

- Avalia as dimensões sensoriais e afetivas da dor, baseando-se em palavras que o paciente seleciona para descrever sua dor[20]. Inclui um diagrama corporal para localização da experiência dolorosa, uma escala de intensidade e 78 descritores de dor agrupados em quatro grandes grupos e 20 subgrupos.
- Pimenta et al.[21] traduziram e adaptaram-no para o Brasil, desenvolvendo uma forma reduzida do questionário, o que aumentou sua utilidade clínica, devido ao menor tempo exigido para sua aplicação.
- Este instrumento já foi validado para uma população idosa, mostrando uma boa confiabilidade entre os examinadores[22].
- Ferrel et al.[23] observaram que pacientes com problemas de comunicação, como déficit auditivo e visual, têm muitas dificuldades para completar o MPQ.

Medida de dor em geriatria ("Geriatric Pain Measure" – GPM p) (Figura 2.1)

- O GPM foi desenvolvido para ser uma escala de dor multidimensional, de fácil aplicabilidade e compreensão para uso na população idosa[24].
- Avalia a dor e o impacto que esta causa no humor, nas atividades básicas de vida diária, e principalmente, na qualidade de vida.
- Permite avaliar o impacto da dor na funcionalidade e na qualidade de vida em idosos.
- No Brasil, já teve sua tradução, adaptação transcultural e validação[25]. É fácil de se aplicar e tem boa compreensão para o idoso. É um instrumento muito simples e demanda um curto tempo de aplicação.
- Quanto mais alta for a pontuação (mais próxima de 100 pontos), maior será o impacto da dor na vida do indivíduo.

Avaliação e mensuração da dor em idosos com demência e/ou com dificuldade de comunicação

- A avaliação e mensuração da dor é uma tarefa complexa em idosos com limitação na capacidade de comunicação verbal, principalmente nos casos de demência na fase avançada e terminal.
- Faz-se necessário uma investigação detalhada que englobe a revisão dos antecedentes de condição dolorosa, a observação de comportamentos sugestivos de dor e a valorização dos relatos de familiares e cuidadores[17,26].
- A habilidade dos indivíduos com demência em comunicar uma queixa dolorosa varia de acordo com o grau de comprometimento cognitivo, não sendo claro a partir de qual nível de alteração cognitiva a validade dos autorrelatos torna-se questionável.
- Portadores de demência em estágios leve a moderado geralmente são capazes de responder aos questionários unidimensionais e oferecer autorrelatos de dor, apesar da menor probabilidade de especificar sua localização, duração, fatores desencadeadores, fatores de melhora ou de piora, entre outros.
- O idoso com déficit cognitivo moderado a grave muitas vezes tem graus variados de limitação da comunicação verbal, assim, os autorrelatos de dor são geralmente inadequados[27].
- É comum apresentarem uma variedade de comportamentos para comunicar dor, incluindo, expressões faciais, vocalização, movimentos corporais e mudanças na interação com outras pessoas e com o meio ambiente. Mudanças hemodinâmicas e vasomotoras, com mudança no padrão da respiração, dilatação pupilar e sudorese, também servem como parâmetros referenciais para a avaliação de dor[28].
- Dizer que idosos com demência de Alzheimer (DA) sofrem menos dor é basear-se na estatística sobre a pequena quantidade de analgésicos administrados a eles, o que leva a pensar na possibilidade de que alterações cognitivas aumentem o risco do subtratamento da dor. Nesses pacientes, o componente

Iniciais:_____ Nº ficha médica: _____ Entrevista nº _____ Data:_____		
Por favor, responda cada pergunta, marcando-a:	Resposta	Nota
1- Você tem ou acha que teria dor com atividades intensas como: correr, levantar objetos pesados, ou participar de atividades que exigem esforço físico?	( ) Não ( ) Sim	_____
2- Você tem ou acha que teria dor com atividades moderadas como mudar uma mesa pesada de lugar, usar um aspirador de pó, fazer caminhadas ou jogar bola?	( ) Não ( ) Sim	_____
3- Você tem ou acha que teria dor quando levanta ou carrega uma sacola de compras?	( ) Não ( ) Sim	_____
4- Você tem ou acha que teria dor se subisse um andar de escadas?	( ) Não ( ) Sim	_____
5- Você tem ou teria dor se subisse apenas alguns degraus de uma escada?	( ) Não ( ) Sim	_____
6- Você tem ou teria dor quando anda mais que um quarteirão?	( ) Não ( ) Sim	_____
7- Você tem ou teria dor quando anda um quarteirão ou menos?	( ) Não ( ) Sim	_____
8- Você tem ou teria dor quando toma banho ou se veste?	( ) Não ( ) Sim	_____
9- Você já deixou de trabalhar ou fazer atividades por causa da dor?	( ) Não ( ) Sim	_____
10- Você já deixou de fazer algo que você gosta por causa da dor?	( ) Não ( ) Sim	_____
11- Você tem diminuído o tipo de trabalho ou outras atividades que faz devido à dor?	( ) Não ( ) Sim	_____
12- O trabalho ou suas atividades já exigiram muito esforço por causa da dor?	( ) Não ( ) Sim	_____
13- Você tem problemas para dormir devido à dor?	( ) Não ( ) Sim	_____
14- A dor impede que você participe de atividades religiosas?	( ) Não ( ) Sim	_____
15- A dor impede que você participe de qualquer outra atividade social ou recreativa (além de serviços religiosos)?	( ) Não ( ) Sim	_____
16- A dor te impede ou impediria de viajar ou usar transportes comuns?	( ) Não ( ) Sim	_____
17- A dor faz você sentir fadiga ou cansaço?	( ) Não ( ) Sim	_____
18- Você depende de alguém para te ajudar por causa da dor?	( ) Não ( ) Sim	_____
19- Na escala de 0 a 10, com zero significando sem dor e o 10 significando a pior dor que você possa imaginar como está a sua dor hoje? 0 1 2 3 4 5 6 7 8 9 10	(0-10)	
20- Nos últimos sete dias, em uma escala de zero a dez, com zero significando dor nenhuma e 10 significando a pior dor que você consegue imaginar, indique o quanto em média sua dor tem sido intensa? 0 1 2 3 4 5 6 7 8 9 10	(0-10)	
21- Você tem dor que nunca some por completo?	( ) Não ( ) Sim	_____
22- Você tem dor todo dia?	( ) Não ( ) Sim	_____
23- Você tem dor várias vezes por semana?	( ) Não ( ) Sim	_____
24- Durante os últimos sete dias, a dor fez você se sentir triste ou depressivo?	( ) Não ( ) Sim	_____
Pontuação – Dê um ponto para cada "Sim" e somar as respostas numéricas Pontuação total (0-42) _____ Pontuação ajustada (Pontuação total × 2,38) (0-100)		

Figura 2.1 – *Geriatric Pain Measure – GPM p.*

sensório-discriminativo da dor está preservado, enquanto o afetivo-emocional sofre alterações significativas. Esses indivíduos expressam a dor através do isolamento social, da confusão ou da apatia, ficando a cargo dos cuidadores e/ou familiares a identificação dessas formas de expressão. A observação do comportamento por parte dos familiares, cuidadores e profissionais é imprescindível na avaliação.

Instrumentos unidimensionais

- Um estudo realizado com idosos institucionalizados sem déficit cognitivo demonstrou que o uso das escalas analógica visual, de faces e de descrição verbal, diagnosticou com mais frequência quadros de dor em comparação com a pergunta "Você sente dor?". Já entre os portadores de demência houve menor relato de dor e frequência similar de diagnóstico com o uso das escalas e a dicotômica pergunta "Você sente dor?"[4].
- Outro estudo demonstrou que um pouco mais da metade dos pacientes demenciados foram capazes de completar a escala de faces e a de descrição verbal[26]. Scherder e Bourna[29], utilizou escala analógica visual para avaliar a dor em três grupos de idosos: sem demência, com demência em estágio inicial e em estágio moderado. E a escala melhor compreendida pelos idosos foi a escala analógica de cores. Cerca de 100% dos idosos sem demência e em estágio inicial de DA e 80% dos indivíduos em estágio moderado da DA conseguiram compreender. A segunda escala melhor entendida foi a de faces, que foi compreendida por 100%, 60% e 30% dos indivíduos, respectivamente.

Instrumentos multidimensionais

- A American Geriatrics Society (AGS) estabeleceu diretrizes para determinar os indicadores comportamentais de dor em 2002 e recentemente, criou o "Nurses' Pain Management Task Force"[30-32], com o objetivo de avaliar a dor em idosos que não conseguem se comunicar. A AGS recomenda uma abordagem ampla e hierárquica, integrando os autorrelatos e as mudanças comportamentais. Já são conhecidas 12 escalas de avaliação de dor em idosos com demência utilizadas em vários países.

PAINAD (The Pain Assessment in Advanced Dementia Scale)

- Criada em 2003, para idosos, a partir da adaptação da escala Discomfort Scale-Dementia of the Alzheimer's Type (DS-DAT) e da Face, Legs, Activity, Cry, Consolability (FLACC).
- É composta pelos indicadores: respiração, vocalização, expressão corporal e consolabilidade, cada um deles pontuando de 0 a 2 pontos, em uma escala métrica de zero a dez pontos.
- A maior pontuação é indicativo de maior intensidade da dor.
- Os resultados revelam boa concordância interavaliadores e consistência interna.
- É de fácil aplicabilidade, requerendo menos de 5 minutos para seu preeenchimento[33].
- A versão brasileira já teve as propriedades psicométricas de validade, confiabilidade e concordância interavaliadores avaliadas[34].

DOLOPLUS 2 (Douleur Chez Les Personnes Agées Non-communicantes)

- Divide-se em três dimensões (reações somáticas, reações psicomotoras e reações psicossociais) e consiste em 10 itens, que podem potencialmente sugerir dor.
- A presença de um escore de 5 já denota a presença de dor e sua pontuação máxima é 30.
- Não representa a experiência de dor em um momento especifico, mas reflete a sua progressão[35,36].
- Ainda não foi traduzida e adaptada para o Brasil.

PATCOA (*Pain Assessment Tool Confused Older Adults*)

- Instrumento desenvolvido para avaliação da dor em idosos confusos nos Estados Unidos[37].
- É de fácil compreensão e interpretação, sendo que sua aplicabilidade se dá através da observação dos indicadores comportamentais apresentados pelo paciente.
- Foi traduzida e adaptada transculturalmente para a língua portuguesa brasileira, sendo denominada Avaliação de Dor em Idosos Confusos – IADIC.
- A validação brasileira demonstra que os testes de consistência interna e reprodutibilidade conferem validade e fidedignidade da escala para o uso no Brasil[38].

PACSLAC (*Pain Assessment Checklist for Seniors with Limited Ability to Communicate*)

- Instrumento criado especialmente para avaliação e mensuração de dor nos pacientes com demência avançada[39,40].
- Consiste em um *checklist* de avaliação de dor no idoso com habilidade limitada para a comunicação.
- Validado, inicialmente na língua inglesa, já foi traduzido e validado, também, na França e Holanda[41,42]. Nesse último país, é o mais utilizado por enfermeiros e, ainda, considerado o mais promissor entre os instrumentos já propostos para a abordagem da dor na demência[41]. Enfermeiras que, rotineiramente, utilizaram o PACSLAC também demonstraram um menor nível de estresse e *burnout* que outras que apenas preencheram *checklists* simples de avaliação de dor[43].
- No Brasil, já teve sua tradução, adaptação transcultural e validação concluídas, demonstrando ser confiável e válido como ferramenta importante na avaliação e gerenciamento da dor em idosos com limitada capacidade na comunicação[44,45].
- É válido realizar "ensaios analgésicos empíricos", que podem auxiliar nos casos duvidosos e para a confirmação de uma suspeita diagnóstica[46,47].

Data: Período avaliado:
Nome do paciente/residente:
Objetivo: Este checklist é usado para avaliar dor em pacientes/residentes que sofrem de demência e não conseguem se comunicar verbalmente.
Instruções: Indicar com um sinal de conferido, quais dos itens do PACSLAC-P ocorreu durante o período de interesse.
A pontuação das subescalas é obtida contando os sinais de conferido de cada coluna.
Para gerar a Pontuação Total de Dor, somar todos os totais das quatro subescalas.
Comentários:
Pontuação da subescala:

Expressões faciais:
Atividade/movimento corporal:
Social/personalidade/humor:
Outros:
Pontuação total do *checklist*:

*A subescala "outros" inclui mudanças psicológicas, mudanças em comer e dormir e comportamento vocal.
Esta versão da escala não inclui itens "sentar e balançar", "quieto/introvertido", e "olhando vago", pois estes não são úteis para discriminar estados de dor e de não dor.
Notas na pontuação: Não há ponto de corte recomendado neste momento. A pontuação depende da pessoa e do contexto (por exemplo. se eles estão sendo avaliados em um turno ou durante uma transferência). Os autores recomendam uma abordagem individualizada por meio da qual uma série de pontuações basais é coletada.

Continua...

Figura 2.2 – *Ficha de avaliação de dor no idoso com capacidade limitada de comunicação – PACSLAC – P.*

Expressões faciais	Atividade diminuída	Frustrado
Olhar triste	Recusando medicações	**Outros ***
Cara amarrada	Movendo-se lentamente	Pálido
Olhar de reprovação	Comportamento impulsivo (ex. movimentos repetitivos)	Ruborizado
Mudança nos olhos (olhos meio fechados; olhar sem vida; brilhantes; movimentos dos olhos aumentados)	Não cooperativo/Resistente a cuidados	Olhos lacrimejantes
Carrancudo	Protegendo área dolorida	Suando
Expressão de dor	Tocando/segurando área dolorosa	Sacudindo/tremendo
Cara de bravo	Mancando	Frio e pegajoso
Dentes cerrados	Punhos cerrados	Mudanças no sono (favor circular)
Estremecimento	Ficar na posição fetal	Sono diminuído
Boca aberta	Duro/rígido	Sono aumentado durante o dia
Enrugando a testa	**Social/personalidade/humor**	Mudanças no apetite (favor circular)
Torcendo o nariz	Agressão física (ex.: empurrando pessoas e/ou objetos, arranhando outros, batendo, atacando, chutando)	Apetite diminuído
Atividade/movimento corporal	Agressão verbal	Apetite aumentado
Irrequieto	Não querendo ser tocado	Gritando/berrando
Afastando-se	Não permitindo pessoas perto	Chamando (ex.: por ajuda)
Hesitante	Zangado/furioso	Chorando
Impaciente	Atirando coisas	Um som ou vocalização específico
Andando de lá para cá	Aumento da confusão mental	Para dor "ai/ui"
Perambulando	Ansioso	Gemendo e suspirando
Tentando ir embora	Preocupado/tenso	Murmurando
Recusando-se a se mover	Agitado	Resmungando
Movendo-se violentamente	Mal-humorado/irritado	

Figura 2.2 – *Ficha de avaliação de dor no idoso com capacidade limitada de comunicação – PACSLAC – P – continuação.*

Considerações finais

- A avaliação e mensuração adequada da dor nos idosos podem contribuir para a redução do impacto negativo na vida dos pacientes que sofrem com condições dolorosas crônicas.

- As referências sobre os instrumentos de avaliação ainda são escassas, colaborando para subidentificação e subavaliação da dor, promovendo redução da funcionalidade, alterações comportamentais, aumento da morbimortalidade e piora considerável da qualidade de vida.

- Valorizar o relato do cuidador e da família sobre mudanças de comportamentos e o uso de analgésicos empíricos nos casos duvidosos, especialmente nos portadores de demência avançada, são ferramentas importantes na avaliação dos casos mais difíceis.

Referencias bibliográficas

1. AGS Panel on Persistent Pain in Older Persons. The Management of Persistent Pain in Older Persons. J Am Geriatr Soc. 2002; 50(6):S205-S224.
2. Booss J, Drake A, Kerns RD, Ryan B, Wasse L. Pain as the 5th vital sign [toolkit on the internet]. Illinois: Joint Commission on Accreditation of Healthcare Organizations; 2000 [cited 2006 Abr 27]. Available from: http:// www.va.gov/oaa/pocketcard/pain5thvitalsign/PainToolkit_Oct2000.doc
3. AGS Panel on Persistent Pain in Older Persons. Pharmacological management of persistent pain in older persons. J Am Geriatr Soc. 2009; 57:1331-46.
4. Kamel HK, Phalan M, Malekgoudarzi B, et al. Utilizing pain assessement scales increases the frequency of diagnosis pain among elderly nursing home residents. J Pain Symptom Manage. 2001, 21:450-55.
5. Andrade FA, Pereira LV, Sousa FAEF. Mensuração da dor no idoso: uma revisão. Rev Latin-Am Enf. 2006; 14(2):271-76.
6. Jorgensen-Dick M. Assessment and measurement of acute pain. JOGNN. 1995; 24:843-48.
7. Angelotti G, Sardá JJ. Avaliação Psicológica da Dor. In: Figueiró JÁ, Angelotti G, Pimenta CA de M (org.). Dor e Saúde Mental, 2005. São Paulo: Atheneu.
8. Sousa FAEF. Dor: o quinto sinal vital. Rev Latino-Am Enferm. 2002; 10(3):446-7.
9. Gracely RH, Dubner R. Pain assessment in humans: A reply to Hall. Pain. 1981; 11:109-20.
10. Price DD, Harkins SW. Combined use of experimental pain and visual analogue scales in providing standardized measurement of clinical pain. Clin Jour Pain. 1987; 3:1-8.
11. Gagliese L, Weizblit N, Ellis W, Chan VW. The measurement of postoperative pain: a comparison of intensity scales in younger and older surgical patients. Pain. 2005; 117(3):412-20.
12. Herr K, Spratt K, Mobily PP, Richardson G. Pain intensity assessment in older adults: use of experimental pain to compare psychometric properties and usability of selected scales in adult and older populations. Clinical Journal of Pain. 2004; 20:207-19.
13. Jones KR, Fink R, Hutt E, Vojir C, Pepper G A, Scott-Cawiezell J, et al. Measuring pain intensity in nursing home residents. J Pain Sym Manage. 2005, 30(6):519-27.
14. Peters ML, Patijn J, Lamé I. Pain Assessment in Younger and Older Pain Patients: Psychometric Properties and Patient Preference of Five Commonly Used Measures of Pain Intensity. Pain Medicine. 2007; 8(7):601-10.
15. Santos FC, Moraes NS, Pastore A, et al. Chronic pain in long-lived elderly: prevalence, characteristics, measurements and correlation with serum vitamin D level. Rev. dor. 2015, 16(3):171-75.
16. Price DD. The validation of visual analogue scales as ratio scale measures for chronic and experimental pain. Pain. 1983, 17:45-56.
17. Santos FC, Souza PM. Dor no idoso. Rev Bras Med. 2010; 67(12):21-30.
18. Bieri D, Reeve RA, Champion GD, Addicoat L, Ziegler JB. The Faces Pain Scale for the self-assessment of the severity of pain experienced by children: Development, initial validation, and preliminary investigation for ratio scale properties. Pain. 1990; 41:139-50.
19. Herr KA, Mobily T, Kohout FJ, Wagenaar D. Evaluation of the faces pain scale for use with elderly. Clin J Pain. 1998; 14:29-38.
20. Melzack R. The McGill Pain Questionnaire: Major properties and scoring methods. Pain 1975; 1:277-99.
21. Pimenta CAM, Teixeira MJ. Questionário de Dor de McGill: Proposta de adaptação para a língua portuguesa. Revista da Escola de Enfermagem da USP. 1996; 30:473-83.
22. Santos CC, Pereira L, Souza M, Resende MA, Magno F, Aguiar V. Idosos com dor crônica portadores de doenças ortopédicas e neurológicas sem déficit cognitivo. Act Fisiatr. 2006; 13(2):75-82.
23. Ferrel BA, Stein WM, Beck JC. The geriatric pain measure: validity, reability and factor analysis. JAGS. 2000; 48:1669-73.
24. Gambaro RC, Santos FC. Avaliação de dor no idoso: proposta de adaptação do "Geriatric Pain Measure" para a língua portuguesa. Rev Bras Med. 2009 66(3):62-65.
25. Motta TS, Gambaro RC, Santos FC. Mensuração da dor em idosos: avaliação das propriedades psicométricas da versão em português do Geriatric Pain Measure. Rev Dor. 2015,16(2):136-141.

26. LaChapelle DL, Hadjistavropoulos T, Craig KD. Pain measurement in persons with intellectual disabilities. Clin J Pain. 1999; 15(1):13-23.

27. Taylor LJ, Herr K. Pain intensity assessment: a comparison of selected pain intensity scales for use in cognitively intact and cognitively impaired African American older adults. Pain Manag Nurs 2007;4:87-95.

28. Malec M, Shega JW. Pain Management in the Elderly. Med Clin N Am 2015;99:337-50.

29. Scherder EJA, Bouma A. Visual analogue scale for pain assessment in Alzheimer's disease. Gerontology 2000. 46: 47-53.

30. AGS Panel on Persistent Pain in Older Persons: the management of persistente pain in older persons. J Am Geriatric Soc. 2002; 50:S205-S224.

31. Herr K, Coyne PJ, Key T, et al. American Society for Pain Management Nursing. Pain assessment in the non-verbal patient: position statement with clinical practice recommendations. Pain Manag Nurs. 2006;7(2):44-52.

32. Zwakhalen SM, Hamers JP, Abu-Saad HH, et al. Pain in elderly people with severe dementia: a systematic review of behavioural pain assessment tool. BCM Geriatr. 2006;27:6-3.

33. Warden V, Hurley AC, Volicer L. Development and psychometric evaluation of the Pain Assessment in Advanced Dementia (PAINAD) scale. J Am Med Dir Assoc. 2003;4(1):9-15.

34. Pinto MCM, Minson FP, Lopes AC, Laselva CR. Adaptação cultural e validação da reprodutibilidade da versão em portugues (Brasil) da escala de dor Pain Assessment in Advanced Dementia (PAINAD-Brasil) em pacientes adultos não comunicantes. Einstein. 2015;13(1):14-9

35. Lefebre-chapiro L, Doloplus group: The Doloplus 2 scale-evaluating pain in the elderly. European Journal of Palliative Care. 2001,8(5):191-94.

36. Carezzato NL, Valera GG, Vale FAC, Hortense P. Instruments for assessing pain in persons with severe dementia. Dement Neuropsychol 2014; 8 (2):99-106.

37. Decker AS, Perry AG. The development and testing of the PATCOA to assess pian in confused older adults. Pain Manag Nurs. 2003:4:77-86.

38. Saurin G, Crossetti MGO. Fidedignidade e Validade do instrumento de Avaliacao da Dor em Idosos Confusos-IADIC. REv Gaucha Enferm. 2013;34(4):68-74.

39. Hadjistavropoulos T, Fuchs-Lacell S. Development and preliminary validation of the pain assessment checklist for seniors with limited ability to communicate (PACSLAC). Pain Manag Nurs. 2004;5:37-49.

40. Cheung G, Choi P. The use of the pain assessment checklist for seniors with limited ability to communicate (PACSLAC) by caregivers in dementia care. N Z Med J 2008;121(1286):21-9.

41. Zwakhalen SMG, Hamers JPH, Berger MP. The psychometric quality and clinical usefulness of three pain assessment tools for elderly people with dementia. Pain 2006; 126(1-3):210-20.

42. Aubin M, Verreault R, Savoie M, et al. Valité et utilité clinique d'une grille d'observation (PACSLA-F) pour évaluer la douleur chez dez âinés atteints de démence vivant eu millieu de soins de longue durée. Can J Aging. 2008;27:45-55.

43. Fuchs-Lacelle S, Hadjistavropoulos T, Lix L. Pain assessment as intervention: a study o folder adults with severe dementia. Clin J Pain 2008; 24: 697-707.

44. Lorenzet IC, Santos FC, Souza PMR, et al. Avaliação da dor em idosos com demencia: tradução e adaptação transcultural do instrumento PACSLAC para a língua portuguesa. RBM 2011;68(4):129-33.

45. Thé KB, Gazoni FM, Cherpak GL, et al. Einstein 2016; 14(2):152-7.

46. Paulson CM, Monroe T, Mion LC. Pain Assessment in Hospitalized Older Adults with Dementia and Delirium. J Gerontol Nurs 2014;40(6):10-15.

47. Buffum MD, et al. A Clinical Trial of the Effectiveness of Regularly Scheduled Versus As-Needed Administration of Acetaminophen in the Management of Discomfort in Older Adults with Dementia. J Am Geriatr Soc. 2004,52(7):1093-97.

capítulo 3

Barreiras na Abordagem da Dor no Idoso

Ana Laura de Figueiredo Bersani

Introdução

- Com o envelhecimento populacional e o aumento da prevalência de doenças crônicas degenerativas, aumenta o número de situações associadas à dor crônica.
- Em torno de 25% a 50% dos idosos da comunidade apresentam dor e esse número atinge 80% naqueles institucionalizados. Mais da metade desses idosos não recebem controle adequado da dor e mais de 25% morrem sem obter esse controle[1,2].
- O manejo da dor em idosos é complexo e repleto de barreiras desafiadoras (Quadro 3.1), tanto na avaliação quanto no tratamento. Apesar das inúmeras consequências físicas, psicológicas e sociais, como piora funcional, aumento do risco de quedas, maior uso de serviços de saúde, prejuízo do sono e da qualidade de vida, a dor em idosos é, com frequência, subdiagnosticada e subtratada. Considerando estes aspectos, é fundamental melhorar a gestão da dor nesses indivíduos.
- Em geral, os idosos evitam informar os familiares ou profissionais de saúde sobre a presença, na maioria das vezes, por medo de que o quadro doloroso seja um indicador de doença grave, de morte iminente ou por causa de suas consequências, como necessidade de internação hospitalar, de exames diagnósticos ou uso de medicamentos com efeitos indesejáveis, despesas adicionais ou perda da independência e/ou autonomia.
- A ausência de relato espontâneo de dor não deve ser interpretada como ausência de dor nesses indivíduos. Salienta-se a importância de se questionar sobre a presença de dor em todas as avaliações em idosos.

Barreiras do idoso, cuidador e família

Senescência

- As principais barreiras do próprio envelhecimento no manejo da dor incluem o declínio da reserva funcional dos órgãos, disfunção cognitiva e sensorial, alterações na farmacocinética e farmacodinâmica, presença de comorbidades e polifarmácia, aumentando os riscos de efeitos adversos e de interações medicamentosas, sobretudo em idosos frágeis[4].

Quadro 3.1 – Barreiras na abordagem da dor nos idosos

Barreiras do idoso, cuidador e família	Barreiras do profissional de saúde	Barreiras do sistema de saúde
Alterações fisiológicas associadas ao envelhecimento Dificuldade de comunicação e compreensão Comorbidades Polifarmácia Aspectos psicológicos da dor e depressão Crença de que a dor é normal no envelhecimento Medo de testes diagnósticos ou medicamentos Associação de dor com doenças graves e morte	Avaliação inadequada da dor por falta de conhecimento ou tempo Receio da adição ao prescrever opioides e AINEs Falta de habilidade para avaliar dor em idosos com déficit cognitivo Conhecimento insuficiente sobre manejo farmacológico e não farmacológico da dor	Custo Tempo

- A diminuição da reserva funcional varia de idoso para idoso e de órgão para órgão, conforme os aspectos genéticos e históricos de cada indivíduo.
- Alterações fisiológicas podem interferir na farmacocinética das drogas. As alterações mais significativas são as do metabolismo hepático e da filtração glomerular.
- A redução do fluxo sanguíneo e do metabolismo hepático predispõem ao acúmulo de drogas metabolizadas por enzimas do citocromo p450 (fase I), como os antidepressivos tricíclicos e anti-inflamatórios.
- As reações de fase II pouco ou nada alteram nos idosos saudáveis, mas podem estar reduzidas nos idosos frágeis[5].
- O declínio progressivo da taxa de filtração glomerular pode retardar a eliminação de alguns fármacos, aumentando seu tempo de permanência no organismo e, consequentemente, aumentando o risco de eventos adversos.
- Com o envelhecimento, tem-se a redução da água corporal total em 20 a 30% e a redução do volume plasmático em até 10%. Há aumento da gordura corporal em 20% a 30% e perda de massa muscular. Essas alterações podem interferir na concentração, distribuição e meia-vida das drogas, aumentando os riscos de efeitos adversos.
- Em idosos desnutridos ou sarcopênicos, pode haver redução da concentração plasmática proteica, diminuindo a forma conjugada e permitindo que a forma livre, farmacologicamente ativa, atinja mais rapidamente o sítio-alvo, e assim, reduza a duração de ação dos fármacos[6].
- O envelhecimento também tem efeitos significativos nos aspectos morfológicos e funcionais de todo o sistema nervoso e, consequentemente, nas áreas e estruturas relacionadas à dor. A percepção da dor, envolvendo seus aspectos sensoriais e afetivos, depende de um adequado funcionamento cognitivo, emocional, autonômico e neuroendócrino. A tolerância à dor parece ser reduzida nos idosos.

Comunicação

- A comunicação é uma importante barreira no manejo de dor nos idosos. O autorrelato de dor pelos pacientes é fundamental para o diagnóstico e tratamento corretos.

- Alterações cognitivas, sensoriais e/ou motoras podem interferir na capacidade de comunicar ou de quantificar a experiência dolorosa. São exemplos de pacientes com barreira de comunicação, aqueles com demência ou *delirium*, paraplegia, disfasias ou afasias e presbiacusia.
- É importante ressaltar que em idosos, mesmo sem comprometimento cognitivo, a dor pode manifestar-se através de confusão mental, isolamento social ou apatia[7-11], o que dificulta a sua identificação. Assim, eleva-se o risco de subdiagnóstico e subtratamento de dor nessa população.

Cognição

- Nos idosos com demência ou em *delirium*, a abordagem de dor torna-se ainda mais difícil e complexa.
- Os profissionais de saúde, geralmente descartam a possibilidade de existir dor em decorrência da ausência de relatos detalhados por esses pacientes. No entanto, estudos mostram que as queixas verbais de dor em idosos cognitivamente comprometidos são confiáveis e válidas, mas que esses achados tendem a diminuir de acordo com o avanço das doenças neurodegenerativas[7-11].
- A observação do idoso com demência é a melhor maneira de se identificar a presença de dor. Por exemplo, se o paciente relatar incapacidade de deambular por estar com dor, pergunte a ele, "Você andaria comigo agora?" e observe a marcha do paciente enquanto o distrai com a conversa. Se não observar dificuldade na marcha, a insegurança na mobilidade ou o medo estão mais relacionados à demência do que a dor propriamente dita.
- Nos casos de demência avançada, os profissionais de saúde devem confiar no relato dos cuidadores e nas escalas observacionais de dor.
- A dor nos idosos demenciados quando não tratada adequadamente, pode gerar síndromes dolorosas crônicas, alterações comportamentais, prejuízo na funcionalidade, aumento das morbidades e piora na qualidade de vida desses indivíduos.
- No Brasil, temos algumas escalas traduzidas e validadas, que tentam refinar a comunicação entre quem sente e quem trata a dor, através de expressões faciais, vocalizações e movimentos corporais, e serão melhor detalhadas em outro capítulo. A mensuração adequada da dor é fundamental para estabelecer o diagnóstico correto e seu tratamento específico.
- Problemas comuns como constipação, infecção, lesões por pressão, fraturas e, ainda, procedimentos como troca de roupa, banho e mudança de decúbito devem ser considerados como possíveis causas de dor e devem ser abordados adequadamente nos idosos com alteração cognitiva.

Aspectos psicológicos e depressão

- As barreiras comportamentais dos pacientes incluem o fato de acreditarem equivocadamente que a dor é normal do envelhecimento, preocupação de que o tratamento dependerá de exames diagnósticos ou medicamentos caros, associação de dor com doenças graves e morte, incapacidade de compreender os objetivos do tratamento e preocupação com dependência de medicação[8,10].
- Os idosos temem as consequências negativas do uso de medicamentos para controle da dor, como perda de habilidades cognitivas e outros efeitos adversos, além do medo de dependência. Assim, deve-se incorporar à educação do paciente as mudanças de atitude no tratamento da dor, a fim de melhorar a adesão analgésica e a qualidade do cuidado ao idoso com dor crônica. A educação do paciente mostrou melhora de desfechos clínicos, como melhorias no relato de dor e maior adesão ao uso de opioides.
- Cerca de 30% a 50% dos pacientes com dor crônica têm depressão. A alteração do humor pode interferir no autogerenciamento da dor, levando a uma redução da eficácia do tratamento e menor expectativa na autogestão da dor[8].

Barreiras dos profissionais de saúde

- Com relação aos profissionais de saúde, barreiras comumente citadas na literatura incluem o conhecimento insuficiente sobre o gerenciamento da dor e a avaliação inadequada da dor por falta de conhecimento ou de tempo, principalmente em idosos com déficit cognitivo.
- Ressalta-se a relutância dos profissionais de saúde em usar opioides, baseada em conceitos errôneos sobre tolerância e dependência e o fato de alguns profissionais acreditarem que a dor pode ser alteração do próprio envelhecimento e que não precisa ser tratada[8-12].
- Para melhorar o manejo da dor em idosos, é necessário treinamento em todos os níveis de educação de profissionais de saúde, pois estes exercem papel fundamental na identificação e manejo da dor.

Barreiras do sistema de saúde

- No sistema de saúde, as principais barreiras estão relacionadas ao tempo e ao custo. O tempo de atraso para avaliação de um idoso com dor e o tempo de demora para administrar um analgésico são barreiras importantes.
- As consequências negativas do manejo inadequado da dor em idosos são relevantes e aumentam os custos dos serviços de saúde (aumentam a procura dos pacientes por atendimento médico especializado e as idas ao pronto-socorro), diminuem a satisfação do paciente e sua qualidade de vida[13,14].
- O manejo de dor de alta qualidade é definido como contendo as seguintes características: avaliação adequada; interdisciplinariedade; planejamento de cuidados do paciente; tratamento apropriado, eficaz, custo consciente, seguro e culturalmente adequado e fácil acesso às especialidades necessárias.
- O tratamento inadequado de dor aguda aumenta o risco de desenvolvimento de dor crônica e, por sua vez, isso gera significativas consequências a longo prazo nos pacientes, principalmente na funcionalidade e qualidade de vida[15,16].

Considerações finais

- Apesar das diretrizes americanas publicadas recentemente sintetizarem as evidências científicas disponíveis e a opinião sobre o manejo clínico da dor crônica, questões básicas como segurança, eficácia a longo prazo dos tratamentos, preditores confiáveis de respostas ao tratamento para manejo eficaz da dor, em indivíduos com múltiplas comorbidades ou comprometimento cognitivo, continuam sem resposta[2].
- A base de evidência existente para tratamento racional da dor em idosos é escassa. Assim, os profissionais de saúde que tratam dor em idosos devem tentar extrapolar achados de estudos em adultos jovens, particularmente os potenciais riscos inerentes à implementação do tratamento analgésico. Isso pode ser perigoso quando consideramos o declínio da depuração renal dos medicamentos com a excreção renal reduzida e o metabolismo hepático, bem como a sensibilidade farmacodinâmica aos efeitos analgésicos no sistema nervoso central. Essas mudanças não afetam uniformemente todos os adultos mais velhos e vale ressaltar que a idade cronológica não é igual à idade biológica.
- Para os profissionais que pretendem tratar dor no idoso, tão importante quanto conhecer todas as possibilidades terapêuticas e suas especificidades nessa população, é ter amplo conhecimento sobre as condições associadas ao envelhecimento que podem interferir tanto na avaliação quanto no tratamento.
- Desvendar e modificar algumas barreiras reversíveis do gerenciamento de dor pode maximizar o controle e o cuidado de dor nos idosos.

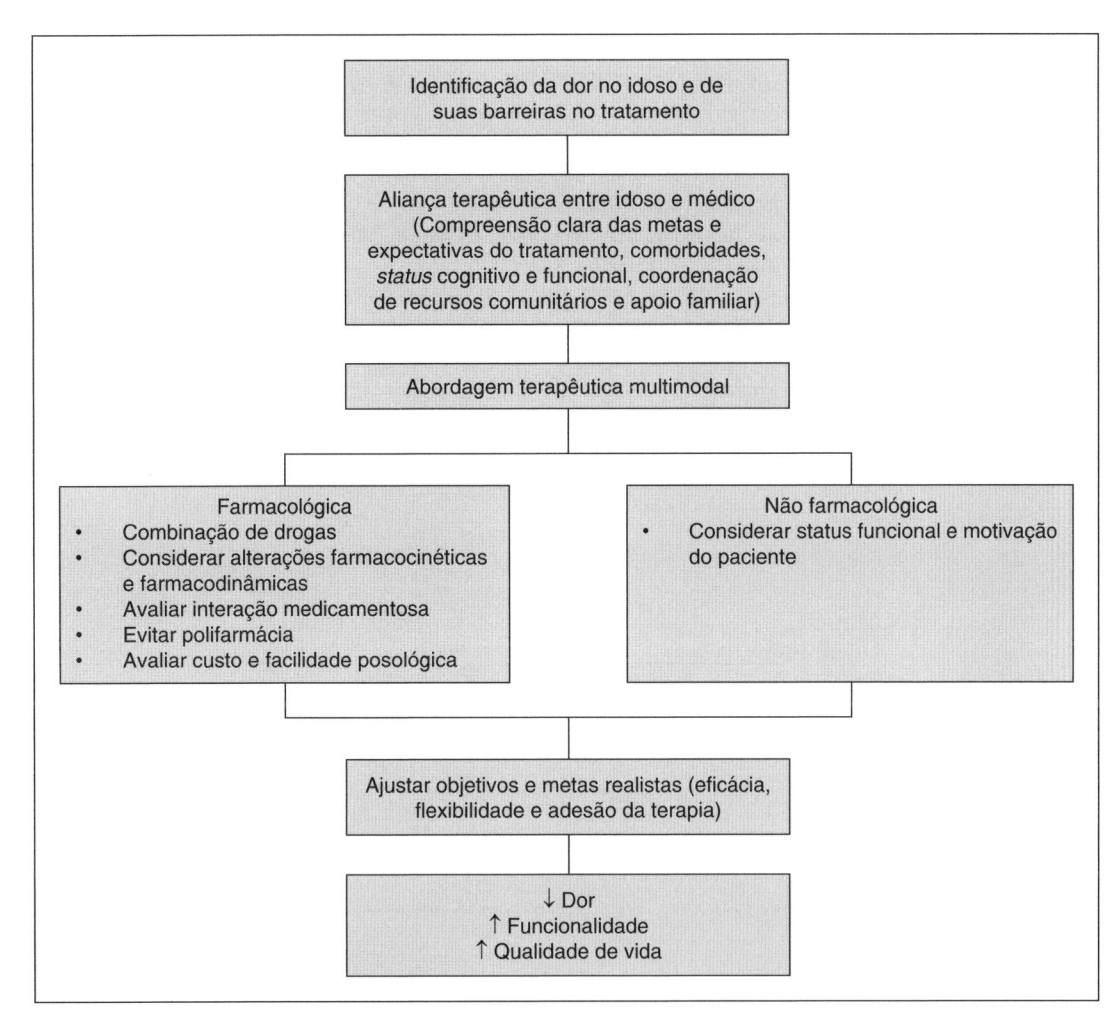

Figura 3.1 – *Diagrama do manejo da dor crônica no idoso*

Referências bibliográficas

1. Makris UE, Abrams RC, Gurland B, Reid MC. Management of persistent pain the older patient: a clinical review. JAMA. 2014;312(8):825–37.

2. American Geriatrics Society Panel on Pharmacological Management of Persistent Pain in Older Persons. Pharmacological management of persistent pain in older persons. J Am Geriatr Soc. 2009;57(8):1331.

3. Hofland SL. Elder beliefs: Blocks to pain management. J Gerontol Nurs. 1992;18:19.

4. Reid MC, Bennett DA, Chen WG, et al. Improving the pharmacologic management of pain in older adults: identifying the research gaps and methods to address them. Pain Med. 2011; 12(9): 1336–57.

5. Teixeira MJ, Gomes JCP. Dor no idoso. Revista Brasileira de Medicina 2007; 64: 554-63.

6. Bersani ALF, Moraes NS, Santos FC. In: Santos, FC (editor). Força-Tarefa na dor óssea em idosos. Editora Moreira Jr, São Paulo, 2012; 1:19-32.

7. Wallace M. Assessment and management of pain in the elderly. Med Surg Nurs. 1994;3:293.

8. AGS Panel on Persistent Pain in Older Persons. The management of persistent pain in older persons. J Am Geriatr Soc. 2002;50(6):S205–S224.

9. Weiner DK, Rudy TE, Gaur S. Are all older adults with persistent pain created equal? Preliminary evidence for a multiaxial taxonomy. Pain Res Manag. 2001;6(3):133-41.

10. Kaye AD, Baluch A, Scott JT. Pain management in the elderly population: a review. Ochsner J. 2010;10(3):179-87.
11. Cavalieri TA. Managing pain in geriatric patients. J Am Osteopath Assoc. 2007;7(Suppl 4):ES10-ES16.
12. Zuccaro SM, Vellucci R, Sarzi-Puttini P, Cherubino P, Labianca R, Fornasari D. Barriers to pain management: focus on opioid therapy. Clin Drug Investig. 2012;32 (Suppl 1):11-9.
13. Fortner BV, Demarco G, Irving G et al. Description and predictors of direct and indirect costs of pain reported by câncer patients. J Pain Symptom Manage. 2003:25(1):9-18.
14. Lin RJ, Reid MC, Liu LL, Chused AE, Evans AT. The barriers to high-quality onpatient pain management: A qualitatite study. Am J Hosp Palliat Care 2015:32(6):594-99.
15. Oldenmenger WH, Sillevis Smitt PA, Van Dooren S, Stoter G, Van der Rijt CC. A systemic review on barriers hindering adequate câncer pain management and interventions to reduce them: a critical appraisal. Eur J Cancer. 2009; 45(8):1370-1380.
16. Helfand M, Freeman M. Assessment and management of acute pain in adult medical inpatients: a systemic review. Pain Med. 2009; 10(7):1183-99.
17. Karp JF, ShegaJW, Morone NE et al. Advances in understanding the mechanisms and management of persistent pain in older adultos. Brith J Anaesth 2008; 101(1):111-20.

24 | TERAPÊUTICA DA DOR NO IDOSO – GUIA PRÁTICO

capítulo 4

Tratamento Farmacológico da Dor Crônica no Idoso

Ana Laura de Figueiredo Bersani
Niele Silva de Moraes

Introdução

- A correta avaliação e o diagnóstico etiológico da dor são fundamentais para seu controle efetivo.
- O manejo adequado da dor é essencial na promoção de qualidade de vida. Segundo a Associação Internacional para Estudo da Dor (International Association of Study for Pain – IASP), o controle da dor é um direito humano fundamental.
- O tratamento de quadros dolorosos abrange as terapias farmacológica e não farmacológica.
- A terapia farmacológica não deve ser o único foco do tratamento da dor, mas deve ser utilizada sempre que necessário, em conjunto com outras modalidades terapêuticas, para atingir os objetivos da terapêutica.
- A melhor resposta ao tratamento da dor crônica, geralmente, é observada quando este é realizado de forma integrada por uma equipe multidisciplinar. De fato, estudos relevantes mostram que idosos geralmente sentem-se mais confortáveis com a terapia multimodal.
- O objetivo do tratamento é alcançar alívio da dor e melhora funcional, com o mínimo de efeitos adversos.
- Vários aspectos devem ser considerados na escolha do tratamento farmacológico em idosos: tipo de dor, comorbidades, presença de fragilidade, status funcional, posologia, perfil de efeitos adversos, perfil sócio econômico.

Tratamento farmacológico da dor

- São recomendações importantes para o tratamento farmacológico da dor:
  - O plano terapêutico deve ser individualizado para cada paciente;
  - Evitar polifarmácia;
  - Utilizar a via de administração menos invasiva;
  - Usar a menor dose efetiva; iniciar com doses baixas e titular, gradualmente, até atingir alívio da dor;
  - Manter a mesma dose durante o tempo adequado para avaliar a resposta ao tratamento;

- o Ajustar a dose das medicações em pacientes com insuficiência hepática ou renal;
- o Ajustar uma medicação por vez;
- o Utilizar tratamento multimodal para obter o resultado mais efetivo com mínimos efeitos adversos;
- o Reavaliar após cada mudança no esquema terapêutico e monitorar efeitos adversos, interações medicamentosas e eficácia da droga.
- A Organização Mundial de Saúde (OMS) estabeleceu alguns princípios para o tratamento da dor oncológica, que podem ser aplicados à dor crônica de qualquer natureza. De acordo com estes princípios, o tratamento farmacológico da dor deve ser, preferencialmente:
  - o **Por via oral**, sempre que possível, proporcionando ao paciente maior grau de independência e conforto;
  - o **Pelo relógio**, com administração de doses fixas conforme tempo de ação de cada medicação para alívio constante da dor;
  - o **Pela intensidade**, obedecendo a escada da dor (Figura 4.1);
  - o **Para o indivíduo**, considerando suas necessidades e permitindo controle adequado da dor com os mínimos efeitos adversos;
  - o **Com atenção aos detalhes**, reavaliando frequentemente a presença e características da dor, adequando o tratamento aos hábitos e rotinas do paciente e prevenindo efeitos adversos previsíveis dos medicamentos utilizados.
- O modelo para tratamento da dor conforme a sua intensidade, desenvolvido pela OMS, é conhecido como escada analgésica. O primeiro degrau da escada analgésica corresponde à dor de leve intensidade, devendo ser tratada com analgésicos não opioides ou anti-inflamatórios não esteroidais (AINE). Esses medicamentos podem ser utilizados também em associação aos opioides nos outros degraus da escada. O segundo degrau corresponde à dor moderada, sendo indicado tratamento com opioides fracos. No terceiro degrau, encontra-se a dor de forte intensidade que deve ser tratada com opioides fortes. O quarto degrau corresponde a dor de forte intensidade, refratária à farmacoterapia, quando são indicados procedimentos intervencionistas em associação com opioides fortes. Em qualquer degrau e desde o início do tratamento, podem ser associados fármacos adjuvantes (anticonvulsivantes, antidepressivos, neurolépticos, relaxantes musculares, dentre outros) para alívio da dor (Figura 4.1).

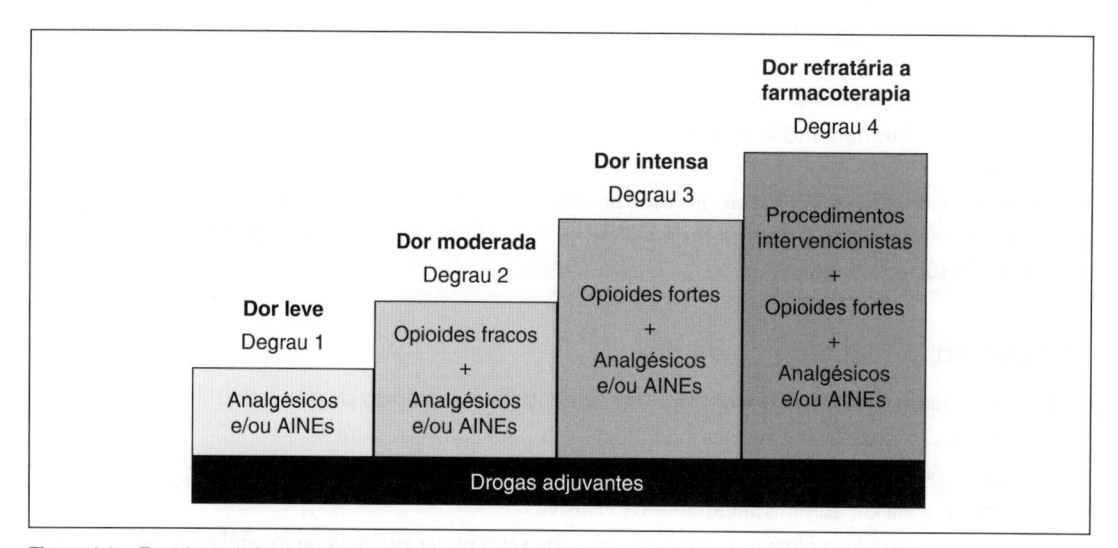

Figura 4.1 – *Escada analgésica da OMS adicionada do degrau 4.*
Fonte: World Health Organization. Cancer pain releif. World Health Organization; Geneva, 1990.

- Se após o início do tratamento a dor persistir ou piorar, deve-se otimizar as doses dos fármacos utilizados. Se mesmo assim não ocorrer controle adequado da dor, deve-se subir um degrau na escada analgésica e não prescrever outro fármaco do mesmo degrau.

Analgésicos simples

- São usados isoladamente para tratamento da dor leve (EVN até 4) ou associados aos opioides para tratamento da dor moderada ou severa, possibilitando redução da dose dos opioides sem prejudicar o controle adequado da dor e reduzindo seus efeitos adversos.
- Apresentam efeito teto, ou seja, dose máxima a partir da qual não é possível obter mais analgesia.
- Atuam na redução de mediadores inflamatórios sobre os nociceptores. Têm como principais efeitos colaterais: insuficiência renal ou hepática, dispepsia e sangramento gastrintestinal.

Paracetamol

- Apresenta ação analgésica e antipirética, sem ação anti-inflamatória significativa. Seu mecanismo de ação é pouco conhecido, porém presume-se que tenha ação central. É metabolizado pelo fígado e excretado pelos rins.
- Pode ser usado na dose de 500 a 750 mg em intervalos de 6 a 8 horas, não devendo ser ultrapassada a dose de 4 g/dia se usado cronicamente, pelo risco de hepatotoxicidade. Nos idosos, recomenda-se dose máxima de 2 g/dia. Deve ser usado com cautela quando há comprometimento renal ou hepático, devendo sua dosagem ser ajustada.
- Era considerado analgésico seguro, com poucos efeitos colaterais, porém revisão sistemática recente (Roberts et al., 2016) observou aumento do risco relativo de morte ao comparar pacientes que usaram paracetamol e pacientes que não usaram a medicação.
- Na artrose de joelho e quadril, assim como no tratamento da lombalgia severa, paracetamol não mostrou nenhum efeito ou benefício, independente da dosagem.

Dipirona

- Atua no sistema nervoso central e perifericamente inibindo a cicloxigenase, apresentando ação analgésica e antipirética.
- Pode ser administrada por via oral, retal, intramuscular, subcutânea e endovenosa.
- Tem duração de efeito de aproximadamente 6 horas, independentemente da via utilizada, podendo ser administrada na dose de 500 a 1.000 mg em intervalos de 6 a 8 horas, com dose máxima de 4 g/dia.
- Pode provocar excitação do sistema nervoso central, reações de hipersensibilidade e, raramente, granulocitopenia, sendo por este motivo não aprovada para uso nos Estados Unidos pelo US Food and Drug Administration (FDA).

Viminol

- Tem ação analgésica parcialmente esclarecida. Parece inibir os estímulos nociceptivos por ação no sistema nervoso central em nível subcortical, atuando na inibição da percepção e elaboração dos estímulos algogênicos. Induz intensa analgesia, sem interferência no estado de consciência, coordenação motora, no sistema respiratório ou cardíaco. Além de analgésico, tem efeito antitussígeno. Sua dose é de 100 mg a cada 6 horas. Seus efeitos colaterais são: náusea, constipação intestinal, sensação de plenitude gástrica precoce e dificuldade urinária.

Tabela 4.1 – Analgésicos não opioides

Fármaco	Apresentação e dose	Dose terapêutica/intervalo	Ação: início/pico/fim	Efeito teto
Dipirona	Amp 2 mL-500 mg/mL Frs. 10 mL 500 mg/mL Cp. 500 mg e 1.000 mg	500-1.000 mg/4-6 h	30 min/2 h/8 h	6 g
Paracetamol	Frs. 10 mL 100 mg/mL Cp. 500 mg e 750 mg	500-1.000 mg/4-6 h	30 min/2 h/8 h	4 g
Viminol	Cp. 70 mg	70-140 mg/6-8 h		560 mg

Abreviações: Cp (comprimido), Amp (ampola), Frs (frasco).

Anti-inflamatórios não esteroidais (AINE)

- São eficazes na dor somática, visceral ou neuropática. Têm como sítio de ação o tecido lesado.
- *Guidelines* para tratamento da dor crônica sugerem evitar essa droga em idosos, devido a maior incidência de efeitos colaterais nessa população. Quando necessários, devem ser usados de forma criteriosa por curto período.
- Podem causar hemorragia gastrointestinal, diminuição da função renal, retenção hídrica, discrasia sanguínea, alterações neurológicas e problemas cardiovasculares.
- Muitos trabalhos têm evidenciado a ocorrência de hipertensão arterial, infarto do miocárdio, isquemia cerebrovascular e exacerbação da insuficiência cardíaca com o uso de diversos anti-inflamatórios, especialmente dos inibidores seletivos da Cox-2, que podem reduzir em até 70% o risco de eventos gastrointestinais.
- Estudo publicado recentemente evidenciou que, em doses moderadas, Celecoxib (100 mg 2 ×) não se mostrou inferior ao Ibuprofeno (600 mg 3 ×) ou naproxeno (375 mg 2 ×) no que se refere à segurança cardiovascular (Sleven et al., 2016).
- Concomitantemente ao uso de AINEs é recomendado o uso de inibidor da bomba de prótons ou bloqueador H_2 para minimizar os efeitos adversos no trato digestivo e sintomas que causam desconforto.
- Todos os pacientes em uso de AINE devem ser avaliados para toxicidade gastrintestinal e renal, hipertensão, falência cardíaca e interações medicamentosas.

Quadro 4.1 – Classificação dos anti-inflamatórios não esteroidais

Inibidores da Cox-1 e Cox-2	Clássicos	Diclofenaco, cetoprofeno, AAS, indometacina, ibuprofeno e cetorolaco
	Intermediários	Clonixinato de lisina, meloxicam, piroxicam, tenoxican, nimesulida e naproxeno
Inibidores seletivos da Cox-2	Celecoxibe, Etoricoxibe, Parecoxibe	

Anti-inflamatórios hormonais

- Agem diminuindo a liberação de substâncias quimiotáticas e vasoativas através da redução da permeabilidade capilar; inibem a síntese de prostaglandinas, reduzindo a inflamação e o edema.
- São muito eficazes no controle da dor inflamatória e por lesão tumoral óssea e de partes moles, como da invasão hepática, do plexo nervoso e da medula espinhal.
- *Guidelines* para tratamento da dor crônica recomendam só utilizar anti-inflamatórios hormonais em situações específicas e por curto período.

- Apresentam como principais efeitos adversos: ansiedade, insônia, síndrome confusional aguda, hiperglicemia, candidíase oral, miopatia e hemorragia gastrintestinal.

Analgésicos opioides

- Os opioides são substâncias derivadas do ópio e são classificados em naturais ou sintéticos, de acordo com sua natureza química. Quanto à intensidade de sua ação farmacológica, são classificados em fracos ou fortes, sendo os primeiros indicados para a dor moderada e os últimos para a dor intensa ou forte. São antagonizados pela naloxona.
- São os pilares do tratamento da dor de moderada a forte intensidade, podendo ser usados em todos os tipos de dor (somática, visceral e neuropática).
- Deve-se usar apenas um opioide, escolhido por sua intensidade e tempo de ação, comodidade de via de administração, efeitos adicionais e adversos.
- As doses iniciais devem ser mais baixas que as doses terapêuticas e os ajustes devem seguir uma progressão em média de 30% para mais ou para menos, até que se obtenha o desejado controle analgésico aliado a efeitos adversos controláveis. Devem ser prescritas doses fixas e doses de resgate nos intervalos, se necessário.
- Em idosos, recomenda-se início do tratamento com doses menores e/ou intervalos mais prolongados, pela maior frequência de intolerância e efeitos adversos com as doses usuais, devido às alterações fisiológicas que ocorrem com o envelhecimento, ocasionando alterações na farmacocinética e farmacodinâmica destes indivíduos.
- Se necessário aumento da dose, a titulação deve ocorrer no intervalo mínimo de 24 horas, com aumento de 30%-50% da dose diária total.
- Quando houver necessidade de troca do opioide, deve-se considerar a equipotência analgésica entre as medicações dessa classe. É importante lembrar que os opioides nunca devem ser suspensos abruptamente pelo risco de causarem síndrome de abstinência.
- Os efeitos adversos mais temidos, como a sedação e a depressão respiratória, são raros com o emprego de doses adequadamente ajustadas. Com exceção da constipação intestinal, que deve ser tratada com alteração da dieta e laxativos; outros efeitos como sonolência, confusão leve ou euforia, náuseas, vômitos, boca seca, sudorese, tremores e mioclônus são controláveis e tendem a desaparecer em 3 a 7 dias.
- Morfina tem metabolização renal. Hidromorfona, oxicodona e metadona tem metabolização diretamente dependente da função hepática.
- Na presença de insuficiência hepática, considera-se o fentanil o opioide forte de escolha e na insuficiência renal, metadona e fentanil são os opioides fortes preferenciais.
- Propoxifeno e meperidina não devem ser usados em idosos.

Opioides fracos

Tramadol

- É um análogo sintético da codeína, com mecanismo de ação dual, ativando os receptores μ e inibindo a recaptação de serotonina e noradrenalina. Deve ser preferida sua administração via oral, devido sua elevada biodisponibilidade (até duas a três vezes maior que a parenteral). As apresentações orais podem ser em solução de 50 ou 100 mg/mL, comprimido de liberação imediata de 50 e 100 mg (4-6 horas), comprimido de liberação lenta (12 horas) de 100 mg ou ainda comprimido de 37,5 mg associado a 325 mg de paracetamol. Se a opção for pelo uso parenteral, preferir administrar na forma de infusão contínua intravenosa ou subcutânea.
- Em pacientes com insuficiência hepática ou renal, sua dose deve ser reduzida ou seu intervalo de administração prolongado. Como pode reduzir o limiar convulsivo, não se deve utilizar mais que

400 mg em 24 horas, devendo ser evitado em indivíduos com tumores cerebrais que apresentam predisposição a atividades epilépticas.

- Quando comparado à codeína, é menos constipante, mais nauseante e não tem ação antitussígena. Pode causar tontura, boca seca, sedação e, menos comumente, depressão respiratória.

Codeína

- A codeína é um derivado natural do ópio. É um agonista μ. Considerada uma pró-droga, é metabolizada *in vivo* em morfina.
- No Brasil, existe na forma de comprimidos, isoladamente ou associada ao paracetamol e ao diclofenaco, e na forma de solução oral (3 mg/mL). Os comprimidos existentes contêm 7,5 mg, 30 mg, 50 mg ou 60 mg de codeína. Tem duração de ação de 4-6 horas. A partir de 360 mg/dia, não apresenta mais vantagem, sendo recomendada sua substituição por um opioide forte. Tem potente ação antitussígena e com frequência causa constipação e sonolência.
- Por tratar-se de droga cujos metabólitos são de excreção renal, sua dose deve ser reduzida, assim como os intervalos de administração devem ser aumentados em pacientes com insuficiência renal. Deve ser evitada naqueles com insuficiência renal grave ou dialítica.
- A eficácia analgésica da codeína requer conversão para morfina via CYP2D6, isoenzima do sistema hepático enzimático P450. Cinco a dez por cento dos pacientes apresentam uma variação genética levando à lenta metabolização da codeína por esta enzima, sem conversão para sua forma ativa, por isso, apresentam pouco ou nenhum benefício terapêutico com o seu uso. Por outro lado, pacientes que apresentam metabolização muita rápida desta droga podem apresentar aumento dos níveis séricos de morfina, com maior número de efeitos adversos.

Oxicodona

- A oxicodona é um opioide sintético com boa disponibilidade via oral e menor incidência de tolerância e efeitos colaterais quando comparado à morfina.
- Na dose de até 20 mg por dia é considerado opioide fraco. Acima desta dosagem, é considerada opioide forte [6,32,48,57]

Quadro 4.2 – Equipotência analgésica entre os opioides fracos e a morfina

10 mg codeína = 1 mg morfina Tramadol oral 5 mg = 1 mg morfina oral Tramadol parenteral 10 mg = 1 mg morfina oral

Opioides fortes

Morfina

- É considerada o opioide de eleição para tratamento da dor moderada a forte. É uma droga barata, eficaz e segura, quando respeitadas as orientações para sua utilização. Não apresenta teto posológico, sendo a dose limite aquela que proporciona alívio completo da dor ou aquela que causa efeito adverso intolerável. Tem duração de ação de 2 a 4 horas. Sua dose deve ser titulada conforme a necessidade do paciente.
- Está disponível no Brasil sob a forma de solução oral; comprimidos de liberação imediata, contendo respectivamente 10 mg/mL e 10 e 30 mg; cápsulas de liberação cronometrada (LC) para uso a cada 12 horas com 30, 60 e 100 mg (esta apresentação não deve ser usada por sonda enteral); ampolas de 2 mg/mL ou 10 mg/mL; e supositório.

- Ao se iniciar o uso de morfina em pacientes que nunca foram tratados com opioide, deve-se utilizar a dose inicial de 5 a 10 mg de morfina de liberação rápida via oral ou 2 a 3 mg via subcutânea a cada 4 horas. Em pacientes idosos e debilitados, iniciar com metade da dose usual e com intervalos maiores (a cada 6 ou 8 horas) para evitar sonolência inicial, confusão e instabilidade.
- Em pacientes submetidos a tratamento prévio com opioides, a dose deve ser calculada baseando-se na tabela de equivalência analgésica dos opioides, reduzindo-se essa dose em 25%-50%, para prevenir tolerância cruzada entre essa classe de drogas.
- Em pacientes com insuficiência renal, as doses da morfina ou a sua frequência de administração devem ser reduzidas, devido risco elevado de sedação e depressão respiratória. Não deve ser usada em pacientes com insuficiência renal grave ou dialítica.
- Para pacientes com dor crônica contínua, os analgésicos devem ser administrados em doses fixas, conforme sua duração de ação.
- Deve-se estabelecer primeiramente a dose analgésica com opioide de ação imediata que, se possível, posteriormente, será substituído por um opioide de ação lenta, facilitando a posologia. Caso haja necessidade de doses de resgate, deve ser administrado opioide de ação rápida.
- O uso da morfina, assim como de qualquer outro opioide forte, pode ser diminuído ou interrompido quando a causa da dor for controlada, sempre de forma gradual, com diminuição das doses na mesma progressão do seu aumento.

Quadro 4.3 – Conversão da via de administração da morfina

De morfina via oral para subcutânea	1/2 da dose oral
De morfina via oral para endovenosa	1/3 da dose oral
De morfina via oral para via retal	Mesma dose via oral

Fentanil

- É um opioide sintético de ação semelhante à morfina, porém 100 vezes mais potente, que pode ser administrado por via intramuscular, endovenosa ou transdérmica.
- Quando administrado via transdérmica, a derme funciona como um reservatório da droga, desta forma, o adesivo tem liberação constante e regular do opioide ao longo de 72 horas e menores efeitos sedativos, nauseantes e obstipantes. Oferece o conforto terapêutico e a possibilidade de administração por uma via que pode perdurar até o final da vida, qualquer que seja a condição do doente, sem causar desconforto durante a administração. Ideal para os pacientes com disfagia, oclusões gastrointestinais, portadores de insuficiência renal ou hepática graves, usuários de sonda nasoenteral ou pacientes com altas doses diárias de morfina e com difícil controle de sintomas colaterais.
- Os adesivos contêm 2,5 mg, 5 mg, 7,5 mg e 10 mg de fentanil e proporcionam a liberação, respectivamente, de 25, 50, 75 ou 100 mcg do medicamento a cada hora. Deve ser prescrito em dose equipotente ao total de morfina oral usado em 72 horas. Após a remoção do adesivo pode haver manutenção da concentração plasmática do fentanil por até 8 a 12 horas, com efeitos adversos tardios.
- Quando se pretende passar de uma terapêutica via oral para administração transdérmica através da aplicação de adesivos, deve-se sobrepor as administrações nas primeiras 24 horas, pois o adesivo só atinge o pico de ação em 24 a 48 horas. Por esse motivo também, o fentanil transdérmico não está indicado em pacientes que necessitem de uma titulação rápida e em casos de dor aguda.
- Deve ser preferido em relação à morfina em pacientes com insuficiência renal, devido à ausência de metabólitos ativos.

Tabela 4.2 – Equipotência analgésica entre opioides

Medicamento	Tempo ação	Doses													
Codeína oral	4 horas	30 mg	45 mg	60 mg											
Tramadol parenteral SC ou IV	6 horas	50 mg	75 mg	100 mg											
Tramaldol oral	6 horas	25 mg	37,5 mg	50 mg	75 mg	100 mg									
Morfina oral de ação rápida	4 horas			5 mg	10 mg	15 mg	20 mg	30 mg	40 mg	60 mg	75 mg	90 mg	120 mg	150 mg	180 mg
Morfina oral de longa duração	12 horas				30 mg		60 mg	90 mg	120 mg	180 mg	240 mg	270 mg	360 mg	460 mg	540 mg	630 mg
Morfina parenteral/SC intermitente	4 horas			2 mg	3 mg	5 mg	7 mg	10 mg	15 mg	20 mg	25 mg	30 mg	40 mg	50 mg	60 mg	70 mg
Morfina parenteral/ IV ou SC contínuo	24 horas			15 mg	20 mg	30 mg	40 mg	60 mg	90 mg	120 mg	150 mg	180 mg	240 mg	300 mg	360 mg	420 mg
Oxicodona oral	12 horas				10 mg	20 mg	30 mg	40 mg	60 mg	90 mg	120 mg	140 mg	180 mg	240 mg	280 mg	320 mg
Fentanil transdérmico/ adesivo	72 horas				25 mcg/h	25 mcg/h	50 mcg/h	50-75 mcg/h	75-100 mcg/h	125 mcg/h	125-150 mcg/h	150-200 mcg/h	250 mcg/h	300 mcg/h	350 mcg/h	400 mcg/h

Linha horizontal: Passos seguros para o ajuste de doses; Colunas: Equipotência entre analgésicos.

- A exposição do adesivo de fentanil ao calor (ex.: aumento da temperatura corporal, contato com superfície quente) pode levar ao aumento da absorção sistêmica de fentanil, aumentando o risco de depressão respiratória. Além disso, o adesivo contém metal que pode ocasionar lesões por queimaduras cutâneas durante a realização de ressonância nuclear magnética (RNM). Deve-se sempre remover o *patch* de fentanil antes da realização de RNM e substituí-lo após o exame.

Metadona

- É um opioide forte sintético, considerado a principal alternativa à morfina para tratamento da dor moderada a severa.
- Considerado excelente opioide para tratamento da dor neuropática.
- Além de ser um agonista de receptores opioides, é um antagonista de receptores n-metil-D-aspartato (NMDA), o que pode justificar sua maior eficácia no controle da dor neuropática e seu menor desenvolvimento de tolerância em comparação com a morfina.
- Tem menor custo quando comparado à morfina, tem boa disponibilidade por via oral e pode ser usado com segurança em pacientes com insuficiência hepática ou renal, sem necessidade de ajuste das doses.
- Apresenta meia-vida longa (10 a 75 horas) e imprevisível, o que dificulta sua avaliação. Sua concentração plasmática pode levar uma semana para se estabilizar, com risco de acúmulo e toxicidade graduais, por isso seu uso deve ser cuidadosamente monitorado.
- Em pacientes idosos virgens de tratamento com opioides é recomendado iniciar o uso de metadona com 2,5 mg a cada 8 a 12 horas, ajustando-se a dose após 5 a 7 dias. A duração da analgesia é de, aproximadamente, 3 a 6 horas quando a terapia com metadona é iniciada, estendendo-se para 8 a 12 horas quando a terapia é mantida.
- Com relação à potência analgésica, inicialmente 10 mg de metadona correspondem a 15 mg de morfina. Porém com o uso continuado, doses menores de metadona tem a eficácia analgésica equivalente a doses maiores de morfina (1 mg metadona equivale a 10 mg de morfina).
- Pode ocasionar aumento do intervalo QT, predispondo a arritmias, principalmente torsades de pointes. É metabolizada em parte pela isoenzima CYP3A4, tendo sua concentração afetada por drogas que inibem (ex.: claritromicina, itraconazol, cetoconazol) ou induzem (ex.: carbamazepina, oxicarbazepina, dexametasona, fenobarbital, rifampicina) a atividade desta enzima.[56] Náusea é um sinal de alerta para intoxicação por opioide.

Oxicodona

- Com a dosagem acima de 20 mg/dia é considerada opioide forte.
- No Brasil, encontra-se disponível na forma de comprimidos de 10, 20 e 40 mg administrados a cada 12 horas, que não podem ser triturados, amassados ou quebrados. Tem dupla camada de liberação, com primeiro pico em menos de 1 hora e segundo pico após 6 horas. Como não há comprimidos de ação imediata e formulação injetável, é necessário utilizar morfina de liberação imediata nas doses de resgate. Possui ação 1,5 a 2 vezes maior do que a morfina via oral. [6,32,48,57]

Hidromorfona

- Não está mais disponível no Brasil.
- Tem como vantagem ser administrada em dose única diária, além de apresentar potência analgésica cinco vezes maior do que a morfina e menos efeitos adversos.

- A sua dose inicial de liberação prolongada deve ser de 8 mg a cada 24 horas para pacientes que não estejam recebendo nenhum outro opioide. Nos pacientes que já estão em uso de opioides, a dose inicial deve ser relacionada à dose diária do opioide em uso, utilizando-se a tabela de equipotência entre opioides. Para opioides que não a morfina, deve-se estimar a dose equivalente diária da morfina e determinar a dose diária de hidromorfona. Pode ser usada em pacientes com insuficiência renal moderada e grave.

Buprenorfina

- É um agonista parcial do receptor μ e antagonista kappa (causa menos efeito disfórico e menos alteração comportamental).
- É 30 a 60 vezes mais potente que a morfina.
- Tem menos efeitos colaterais (menos sedativo, nauseante e obstipante – não causa hiperalgesia).
- Promove analgesia durante período prolongado.
- Intervalo de ação a cada 7 dias.
- Doses: 5 mg (5 mcg/h), 10 mg, 20 mg – combinação adesivos é permitida.
- Demora 3 dias para efeito máximo.
- Cada adesivo é aplicado na pele e dura por sete dias. Após esse período, deve-se retirar o adesivo e aplicar um novo na pele em um lugar diferente.

Tabela 4.3 – Apresentação dos opioides fracos e fortes

Medicamento	Dose terapêutica/intervalo	Ação: início/pico/fim	Equipotência analgésica em relação a morfina oral
Tramadol	50 a 100 mg/6-8 h	30 min/2 h/8 h	1/5
Tramadol SR	50 a 200 mg/12-12 h	30 min/2 h/12 h	1/5
Codeína	7,5 a 120 mg/4-6 h	30 min/2 h/8 h	1/5
Morfina	5-200 mg/4 h (dose oral)	15 min/2 h/4 h	VO 1 SC 1/2 IV 1/3
Morfina de ação longa	30 a 100 mg/ 8 a 12 h	1 h/6 h/14 h	1
Fentanil transdérmico	12,5 a 100 mcg/h a 72-72/h	-/24 h/72 h	100 a 150
Metadona	10 a 50 mg/ 6 a 12 h	1 h/12 h/25 h	*
Oxicodona	10 a 40 mg/ 12-12 h	1 h/8 h/25 h	1,5
Hidromorfona	8 mg 1 x /dia	-	5
Buprenorfina	5, 10 e 20 mg	-/72 h/7 dias	30-60

*Potência analgésica da metadona é variável. Inicialmente 10 mg de metadona correspondem a 15 mg de morfina. Com o uso continuado, doses menores de metadona tem a eficácia analgésica equivalente a doses maiores de morfina (1 mg metadona equivale a 10 mg de morfina).

Rodízio de opioides

- O rodízio de opioides deve ser considerado em pacientes que não apresentam controle adequado da dor apesar da titulação da dose, naqueles que apresentam manifestações tóxicas refratárias ao tratamento sintomático, naqueles que desenvolvem alterações cognitivas ou hiperexcitabilidade pelo opioide inicial ou quando há necessidade de trocar a via de administração dos opioides.
- A troca de opioides tem como objetivo fornecer analgesia adequada com o mínimo de efeitos adversos.

- Pacientes que desenvolvem efeitos adversos intoleráveis, mesmo antes de alcançar a analgesia adequada, devem receber tratamento efetivo para prevenir ou tratar estes efeitos e apenas quando essa intervenção falhar deve ser considerado o rodízio de opioides.

Quadro 4.4 – Recomendações práticas para o rodízio de opioides

Calcular a dose total do opioide nas 24 horas, incluindo as doses de resgate;

Guidelines recomendam utilizar as tabelas de equivalência analgésica e reduzir em 20%-50% a dose correspondente total do novo opioide;

Estabelecer as doses de manutenção, dividindo-se a dose total calculada do novo opioide pelo intervalo de administração, prescrevendo-se doses fixas;

Prescrever as doses de resgate, se necessário;

Reavaliar constantemente o controle da dor e monitorar o aparecimento de efeitos adversos.

Efeitos indesejáveis dos opioides

- Os opioides têm efeitos adversos previsíveis que se não forem evitados ou minimizados podem dificultar a titulação da dose e a adesão do paciente ao tratamento.
- Dentre os efeitos adversos mais frequentes, destacam-se: náuseas, vômitos, boca seca, constipação, sedação e tolerância. Menos comumente, observam-se depressão respiratória, alterações cognitivas, hiperalgesia, mioclonias e prurido.

Constipação

- Efeito adverso mais comum dos opioides.
- Ocorre devido redução do peristaltismo do trato gastrointestinal, o que prolonga a permanência de fezes no intestino, levando a maior absorção de água e constipação.
- Não desenvolve tolerância, devendo sempre ser prevenida e tratada.
- Recomenda-se sempre prescrever laxativos em associação ao início da terapia com opioides, para prevenção de constipação, sendo a melhor escolha os estimulantes, como o bisacodil, que atuam no mecanismo de indução de constipação por estas drogas.

Náuseas e vômitos

- Tem como mecanismo a estimulação da *trigger zone*, cujo neurotransmissor é a dopamina, e o atraso no esvaziamento gástrico, devido redução do peristaltismo.
- Devem ser excluídas outras causas potencialmente tratáveis, como distúrbios eletrolíticos, hipertensão intracraniana e compressão mecânica das alças intestinais.
- Frequentemente desenvolve tolerância após a primeira semana de tratamento.
- Devem ser tratados com metoclopramida, bromoprida ou haloperidol, pelo efeito no peristaltismo e efeito antidopaminérgico.

Sedação

- Pode ocorrer nos primeiros dias de uso do opioide ou após aumento da dose.
- Geralmente é um efeito transitório, desaparecendo após 3 a 4 dias, porém pode ser o primeiro sinal de *overdose* da medicação, devendo ser considerada redução da dose.

Confusão mental e alucinações

- Podem aparecer em idosos durante a terapia com opioides. Estes efeitos adversos foram relatados menos comumente no grupo da oxicodona do que no grupo da morfina.
- Estudos observacionais não mostraram influência de opioides na função cognitiva em idosos.

Delirium

- Opioides são associados a aumento do risco de *delirium* em idosos. No entanto, dor forte não tratada também aumenta o risco de *delirium* nessa população.
- Para prevenção de *delirium*, deve-se utilizar doses baixas e realizar titulação gradual.

Quedas e fraturas

- Opioides têm sido associados a aumento substancial do risco de quedas e fraturas em idosos.
- Esse risco mostrou ser mais alto para opioides de ação curta do que para opioides de longa duração, especialmente durante as duas primeiras semanas de tratamento.
- Embora, o risco de fratura pareça resultar de tontura e sedação que levam a quedas, alguns pesquisadores sugeriram que os opioides interferem na formação óssea através da supressão da produção de hormônios sexuais endógenos.

Imunossupressão

- Imunossupressão induzida por opioides é um fenômeno mediado pela presença de receptores μ de opioides em células imunes no sistema nervoso central.
- Morfina e Fentanil parecem ter maiores efeitos de imunossupressão.
- A seleção de um opioide para tratamento a longo prazo deve considerar este efeito em idosos.

Hiperalgesia

- Hiperalgesia induzida por opioide é um estado de sensibilização nociceptiva com resposta paradoxal, fazendo com que um paciente em tratamento com opioides para controle da dor apresente maior sensibilidade a determinados estímulos dolorosos e, em alguns casos, alodinia.
- A ocorrência de dor abdominal severa durante o uso de opioides deve levar à suspeita de hiperalgesia por opioide, iniciando-se redução gradual da dose do opioide.

Tolerância e dependência

- Tolerância é a adaptação aos efeitos dos opioides, com redução dos efeitos colaterais com uso crônico da medicação.
- Tolerância à analgesia é rara em pacientes com dor crônica, sendo importante sempre considerar que a necessidade de aumento da dose pode estar relacionada com o agravamento da dor e não à tolerância. Caso seja necessário, deve-se tratar a tolerância com troca de opioide ou com associação de drogas adjuvantes.
- A dependência física caracteriza-se por síndrome de abstinência quando ocorre suspensão brusca da medicação. Pode ser evitada com redução gradual da dose.
- Em caso de síndrome de abstinência, deve-se utilizar clonidina, metadona ou buprenorfina.

- A dependência psíquica (adição) é uma síndrome psicológica e comportamental caracterizada pelo desejo por opioide para produzir efeito psíquico, associada a comportamentos aberrantes, como busca compulsiva pela droga, uso inapropriado, aumento da dose, apesar dos danos a si próprio e aos outros. Estudo realizado em pacientes oncológicos mostrou que o risco de adição é muito baixo quando opioides são usados para paliação de sintomas.

Depressão respiratória

- É o efeito colateral mais temido dos opioides, porém raramente ocorre, visto que a dor é um importante estimulante do sistema respiratório, desenvolvendo-se rapidamente tolerância para esse efeito.
- Depressão respiratória geralmente não ocorre se o aumento da dose é gradual.
- Hipoventilação, apneia e miose podem significar ocorrência de *overdose*.
- Se necessário, pode ser utilizado o naloxone (antagonista de opioides) para reversão deste efeito, além de suporte ventilatório.

Medicações adjuvantes

- São fármacos cujo efeito primário não consiste em analgesia, mas que, em associação com medicações antiálgicas, melhoram sua potência analgésica.
- Alguns são drogas de escolha na dor neuropática.
- São usados com o objetivo de aumentar a eficácia analgésica dos opioides, prevenir e tratar sintomas concomitantes que exacerbam a dor e colaborar com o manejo da dor neuropática.
- Podem ser usados em todos os degraus da escada analgésica da OMS.
- Os principais fármacos incluídos nessa categoria são: antidepressivos, anticonvulsivantes, anti-inflamatórios, neurolépticos, bloqueadores dos canais do receptor NMDA, antiespasmódicos e relaxantes musculares.
- O alívio da dor alcançado com a morfina e outros opioides está frequentemente limitado pelo fenômeno de "sensibilização central", que ocorre pela hiperexcitabilidade periférica produzida pela inflamação ou pela injúria do nervo. Devido a esse mecanismo, as medicações adjuvantes apresentam papel importante no controle da dor crônica.

Mecanismo de ação das medicações adjuvantes

- Potencializam as vias inibitórias (noradrenérgicas e serotoninérgicas): antidepressivos (tricíclicos e ISRS), metadona e tramadol.
- Estabilizam a membrana neuronal (bloqueadores de canais de sódio): anestésicos locais, antiarrítmicos (lidocaína, mexitilene, flecainida), anticonvulsivantes (carbamazepina, lamotrigina e fenitoína).
- Ativam o sistema inibitório GABA: anticonvulsivantes, benzodiazepínicos, baclofeno, fenobarbital.
- Inibem o sistema excitatório de glutamato: ketamina, anticonvulsivantes (carbamazepina, lamotrigina, fenitoína, gabapentina e valproato), metadona.
- Antagonizam vias dopaminérgicas (neuroléptico).

Antidepressivos

- Atuam através do bloqueio da recaptação da noradrenalina e/ou serotonina.
- Seu efeito analgésico independe da melhora do humor.
- Os mais utilizados como adjuvantes no tratamento da dor são antidepressivos duais e tricíclicos, sendo que estes últimos devem ser evitados ou utilizados com muita cautela em idosos.

- O tratamento deve ser iniciado com doses baixas, aumentando-se posteriormente, conforme a necessidade.
- Seus efeitos colaterais estão relacionados com a sua ação anticolinérgica e adrenérgica e a sua ação no sistema nervoso central.

Vantagens de uso de antidepressivos no tratamento da dor crônica

- Dor que não cede com o uso de analgésicos e suspeita clínica de componente neuropático.
- Dor em múltiplos sítios, com diferentes características (nociceptivas, neuropáticas ou mistas).
- Dor associada à insônia.
- Dor associada à depressão.

Antidepressivos tricíclicos

- Apresentam início de ação entre 3 e 7 dias e seus principais efeitos colaterais são relacionados à sua ação anticolinérgica: sonolência, confusão mental, hipotensão postural, retenção urinária e boca seca.
- São contraindicados para pacientes com glaucoma de ângulo fechado, prostatismo e com bloqueio de condução.
- Seu uso em idosos deve ser realizado com muita cautela, pelo alto risco de efeitos colaterais.
- Em idosos, dentre os antidepressivos tricíclicos, deve-se preferir a nortriptilina pela menor incidência de efeitos colaterais quando comparada à amitriptilina.

Tabela 4.4 – Posologia dos antidepressivos tricíclicos para tratamento da dor

Droga	Posologia
Amitriptilina	Iniciar com 10 mg ao deitar. Titular a cada 5 dias. Dose máxima de 50 a 75 mg/dia
Nortriptilina	Iniciar com 10 mg ao deitar. Titular a cada 5 dias. Dose máxima 50 mg/dia

Inibidores seletivos de recaptação de noradrenalina e serotonina (ISRNS)

- São inibidores potentes da receptação de serotonina e norepinefrina e inibidores fracos da recaptação de dopamina.
- Inibem a dor através das vias descendentes.
- Devem ser evitados em pacientes com glaucoma de ângulo fechado.
- Podem causar: náusea, boca seca, constipação intestinal, perda do apetite, fadiga, tontura, fraqueza, síndrome da secreção inapropriada de hormônio antidiurético e predispor a sangramentos cutâneos e de mucosa.

Tabela 4.5 – Apresentação dos ISRNS e posologia para tratamento da dor

Droga	Posologia
Venlafaxina	Iniciar com 37,5 mg 1 ×/dia. Dose máxima de 225 mg/dia. Deve ser ingerido junto com alimentos, pela manhã ou à noite
Duloxetina	Iniciar com 60 mg 1 ×/dia. Dose máxima: 60 mg 2 ×/dia. Em pacientes com cirrose hepática, a dose deve ser reduzida pela metade. É contraindicada em pacientes com clearence de creatinina < 30 mL/min

Anticonvulsivantes

- Agem principalmente diminuindo a velocidade de recuperação dos canais de sódio voltagem--dependente, mas também existem os ligantes das subunidades alfa dos canais de cálcio.
- Principais efeitos colaterais: sonolência (nos primeiros dias de tratamento), raciocínio lentificado, tontura, lapsos de memória e edema de membros inferiores.
- Devem ser prescritas doses menores para idosos e para pacientes com insuficiência renal.

Quadro 4.5 – Uso de anticonvulsivantes no tratamento da dor

Dor neuropática (periférica e central), atuando através da supressão de circuito hiperativo da medula e do córtex cerebral e do bloqueio na condução nervosa periférica
Dor em múltiplos sítios, com diferentes características (nociceptiva, neuropática ou mista)

Carbamazepina

- É um derivado iminostilbenzílico relacionado quimicamente aos antidepressivos tricíclicos e atua na dor neuropática bloqueando os canais de sódio voltagem-dependente nos níveis pré e pós-sináptico.
- Sua indicação básica é a neuralgia do trigêmeo, na qual é considerada o medicamento mais eficaz. Pode ser utilizada em neuropatias periféricas, neuralgia pós-herpética, *tabes dorsalis*, síndrome dolorosa complexa regional e outras dores neuropáticas centrais (como na síndrome talâmica) e periféricas, particularmente quando o componente paroxístico for importante.
- Em função de sua tendência à neurotoxicidade, deve ser iniciada em doses baixas, com incrementos de 100 mg a 200 mg, a cada dois a sete dias, até a obtenção de um resultado satisfatório.
- Tem potencialidade de autoindução do sistema enzimático responsável pelo seu metabolismo e, com isso, mesmo quando usada em monoterapia, a meia-vida diminui após as primeiras semanas de tratamento, quando o *steady-state* é atingido.
- Principais efeitos adversos: visão borrada, diplopia, sonolência, tonturas, nistagmo, ataxia, cefaleia, confusão mental, náuseas, vômitos e epigastralgia. Raramente, ocorre agranulocitose e anemia aplásica.
- A ocorrência de reações adversas relacionadas ao sistema nervoso central (SNC) pode ser manifestação de superdosagem relativa, sendo aconselhável, neste caso, monitorar os níveis plasmáticos.
- Recomenda-se avaliações periódicas do hemograma e das funções hepática e renal.
- Deve-se salientar que a carbamazepina tem também ação anticolinérgica, podendo desencadear ou agravar situações como o glaucoma, e desencadear confusão mental em idosos.

Oxcarbazepina

- É um derivado da carbamazepina que provavelmente exerce seu efeito anticonvulsivante e analgésico pelo bloqueio dos canais iônicos de sódio voltagem-dependentes neuronais, reduzindo sua excitabilidade, mas também atua nos canais de cálcio do tipo N e P, envolvidos nos mecanismos de sensibilização central.
- É uma droga considerada mais segura e com maior potencial de tolerância que a carbamazepina. A tolerância em idosos é melhor que a carbamazepina, mas os picos de concentração plasmática são significativamente mais altos que em jovens, o que deve ser causado pela redução da função renal.
- Suas indicações são basicamente as mesmas da carbamazepina.
- Doses diárias podem variar entre 300 mg e 2.400 mg; a maioria dos pacientes responde a 900 mg/dia, devendo ser ingerida em duas a três tomadas.

- Sua absorção ocorre de forma rápida e quase completa no trato gastrintestinal. A metabolização não depende do sistema P450 e a interação com outras drogas é baixa. A excreção dos metabólitos se faz por via urinária.
- As doses devem ser reduzidas pela metade em pacientes com insuficiência renal grave.
- Os efeitos adversos são bem menos comuns que com a carbamazepina; são leves e transitórios e ocorrem principalmente no início do tratamento. Tonturas, sonolência, problemas visuais e ataxia são raros. Pode ocorrer redução dos níveis de sódio no plasma, exigindo monitorização em pacientes com tendência a hiponatremia e em tratamento com diuréticos. Pode ocorrer leucopenia, plaquetopenia e *rash* cutâneo.

Gabapentina

- É um aminoácido, análogo estrutural do neurotransmissor GABA, mas não atua por ação gabaérgica direta nem afeta o metabolismo e o *uptake* do GABA. Tem a propriedade de aumentar os níveis de GABA e serotonina no SNC e diminuir o glutamato, o que explica a sua eficiência nas dores neuropáticas. São ligantes alfa 2 delta dos canais de cálcio voltagem dependentes.
- É uma das drogas mais seguras para tratamento da dor neuropática. Não tem metabólitos ativos, a ligação a proteínas plasmáticas é insignificante, tem menor chance de interação com outras drogas, sendo mais segura nos pacientes em politerapia.
- Após a administração oral, 50% a 60% da droga é absorvida pelo trato gastrintestinal, com pico sérico após uma a três horas, e atravessa facilmente a barreira hematoencefálica. Tem cinética linear, com correlação da concentração plasmática e dose, e é eliminada inalterada por depuração renal.
- Em pacientes com função renal alterada, exigem-se ajustes da dose; pacientes com *clearance* de creatinina de 30 a 60 mL/min podem receber 300 mg, duas vezes ao dia; com *clearance* de 15 a 30 mL/min, usar 300 mg/dia e, se menor que 15 mL/min, a dose deve ser de 300 mg em dias alternados.
- Os efeitos colaterais são pouco frequentes, geralmente toleráveis, mesmo em doses altas, consistindo de sonolência e tonturas na maioria dos casos; outros efeitos são raros.
- A gabapentina, de um modo geral, tem limites de eficácia em doses menores que 1.000 mg/dia.
- As doses terapêuticas para dor neuropática situam-se entre 1.800 mg e 2.400 mg/dia, divididas em três tomadas, devendo-se iniciar com 300 mg/dia e incrementando a cada três dias.
- A necessidade de doses altas talvez seja sua maior desvantagem pelo alto custo do tratamento, mas há razoável tolerabilidade para doses até de 3.600 mg/dia.
- É considerada uma das drogas de primeira escolha no tratamento da dor neuropática, com melhora a partir da segunda semana de tratamento. Atua tanto na dor paroxística como na hiperalgesia e alodinia.
- Foi demonstrado que a gabapentina potencializa a analgesia dos opioides em síndromes dolorosas neoplásicas, inclusive na dor neuropática associada ao câncer, em doses médias de 1.200 mg/dia, constituindo, pois, uma opção quando os opioides estiverem perdendo efeito.

Pregabalina

- Análoga estrutural do GABA, com propriedades semelhantes à gabapentina
- Não parece ter efeito agonístico nos receptores GABA e não interage diretamente com os canais de sódio, cálcio e receptores do glutamato. Tem efeitos indiretos nos canais de cálcio, no glutamato, noradrenalina e substância P.
- Tem poucas interações com outras drogas e mostra rápido início de ação.

- Estudos randomizados com placebo em humanos reportaram melhora significativa com doses de 75 mg, 300 mg e 600 mg ao dia da neuropatia diabética dolorosa e neuralgia pós-herpética; houve melhora do sono, da qualidade de vida, mais evidentes com doses de 300 mg ou mais por dia.
- Efeitos adversos mais frequentes: sonolência, tonturas e edema periférico.

Tabela 4.6 – Posologia de alguns anticonvulsivantes usados no tratamento da dor

Droga	Posologia
Carbamazepina	Iniciar com 100 mg de 12/12h. Pode-se aumentar 200 mg a cada semana. Dose de manutenção: 400 a 600 mg de 12/12h. Dose máxima: 1.200 mg/dia
Oxicarbazepina	Iniciar com 600 mg 2 ×/dia. Dose máxima 2.400 mg/dia. Em pacientes com *clearance* de creatinina < 30 mL/min, reduzir para metade da dose.
Gabapentina	Iniciar com 150 mg ao deitar. Aumento gradual a cada 3 dias até 300 mg 3 ×/dia. Dose máxima: 3.600 mg/dia.
Pregabalina	Iniciar com 50 mg à noite. Dose máxima: 300 mg 2 ×/dia

Neurolépticos

- Sugere-se *modulação histamínica (bloqueio)*, e também bloqueio adrenérgico e muscarínico. Ainda, ação em receptor opioide.
- Agem também como moduladores da dor alterando a percepção da dor, através da modificação do seu aspecto afetivo e do bloqueio de receptores de dopamina. Além disso, aumentam a biodisponibilidade dos antidepressivos.
- Contraindicados em pacientes com glaucoma de ângulo fechado.
- Reações adversas que podem ocorrer com doses baixas de neurolépticos: hipotensão ortostática, efeitos anticolinérgicos, sonolência, reações de ansiedade e alterações do humor.
- Discinesias, síndrome extrapiramidal e acatisia podem ocorrer com doses mais altas.
- Olanzapina pode ocasionar ganho de peso e hiperglicemia.

Tabela 4.7 – Apresentação e posologia de alguns neurolépticos usados no tratamento da dor crônica

Droga	Posologia
Clorpromazina	Iniciar com 25 mg divididos em 2 tomadas. Dose máxima: 150 mg/dia divididos em 2-3 tomadas. Aumento lento e gradual.
Levomepromazina	Iniciar com 25 mg
Olanzapina	Dose inicial: 2,5 mg/dia Dose máxima: 20 mg/dia

Bloqueadores dos canais de NMDA

- Agem inibindo os receptores NMDA na região dorsal da medula espinhal.
- Representantes dessa classe: cetamina e metadona.

- Cetamina é usada nos pacientes com dor neuropática, isquêmica e de membro fantasma e naqueles com alodínia e hiperalgesia, bem como nos pacientes com dores que respondem fracamente aos opioides.
- Principais efeitos colaterais da cetamina: elevação transitória da pressão arterial, alucinações, euforia e sonhos vívidos.

Relaxantes musculares

- Indicados principalmente na dor de origem musculoesquelética.
- A ciclobenzaprina tem estrutura molecular semelhante à dos tricíclicos, devendo ser utilizada com cautela.
- Ciclobenzaprina e o baclofeno, além de serem miorrelaxantes de ação central, apresentam efeito antineurálgico.
- Tiocolchicosídeo e tizanidina também são opções de relaxantes musculares.

Tabela 4.8 – Posologia de alguns relaxantes musculares

Droga	Posologia
Ciclobenzaprina	5 a 10 mg 1-2 ×/dia
Baclofeno	10 a 20 mg 2-3 ×/dia
Carisoprodol	Dose variável conforme apresentação

Bisfosfonatos e Calcitonina

- Inibem a reabsorção óssea mediada pelos osteoclastos.
- São utilizados para dor secundária em metástases ósseas (principalmente as produzidas por tumores de pulmão, mama, próstata e mieloma múltiplo), prevenção de morbidade esquelética (fraturas e/ou dor) a longo prazo e hipercalcemia.
- No início do tratamento podem ocasionar, de forma transitória, síndrome influenza *like* (sintomas gripais e febre).
- Podem causar hipocalcemia, por isso deve ser realizada dosagem de cálcio antes e durante o tratamento.
- Raramente pode ocorrer osteonecrose de mandíbula após meses de tratamento, mais comumente associada ao uso de pamidronato e ácido zoledrônico, menos comumente associada ao uso de bisfosfonatos orais.

Tabela 4.9 – Posologia dos bisfosfonatos usados para o tratamento da dor crônica

Droga	Posologia
Pamidronato	60-90 mg em 100 mL SF 0,9% ou SG 5% em 4 h a cada 3-4 semanas
Ácido zoledrônico	4 ou 5 mg em 100 mL SF 0,9% ou SG 5% em 15 min a cada 3-4 semanas

Outros

- Vitaminas do complexo B1 e 12: interação com mediadores de dor nos nociceptores (aumentando a disponibilidade e efetividade da noradrenalina e da 5-HT na via inibitória); regeneração de fibras de nervos danificados, estabilização da excitabilidade elétrica dos nervos, melhora na condução axonal, aumentando a velocidade de conducao nervosa.

Analgésicos tópicos

Capsaicina

- É a substância presente na pimenta que lhe confere a característica picante.
- Aplicação tópica de capsaicina na pele humana resulta (dependendo da concentração), em uma sensação de calor, até de queimação, e uma onda de hiperemia (afluxo de sangue).
- Aplicação única de capsaicina causa dor, no entanto, aplicações repetidas causam analgesia através da dessensibilização de fibras C.
- Múltiplos mecanismos são propostos para explicar seu efeito. Interfere com a substância P, considerada a principal responsável pela transmissão dos impulsos dolorosos periféricos para o sistema nervosa central. A dessensibilização de nociceptores parece ser causada por destruição dos axônios terminais pela capsaicina.
- Pode ser indicada como coadjuvante no tratamento de neuralgias, artrose e artrite reumatoide.
- Tem sido estudada sua aplicação em baixas concentrações (0,025 a 0,075%) e altas concentrações (8 a 20%).
- Capsaicina é pouco absorvida na pele, por isso baixas concentrações de capsaicina não desenvolvem adequada dessensibilização.
- Estudos clínicos demonstraram que a aplicação de baixas doses de capsaicina (0,025% e 0,075%) apresentou baixa a moderada eficácia e pouca adesão ao tratamento. A maioria desses estudos não mostrou efeito significativo de baixas doses de capsaicina no tratamento de dor neuropática.
- Revisão da Cochrane de estudos randomizados envolvendo baixas doses de capsaicina tópica concluiu que houve pouco ou moderado efeito no tratamento de dor musculoesquelética crônica e da dor neuropática, pode ser útil como tratamento adjuvante para um pequeno número de pacientes que não responderam ou que tiveram intolerância a outras medicações.
- Modo de uso capsaicina 0,025 a 0,075% creme ou loção tópica: aplicar o produto na área afetada 3 ou 4 vezes por dia, massageando suavemente. Tempo de ação de aproximadamente 4 a 5 horas.
- Preparações com altas doses de capsaicina (capsaicina *patch* de 8% ou formulação líquida de 10%-20%) têm demonstrado melhor analgesia nos pacientes com dor neuropática.
- Em ensaios clínicos, o uso de aplicação tópica de capsaicina 8% mostrou ser seguro e geralmente bem tolerado.
- Revisão da Cochrane sugeriu que o efeito de altas concentrações de capsaicina foi similar a outras terapias para dor crônica e deve ser usada quando outros tratamentos tiverem falhado.
- Efeitos colaterais mais comuns: irritação cutânea, hiperemia e dor no sítio de aplicação. Eles são transitórios, porém sua intensidade pode ser leve a moderada. Resfriamento local e opioides de curta ação são efetivos no tratamento da dor secundária ao uso de capsaicina.
- Orientações gerais para aplicação tópica de capsaicina:
  - Lavar bem as mãos antes e depois das aplicações. Caso a área a ser tratada seja a das mãos, lavá-las após 30 minutos.
  - Em casos de neuropatia pós-herpética, aplicar o produto somente depois da ferida estar cicatrizada.
  - Não aplicar outros medicamentos junto com este produto nas áreas afetadas.
  - Evitar o contato do produto com os olhos e lentes de contato.
  - Não usar bandagens apertadas sobre o local que estiver sendo tratado.

- A sensação de agulhadas ou de queimação após o uso do produto é transitória, desaparecendo depois de alguns dias de uso.
- Contraindicações: pele irritada ou lesada; crianças com menos de dois anos. Deve-se avaliar os riscos e benefícios de pessoas com sensibilidade à pimenta.

Lidocaína

- É um anestésico local que age através da estabilização dos canais de Na+ nos axônios de neurônios periféricos, bloqueando os impulsos ectópicos de forma dose-dependente. Este agente parece ser mais eficaz quando o nervo está parcialmente lesado com uma função nociceptiva residual e um excesso de canais de Na+.
- Pode ser utilizada em forma de *patch* ou gel a 5%.
- É particularmente útil na dor bem localizada.
- Deve permanecer 12 horas continuas na região acometida e demais 12 horas sem medicação.
- Atua localmente, sendo pouco absorvida para a via sistêmica. No entanto, devem ser utilizada com prudência nos pacientes que recebem medicações antiarrítmicas de classe I e naqueles com disfunção hepática severa, nos quais uma concentração sanguínea excessiva pode ser possível.

Considerações finais

- Antes de prescrever um medicamento, questione sobre comorbidades, tratamentos prévios, uso de medicações controladas, suplementos nutricionais e fitoterápicos, alergias, tabagismo, ingestão de álcool, cafeína e uso de drogas ilícitas.
- Revise as medicações em uso regularmente.
- Conheça a ação, os efeitos adversos e o perfil de toxicidade das medicações prescritas.
- A escolha inicial do esquema analgésico depende da severidade e do tipo de dor, das comorbidades, da cognição e do status funcional do indivíduo.
- Para a escolha de novas medicações para tratamento da dor, considere:
  - Eficácia;
  - Praticidade do regime posológico;
  - Perfil de efeitos adversos (escolha medicações com o mínimo de efeitos adversos);
  - Baixo risco de interações medicamentosas e entre nutrientes;
  - Custo (a nova medicação é a alternativa menos cara com a eficácia e segurança comparada a outras drogas?);
  - Preferência do paciente;
  - Presença de comorbidade e incapacidades.
- A estimativa do *clearence* de creatinina e da função hepática é importante para guiar o ajuste posológico de opioides em idosos.
- A presença de comorbidades e polifarmácia limita as opções terapêuticas. O risco de interações medicamentosas aumenta exponencialmente com o número de medicações em uso e leva a redução da resposta terapêutica.
- Aguarde o tempo mínimo necessário para alcançar a dose terapêutica antes da troca ou adição de nova medicação.
- Eduque o paciente e a família/cuidador sobre cada medicação prescrita (objetivo terapêutico, posologia, custo, potenciais efeitos adversos).
- Evite usar drogas da mesma classe ou com ações similares (ex.: tramadol e codeína).

- Inicie os opioides com a menor dose possível e titule de forma gradual.
- Para dor crônica, utilize tratamento com doses fixas, de acordo com o tempo de ação das medicações.
- Escolha a via menos invasiva.
- Para tratamento da dor leve, recomenda-se o uso de analgésico simples.
- *Guidelines* recomendam que a terapia com opioide seja considerada em idosos com dor crônica moderada a forte, dor relacionada a comprometimento funcional ou diminuição da qualidade de vida secundária a dor.
- Evidências de ensaios clínicos mostram que a terapia com opioides em idosos pode ser segura e efetiva com precauções apropriadas: deve-se utilizar dose inicial menor que a habitual, particularmente nos idosos virgens de opioides; intervalos posológicos maiores e realizar ajuste gradual da dosagem para atingir efeito terapêutico seguro.
- Em geral, opioides são recomendados como terapia de segunda linha no tratamento de neuralgia; eles também podem ser considerados como terapia de primeira linha em situações clínicas específicas, como dor forte ou dor aguda.
- Combinação de terapia analgésica com opioides e anticonvulsivantes mostrou-se efetiva para o tratamento de dor neuropática; particularmente a combinação de morfina ou oxicodona com gabapentina ou pregabalina resultou em redução da dor em comparação ao uso isolado de opioides ou anticonvulsivantes, com efeitos benéficos no humor, na interferência da dor nas atividades diárias e na qualidade de vida. Em idosos esses resultados foram obtidos com doses menores de cada medicação quando comparado ao uso isolado.
- Quando prescrever opioides em idosos, siga a recomendação: *"start low and go slow"*, inicie com doses menores e titule de forma gradual a dose, conforme a necessidade. Recomenda-se aguardar três dias após início do tratamento ou após o aumento de dose para avaliar tolerância.
- Não descontinue opioides de forma abrupta para evitar sintomas de abstinência (náusea, câimbra abdominal, irritabilidade, ansiedade, diaforese, taquicardia, hipertensão).
- Antecipe, previna e trate vigorosamente efeitos adversos, lembre que que idosos são mais suscetíveis a esses efeitos.
- Considere tratamento com IRSNs, se dor e depressão.
- É importante estabelecer metas terapêuticas realísticas, com foco na melhora funcional, inclusive da mobilidade e independência, além do alívio da dor.

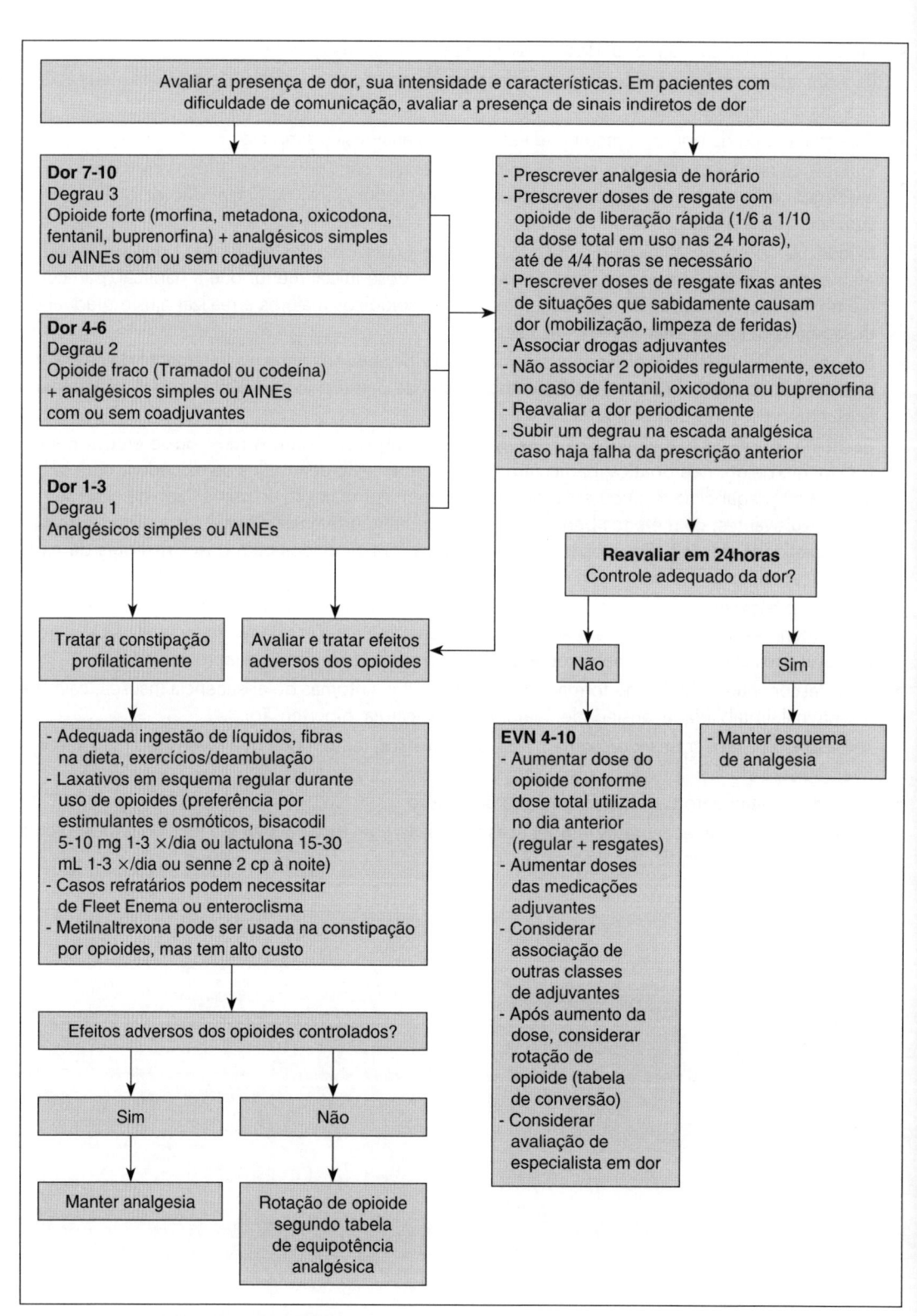

Algoritmo 4.1 – *Diagrama do tratamento da dor em idosos.*

Referências bibliográficas

1. American Geriatrics Society Panel on Pharmacological Management of Persistent Pain in Older Persons. Pharmacological management of persistent pain in older persons. J Am Geriatr Soc 2009; 57:1331.

2. Arantes ACLQ, Maciel MGS. Avaliação e tratamento da dor. In: Cadernos CREMESP-Cuidado Paliativo. Conselho Regional de Medicina do Estado de São Paulo. 2008; 370-391.

3. Bajwa ZH, Warfield CA. Overview of the treatment of chronic pain. In: UpToDate, Basow, DS (Ed), UpToDate, Waltham, MA, 2009.

4. Broglio K, Portenoy RK. Pain management at the end of life. In: UpToDate, Basow, DS (Ed), UpToDate, Waltham, MA, 2009.

5. Cardoso MGM. Controle da Dor. Manual de Cuidados Paliativos. Associação Nacional de Cuidados Paliativos. 2009; 86-103.

6. Chan GL, Matzke GR. Effects of renal insufficiency on the pharmacokinetics and pharmacodynamics of opioid analgesics. Drug Intell Clin Pharm 1987; 21:773.

7. Chau DL, Walker V, Pai L et al. Opiates and elderly: Use and effects. Clinical Interventions in Aging. 2008, 3; 273-277.

8. Costa CA, Santos C, Alves P. Dor oncológica. Rev Port Pneumol. 2007;13:4.

9. Crussel KP, Mehta Z, Ebtesan A. Cancer pain management with opioids: Optimizing analgesia, In: UptoDate.

10. Ferrel BA, Stein WM, Beck JC. The Geriatric Pain Measure: validity, reliability and fator analysis. JAM Geriatri Soc. 2000; 48(12):1669-73.

11. García Rodríguez LA, Hernández-Díaz S. Relative risk of upper gastrointestinal complications among users of acetaminophen and nonsteroidal anti-inflammatory drugs. Epidemiology 2001; 12:570.

12. Helme RD, Gibson SJ. Pain in the elderly. In: Jensen TS, Turner JA, editors. Prodeedings of the 8th World Congress on Pain. Seatle: IASP Press 1997; 919-944.

13. Consensus recommendations for pratice. J Gerontol Nurs 2010; 36:18.

14. Herr KA, Garand L. Assessment and measurement of pain in older adults. Clin Geriatr Med 2001:1793:457-78.

15. Howard, SS. Definition and pathogenesis of chronic pain. Up to date, version 12.0, 2012.

16. Jones P, Lamdin R. Oral cyclo-oxygenase 2 inhibitors versus other oral analgesics for acute soft tissue injury: systematic review and meta-analysis. Clin Drug Investig 2010; 30:419.

17. Klawe C, Maschke M. Flupirtine: pharmacology and clinical applications of a nonopioid analgesic and potentially neuroprotective compound. Expert Opin Pharmacother. 2009;10(9):1495-500.

18. Launay-Vacher V, Karie S, Fau JB, et al. Treatment of pain in patients with renal insufficiency: the World Health Organization three-step ladder adapted. J Pain 2005; 6:137.

19. de Leon J, Dinsmore L, Wedlund P. Adverse drug reactions to oxycodone and hydrocodone in CYP2D6 ultrarapid metabolizers. J Clin Psychopharmacol 2003; 23:420.

20. Lunn MP, Hughes RA, Wiffen PJ. Duloxetine for treating painful neuropathy or chronic pain. 2009; 7(4):550-568.

21. Melzack R. The McGill pain questionnaire: major properties and scoring methods. Pain 1975;1:277-29.

22. Merskey H, Bogduk N. Part III: Pain terms, a current list with definitions and notes on usage. In: Task force of taxonomy: classification of chronic pain. Seatle, 2nd Ed, International Association for the Study of Pain. 1994; 209-214.

23. Mishra S, Bhatnagar S, Goyal GN, et al. A comparative efficacy of amitriptyline, gabapentin, and pregabalin in neuropathic cancer pain: a prospective randomized double-blind placebo-controlled study. Am J Hosp Palliat Care 2012; 29:177.

24. Moore RA, Straube S, Wiffen PJ, et al. Pregabalin for acute and chronic pain in adults. Cochrane Database Syst Rev 2009.

25. Moroni M, Cavalli G, Lodola E. Viminol analgesic activity in elderly patients with chronic pain: a controlled evaluation, using self-rating questionnaires. Int J Clin Pharmacol Biopharm. 1978 Nov;16(11):513-5.

26. O´Neill LB, Morrison RS. Palliative care for geriatric patients. In: UpToDate, Basow, DS (Ed), UpToDate, Waltham, MA, 2008.

27. Palliative Care: symptom management and end-of-life care. Interim guidelines for first level facility health workers. World Health Organization. 2003;11-17.

28. Peppin JF, Pappagallo M. Capsaicinoids in the treatment of neuropathic pain: a review. Ther Adv Neurol Disord 2014; 7(1) 22–32

29. Portenoy RK. Adjuvant analgesics in pain management. In: Textbook of Palliative Medicine, 4th, Hanks G, Cherny NI, Christakis N, Fallon M, Kaasa S, Portenoy RK (Eds), Oxford University Press, Oxford 2010. p.361.

30. Rodriguez RF, Castillo JM, Castillo MP, et al. Hydrocodone/acetaminophen and tramadol chlorhydrate combination tablets for the management of chronic cancer pain: a double-blind comparative trial. Clin J Pain 2008; 24:1.

31. Smith HS. Potential analgesic mechanisms of acetaminophen. Pain Physician 2009; 12:269.

32. Spallone V, Morganti R, D'Amato C et al. Validation of DN4 as a screening tool for neuropathic pain in painful diabetic polyneuropathy. Diabet Med. 2012 May;29(5):578-85

33. Stuppy DJ. The faces pain scale: reliability and validity with mature adults. Appl Nurs Res.1998;11(2):84-9.

34. Tassinari D, Sartori S, Tamburini E, et al. Transdermal fentanyl as a front-line approach to moderate-severe pain: a meta-analysis of randomized clinical trials. J Palliat Care 2009; 25:172.

35. Vargas-Espinosa ML, Sanmartí-García G, Vásquez-Delgado E, Gay-Escoda C. Antiepileptic drugs for the treatment of neuropathic pain: A systematic review. Med Oral Patol Oral Cir Bucal. 2012;17 (5):786-93.

36. Verdu B, Decosterd I, Buclin T, et al. Antidepressants for the treatment of chronic pain. Drugs 2008; 68:2611

37. Warden V, Hurley AC, Volicer L. Development and psychometric evaluation of the Pain Assesment in Advanced Dementia (PAINAD) scale. J Am Dir Assoc 2003; 4-9.

38. Wiffen PJ, McQuay HJ, Edwards JE, Moore RA. Gabapentin for acute and chronic pain. Cochrane Database Syst Rev 2005; :CD005452.

39. World Health Organization. Cancer pain releif. World Health Organization; Geneva, 1990.

40. Yomiya K, Matsuo N, Tomiyasu S, et al. Baclofen as an adjuvant analgesic for cancer pain. Am J Hosp Palliat Care 2009; 26:112.

41. Guerriero F. Guidance on opioids prescribing for the management of persistent non-cancer pain in older adults. World J Clin Cases 2017 March 16; 5(3): 73-81

42. Atkinson TJ, Fudin J, Pandula A, Mirza M. Medication Pain Management in the Elderly: Unique and Underutilized Analgesic Treatment Options. Clinical Therapeutics/Volume 35, Number 11, 2013al pharmacology of

43. Marras F, PT Leali. The role of drugs in bone pain. Clinical Cases in Mineral and Bone Metabolism 2016; 13(2):93-96.

capítulo 5

Manejo da Dor Musculoesquelética no Idoso

Bianca Figueiredo Barros
Daniela Regina Brandão Tavares

Introdução

- Dores musculoesqueléticas são muito frequentes em idosos e podem levar a importantes incapacidades funcionais.
- Uma classificação interessante para a síndrome musculoesquelética de dor crônica já foi proposta pela IASP (Associação Internacional para o Estudo da Dor) e se baseou na publicação de Yunus e cols.[1]:
  - ○ Síndrome de dor miofascial (ou síndrome miofascial específica);
  - ○ Síndrome fibromiálgica (ou síndrome miofascial difusa);
  - ○ Síndrome de dor e disfunção temporomandibular.
- A síndrome de dor miofascial (SMD) se superpõe, em diversos aspectos, a síndrome fibromiálgica (SF), mas a SMD é marcada pela presença de dor muscular regional ou localizada. A SDM e a SF representam o resumo bem-acabado da inter-relação existente entre sistemas de controle neurológico, imunológico, endócrino e comportamental do ser humano. Sabe-se, hoje, que a disfunção em qualquer um destes setores pode traduzir-se em dor, que dependendo das características próprias de cada indivíduo poderá variar de fenótipo.
- Serão abordados neste capítulo a Síndrome de Dor Miofascial, a Síndrome Fibromiálgica e a Síndrome de Dor e Disfunção temporomandibular, enfatizando-se as particularidades dos idosos.

Síndrome de dor miofascial

- A SDM é uma das principais causas de dor musculoesquelética, acometendo músculos, tecido conectivo e fáscias.
- Trata-se de uma condição dolorosa muscular regional caracterizada pela ocorrência de bandas musculares tensas palpáveis, nas quais identificam-se pontos intensamente dolorosos, os pontos gatilhos (PGs) que, quando estimulados por palpação digital ou durante a punção localizada com agulha, ocasionam dor localmente ou referida à distância[2].

Epidemiologia

- A SDM é comum na população geral apresentando incidência que varia de 54% em mulheres e 45% em homens[3], sendo que a maioria dos estudos não apontam diferença significativa entre os sexos[4,5].
- A faixa etária mais comum está entre 27 e 50 anos.
- Ocorre, preferencialmente, em sedentários[6-8].

Fisiopatologia

- A fisiopatologia da SDM não é totalmente esclarecida e alterações morfológicas, de neurotransmissores, neurossensoriais, eletrofisiológicas e motoras têm sido implicadas em sua patogênese[5,9-11].
  - Alterações morfológicas: significante aumento da rigidez nas bandas musculares e nos pontos-gatilho.
  - Neurotransmissores: elevado nível de neuropeptídeos, catecolaminas e citocinas pró-inflamatórias.
  - Alterações neurossensoriais: dor referida que se distribui, hipersensibilidade ao estímulo nociceptivo (hiperalgesia) e ao estímulo não nociceptivo (alodinia), sensibilidade à dor mecânica, hiperatividade simpática, facilitação para dor local e referida e atenuação da resposta vascular.
  - Eletrofisiologia: atividade elétrica espontânea atribuída ao aumento dos potenciais de placa terminal em miniatura e maior liberação de acetilcolina nos pontos-gatilho.
  - Prejuízo motor: pontos-gatilho miofasciais podem induzir mudanças nos padrões de ativação muscular normal e resultar em disfunção motora.

Características clínicas

- Estão relacionados à SDM: trauma agudo, microtraumas repetitivos, sobrecarga funcional, isquemia, inflamação, modificação dos tônus musculares, fatores hormonais, endocrinopatias, deficiência de vitaminas e minerais, infecção crônica e distúrbio emocional[12-14]. O uso de álcool e abuso de drogas também podem estar relacionados a SDM.
- A dor geralmente ocorre em uma única região anatômica e os pacientes queixam-se de restrição da movimentação ativa no local.
- Pode-se encontrar:
  - Dor musculoesquelética profunda, diminuição da mobilidade, enrijecimento muscular e fraqueza;
  - Dor referida percebida como profunda, dolorida ou em queimação. Às vezes, pode ser entendida como dor superficial, apresentando duração variável. A intensidade e a área de expansão estão positivamente correlacionadas com o grau de atividade do PGs. Por exemplo, no músculo subescapular podem causar tanto dor no ombro quanto no punho[6]. O envolvimento dos músculos do assoalho pélvico provoca dor referida em vísceras (intestino, bexiga e órgãos do aparelho geniturinário). Na região orofacial, dor à mastigação, ruídos articulares (estalido), cefaleia, dor à palpação temporo-mandibular[9-11,15-18].
- Os PGs são os achados característicos no exame físico. Apresentam-se endurecidos à palpação e sua palpação desencadeia dor nas "zonas alvo".
- A SDM pode afetar alguns grupos musculares, em especial: região cervical posterior, esternocleidomastoideo e escaleno, trapézio, infra e supra espinhoso, elevador da escápula, romboide, musculatura paravertebral dorsal e lombar (sacrolombar), extensores e flexores do antebraço, peitorais, quadrado lombar, músculos glúteos, tensor da fáscia lata e piriforme.
- Os pacientes costumam informar alterações do sono e tipos de atividade física e laboratura que contribuem para o estresse muscular.

- A SDM pode incluir outras desordens de dor regional, como cefaleia tensional, tensão em região lombar e cervical idiopática, síndromes de tensão repetitiva, desordens cumulativas de trauma e síndrome da articulação temporomandibular. Na cabeça e no pescoço, pode vir associada a tontura inexplicada e distúrbios neurocognitivos.

Diagnóstico

- Existem três critérios essenciais para o diagnóstico[18]:
  - Presença de banda tensa palpável em sistema músculo esquelético;
  - Presença de área de hipersensibilidade dentro da uma banda tensa muscular;
  - Reprodução da sensação de dor referida com estimulação do nódulo doloroso.
- Critérios adicionais:
  - Evocação de reação contrátil visualmente ou à palpação da banda tensa; presença de "sinal do pulo", ou seja, reação de retirada a palpação dos nódulos; reconhecimento da dor ao exame de palpação muscular; previsão de padrões de dor referida; fraqueza muscular; dor com alongamento ou contração do músculo afetado.
- A avaliação de pacientes com suspeita de SDM deve incluir investigação sobre atividades e hábitos de movimento.

Diagnóstico diferencial

- São diagnósticos diferenciais da SDM: fibromialgia; espasmo muscular; deficiência muscular; síndrome facetária; artropatias mecânicas e inflamatórias; radiculopatia; tendinites, tenossinovites e bursites; miopatias.
- Pode haver confusão na distinção dos pontos gatilhos (trigger point) da SDM e tender points da fibromialgia. Na fibromialgia, estes são descritos como tipicamente não endurecidos e ocorrem mais nos tecidos do que nos músculos. No Quadro 5.1, encontram-se alguns parâmetros para diagnóstico diferencial entre SDM e fibromialgia.

Quadro 5.1 – Características clínicas da síndrome da dor miofascial versus fibromialgia

Variável	Síndrome de dor miofascial	Fibromialgia
Dor	Localizada	Generalizada
Exame	Pontos gatilhos (Trigger points)	Tender points
Fadiga	Dado desconhecido	Proeminente
Gênero	Dado desconhecido	90% mulheres
Curso	Pode ser autolimitado	Crônico

Tratamento não farmacológico

- A SDM é uma condição tratável, porém muitas vezes subdiagnosticada e subtratada[8].
- A abordagem abrange o tratamento da causa de origem, quando possível, e mudança dos hábitos de vida, como melhora do sono, da dieta, exercício físico regular e cessação do tabagismo.
- A terapia com laser apresenta fortes evidências de eficácia para o alívio da dor.
- Agulhamento de ponto gatilho (seco ou não).
- A estimulação elétrica transcutânea (TENS) e terapia magnética mostraram evidência moderada e imediata sobre os PGs miofasciais[9-12].
- Ultrassom terapêutico, massagem e exercícios têm fraca evidência[19].

- O agulhamento de PGs tem mostrado benefícios clínicos, mas são necessários ainda mais estudos. Tem efeito anestésico devido à quebra mecânica da banda de tensão e dos PGs, restaurando o comprimento normal da fibra muscular e a amplitude de movimento articular, evitando sobrecarga[20]. Pode ser seco ou associado a substâncias, principalmente aos anestésicos locais.
- Acupuntura também tem sido bem indicada para idosos, porém ainda sem evidência científica[21,22].

Tratamento farmacológico

- Os miorrelaxantes de ação central como ciclobenzaprina e tizanidina têm sido indicados[24]. Podem ser mais eficazes que o placebo ou que os benzodiazepínicos no tratamento da dor miofascial lombar, cervical e facial. O baclofeno pode ser utilizado na contratura muscular que ocorre na lesão da medula espinhal.
- Os analgésicos e anti-inflamatórios podem ser usados, contudo, estes últimos por curto período na crise aguda ou após agulhamento, ressaltando o uso por até 3 a 5 dias devido aos riscos do uso prolongado dos anti-inflamatórios no idoso.
- Poucos são os estudos que avaliaram o efeito dos opioides.
- Há fortes evidências na literatura de que os antidepressivos tenham ação apenas nos pacientes com SDM e cefaleia do tipo tensional e na dor associada à disfunção temporomandibular[24].
- A utilização da toxina botulínica apresentou bons resultados, principalmente, por prevenir a recorrência da dor e promover alívio a longo prazo, reduzindo os custos e o desconforto do agulhamento semanal[2,25].
- Algumas drogas podem ser utilizadas como adjuvantes no espasmo muscular devido às propriedades estabilizadoras de membrana. Os anticonvulsivantes, como a gabapentina em baixa dose, podem ser utilizados apesar de poucos estudos. Também há relato do uso de capsaicina, benzodiazepínicos e antagonistas do receptor NMDA, mas não existem estudos suficientes na literatura para tal embasamento[26].
- Pouquíssimos estudos foram realizados com a população idosa.

Síndrome fibromiálgica

Introdução

- A fibromialgia é considerada uma desordem musculoesquelética comum na população idosa que prejudica a qualidade de vida.
- É uma condição dolorosa generalizada e crônica, e chamada de síndrome porque engloba uma série de manifestações clínicas, como dor, fadiga, distúrbios do sono, alterações cognitivas e somáticas.
- Há acometimento de músculos, tendões e ligamentos sem cursar com deformidade física ou outros tipos de sequelas.
- Diferentes fatores, isolados ou combinados, podem favorecer as manifestações da fibromialgia, dentre eles, doenças graves, traumas emocionais ou físicos e mudanças hormonais[27,28].

Epidemiologia

- Com base em pesquisas internacionais, a frequência da fibromialgia é alta na população mundial.
- No Brasil, alguns trabalhos falam a favor de uma prevalência em torno de 2,5% da população[29] e salientam a influência de fatores socioculturais e psicológicos. Sendo que os dados na população idosa brasileira, ainda é incerto.
- Pode acometer todas as faixas etárias, porém o diagnóstico em idosos se faz com maior dificuldade.
- Apresenta maior prevalência no sexo feminino, correspondendo a 80% dos casos e ocorre uma predisposição genética.

- Existe uma associação com depressão, ansiedade, cefaleia, síndrome do intestino irritável, fadiga crônica, Lúpus Eritematoso Sistêmico e artrite reumatoide[30-34].

Fisiopatologia

- A fibromialgia está relacionada com o processamento anormal da dor no sistema nervoso central e periférico.
- São encontrados altos níveis de óxido nítrico nos músculos, que podem resultar em aumento da morte celular.
- Há baixo potencial de fosforilação e capacidade oxidativa muscular.
- Ocorre sensibilização e amplificação da dor demonstrada por alteração primária nos nociceptores aferentes, aumento da excitabilidade neuronal e aumento dos campos neuronais receptivos.
- Dentre as alterações neuroendócrinas e bioquímicas, observa-se alteração no eixo hipotálamo-hipófise-adrenal, com níveis anormais de ACTH e cortisol urinário, redução de serotonina e norepinefrina e elevação da substância P no liquor[27].

Características clínicas

Dor musculoesquelética

- A dor muscular é uma manifestação muito frequente, podendo ser difusa ou acometer preferencialmente algumas regiões, como o pescoço e os ombros, propagando-se para outras áreas do corpo.
- O paciente descreve sua sensação de dor das mais diferentes formas, desde um leve incômodo até uma condição incapacitante. Por vezes, relata ardência, dor em pontada, rigidez e câimbras. Essas manifestações variam de acordo com o horário do dia, intensidade dos esforços físicos realizados, condições climáticas, aspectos emocionais e padrão do sono.
- A dor difusa crônica e a sensibilidade maior à dor são os principais marcadores da fibromialgia.
- A dor flutua em severidade, mas nunca é resolvida completamente[1,2].
- Alguns deflagradores podem piorar o quadro como estresse, baixa temperatura, doenças e exercícios[35].
- Cerca de 75% dos pacientes apresentam rigidez associada à dor e 50% apresentam sensação de edema; dor lombar e contratura muscular são relativamente comuns, acometendo 20% a 30% dos pacientes[27].

Reações comportamentais

- A ansiedade está presente em 70% dos casos e a depressão é reportada em 50% dos pacientes. Essas alterações induzem o indivíduo a perder o interesse pela vida e pela própria condição.
- Mais de 80% dos pacientes referem fadiga, com alteração na concentração, distúrbio do sono e cansaço físico[35-37].

Outras manifestações

- A fibromialgia pode estar associada a outras síndromes: da fadiga crônica, do cólon irritável, cefaleia, síndrome das pernas inquietas e bexiga irritável.
- Às vezes, o paciente relata o fenômeno de Raynaud[27].

Diagnóstico

- O diagnóstico baseia-se na história clínica, já que o exame físico geralmente está normal[1,2]. Os sintomas de dor, fadiga e distúrbios do sono tendem a instalar-se lentamente na vida adulta, no entanto, 25% dos casos referem apresentar estes sintomas desde a infância[30-34].

- Em 2010, uma comissão do American College of Rheumatology (ACR) apresentou os novos critérios diagnósticos para a Fibromialgia (ACR 2010) (Quadro 5.2) e estes extinguiram a contagem de *tender points* e enfatizaram a associação de fadiga, distúrbios do sono, distúrbios cognitivos e sintomas somáticos à dor crônica generalizada. Esses critérios estabeleceram dois escores: um índice de dor generalizada, composto por 19 áreas potencialmente dolorosas a serem identificadas pelos pacientes, e um índice de gravidade dos sintomas que resulta da soma dos escores de fadiga, distúrbios do sono, distúrbios cognitivos e sintomas somáticos (pontuação de 0 a 3 cada). O escore total varia de 0 a 12 pontos[37].

- Os idosos apresentam diferentes graus de sintomas relacionados à fibromialgia. Dentre as principais queixas dessa faixa etária estão a cefaleia, ansiedade e agravamento dos sintomas quando realizam atividade física[10-12].

- Não existem exames específicos laboratoriais ou radiológicos para fibromialgia, estes apenas auxiliam no diagnóstico de exclusão.

Quadro 5.2 – Critérios diagnósticos para fibromialgia (ACR 2010)

Critérios
Um paciente satisfaz os critérios para fibromialgia se as três seguintes condições forem encontradas:
Índice de Dor Difusa (IDD) $\geq$ 7 e Valor da Escala de Gravidade dos Sintomas (SS) $\geq$ 5 ou IDD 3-6 e Valor de Escala de SS $\geq$ 9;
Sintomas presentes com a mesma intensidade por pelo menos 3 meses;
Ausência de outra condição que poderia explicar o quadro doloroso.
Averiguação:
IDD: Observe o número de áreas que o paciente teve dor na última semana. Em quantas áreas o paciente teve dor? O valor será entre 0 e 19.

Cintura escapular esquerda	Quadril (nádega, trocanter) esquerdo	Mandíbula esquerda	Dorso superior
Cintura escapular direita	Quadril (nádega, trocanter) direito	Mandíbula direita	Dorso inferior
Braço esquerdo	Coxa esquerda	Tórax	Pescoço
Braço direito	Coxa direita	Abdome	
Antebraço esquerdo	Perna esquerda		
Antebraço direito	Perna direita		

Valor da escala SS:
Fadiga
Sono não restaurador
Sintomas cognitivos
Para cada um dos três sintomas acima, indique o grau de gravidade, de acordo com a Escala:
0 = sem alteração
1 = alterações brandas ou leves, geralmente brandas e intermitentes
2 = moderado, alterações consideráveis, frequentemente presentes e/ou em nível moderado
3 = severo: difuso, contínuo, problemas que atrapalham a vida diária
Considerando sintomas somáticos em geral, indique se o paciente tem*:
0 = nenhum sintoma
1 = poucos sintomas
2 = um moderado número de sintomas
3 = uma grande quantidade de sintomas
O valor da Escala SS é a soma da gravidade dos 3 sintomas (fadiga, sono não restaurador e sintomas cognitivos) mais a extensão (gravidade) dos sintomas somáticos em geral. O valor final será entre 0 e 12.

*Sintomas somáticos a serem considerados: dor muscular, síndrome do cólon irritável, fadiga ou cansaço, alterações de pensamento ou memória, fraqueza muscular, cefaleia, dor/cólicas abdominais, dormência/formigamento, tontura, insônia, depressão, constipação, dor no andar superior do abdômen, náusea, nervosismo, dor torácica, visão borrada, febre, diarreia, boca seca, prurido, sibilância, fenômeno de Raynaud, urticária, zumbido, vômito, azia, úlceras orais, perda/alteração no paladar, convulsões, olhos secos, respiração curta, perda de apetite, eritema, fotossensibilidade, problemas de audição, maior sensibilidade a ferimentos, perda de cabelos, polaciúria, disúria e espasmos vesicais.

Diagnóstico diferencial

- No idoso, a fibromialgia deve ser diferenciada da polimialgia reumática, doenças neurológicas degenerativas, osteoporose, síndromes paraneoplásicas, fase inicial da Doença de Parkinson, síndromes cerebrais orgânicas e síndromes pós-virais que cursam com fadiga pronunciada[30-34].

Tratamento

- A fibromialgia não deve ser encarada como uma doença que necessita de tratamento, mas sim como uma condição clínica que requer controle.
- De uma forma geral, a abordagem da fibromialgia repousa em quatro pilares:
  - Exercícios para alongamento, fortalecimento muscular e condicionamento cardiorrespiratório.
  - Técnicas de relaxamento para prevenir espasmos musculares.
  - Hábitos saudáveis para melhorar a qualidade de vida e reduzir o estresse.
  - Medicações para o controle da dor, dos distúrbios do sono e do humor.

Tratamento não farmacológico

Exercícios físicos

- Por meio de exercícios físicos, pode-se alcançar relaxamento nos locais de dor, melhora dos sintomas e da qualidade de vida.
- Além de promover um melhor condicionamento cardiovascular, por atuar sobre o sistema musculoesquelético e favorecer a mobilidade de grupos musculares que se encontram em contração prolongada, também promovem o alongamento de tendões e melhoram o equilíbrio durante a marcha.
- Há uma liberação de endorfinas com melhora do humor, das expectativas e da autoestima[28,38].
- Programas individualizados aeróbicos, alongamento e fortalecimento, no mínimo de duas vezes por semana são recomendados.
- Terapias como reabilitação e fisioterapia também podem ser utilizadas.

Terapia Cognitiva Comportamental (TCC)

- A TCC está indicada para que o paciente possa modificar sua percepção da dor e contribui na técnica de relaxamento para prevenir espasmos musculares. A disfunção cognitiva se manifesta como dificuldade de aprendizado, retenção de informações, memória, organização e processamento de ideias e formulação de pensamentos. Essas manifestações podem ser abordadas por meio de terapia cognitiva[28,38]. A psicoterapia também pode ser utilizada.

Acupuntura

- A acupuntura estimula a liberação de endorfinas e diminui a sensação de dor na fibromialgia, porém não há um consenso entre os especialistas[28,39].

Educação, relaxamento e hábitos saudáveis

- Deve-se balancear os períodos de trabalho, lazer, vigília e sono.
- O relaxamento, não apenas físico, mas também mental é importante na abordagem da fibromialgia. Isso porque se busca quebrar um círculo vicioso constituído por dor, estresse, depressão e distúrbios do sono.
- Na tentativa de determinar as situações mais estressantes, o indivíduo deve elaborar um diário no qual conste o horário, tipo de atividade e as consequências físicas e emocionais a ela relacionadas[28,38].

- Os pacientes com fibromialgia devem ter conhecimento pleno de sua condição clínica, uma vez que ela se caracteriza por recidivas intermitentes dos sintomas de dor e fadiga.
- No sentido de prevenir as manifestações dolorosas e depressão, os pacientes com fibromialgia devem buscar hábitos saudaveis[29].
- A meditação se destaca por trabalhar a respiração, ocasionando melhor relaxamento e memória, pode contribuir para redução da depressão, dor e ansiedade.

Tratamento farmacológico

- O tratamento farmacológico da fibromialgia em idosos deve ser individualizado.
- Prefere-se como terapia inicial, quando possível o antidepressivo tricíclico (nortriptilina).
- Nos casos com resposta inadequada, intolerância ao antidepressivo tricíclico (ADT) ou naqueles com maior risco de efeitos adversos, deve-se optar pelo inibidor seletivo da recaptação da norepinefrina e serotonina (ISRNS) ou anticonvulsivante.
- Nos pacientes com fadiga mais severa ou depressão deve-se preferir o ISRNS (duloxetina) e nos casos de distúrbio do sono importante os anticonvulsivantes (pregabalina ou gababentina).

Analgésicos simples, opioides e anti-inflamatórios

- Os analgésicos isolados não são recomendados.
- Quando necessários, devem ser utilizados de maneira contínua e em horários pré-programados.
- Analgésicos simples como acetaminofen (ou paracetamol) são preferíveis.
- O único opioide com comprovação de redução da dor na fibromialgia é o tramadol, um agonista fraco do receptor μ com inibição da degradação da serotonina e da norepinefrina[1].
- Até o momento, não há evidência para uso de opioides fortes.
- Os anti-inflamatórios bloqueiam a ação de prostaglandinas, que são substâncias que veiculam a dor e a inflamação. Na fibromialgia não são muito eficazes. Atuam em sintomas associados como a tensão pré-menstrual, cefaleia e dor articular[28,29]. Devem ser usados com cautela em idosos devido aos efeitos colaterais.
- Os corticoides não são recomendados.

Relaxantes musculares

- A ciclobenzaprina (5 a 30 mg) é uma droga alternativa no controle da dor da fibromialgia. Sua estrutura molecular se assemelha a dos tricíclicos. É considerada um relaxante muscular de ação central não interferindo com a função muscular. Melhora o espasmo muscular, reduz a dor e melhora a motricidade rapidamente. Além disso, apresenta menos efeitos colaterais que os antidepressivos tricíclicos em geral. Não age como antidepressivo.
- Outros miorrelaxantes são disponíveis como terapia de segunda linha, apesar de não haver consenso, pois não atuam na liberação de endorfinas, no limiar de dor, nos distúrbios do sono ou nos aspectos afetivos envolvidos na fibromialgia. Destacam-se o meprobamato, o carisoprodol, preparações contendo magnésio e ácido málico e o baclofeno[29].

Antidepressivos

Antidepressivos tricíclicos (ADT)

- Trazem benefício a curto prazo, em geral nas duas primeiras semanas de tratamento.
- Possuem ação analgésica indireta, não causam dependência e não possuem efeito narcótico.

- Promovem aumento da quantidade de neurotransmissores, como serotonina, dopamina e norepinefrina. Isso resulta em melhora do sono profundo, potencialização da ação analgésica das endorfinas e relaxamento muscular.
- Seus derivados mais utilizados na fibromialgia são amitriptilina e nortriptilina.
- A amitriptilina demora de 2 a 3 horas para agir e seus efeitos duram em torno de 8 horas. Recomenda-se que essa medicação seja tomada a noite. As doses recomendadas para se obter alívio da dor, relaxamento muscular e sono restaurador são bem menores que as necessárias para a ação antidepressiva (geralmente entre 12,5 e 50 mg).
- Em idosos prefere-se a nortriptilina (10 a 50 mg).
- Deve-se ter cautela com possíveis efeitos adversos, como sonolência diurna, secura da boca, tontura, embaçamento visual e obstipação.
- Ganho de peso, retenção hídrica, palpitações e prolongamento do intervalo QT ocorrem raramente com o uso de baixas doses.
- Em idosos pode haver confusão mental e alteração do equilíbrio[28,29].

Inibidores seletivos da recaptação de serotonina

- Promovem aumento da quantidade de serotonina, reduzindo a fadiga, melhorando o raciocínio e o ânimo do paciente.
- Podem atuar sobre a dor por promoverem aumento nos níveis de endorfinas.
- Na fibromialgia, da mesma forma que os ADT, as doses recomendadas são bem menores que as necessárias para a ação antidepressiva.
- Mesmo em doses baixas possuem ação ansiolítica e agem em 2 a 3 semanas.
- A fluoxetina pode ser empregada em associação com os antidepressivos tricíclicos, mas também pode ser usada isoladamente[28,29].

Inibidores seletivos da recaptação de norepinefrina e serotonina

- Os inibidores seletivos de recaptação de norepinefrina e serotonina são inibidores fracos da dopamina e impedem a dor através das vias descendentes.
- A duloxetina, deve ser iniciada na dose de 30 mg no período da manhã, com aumento gradual e se necessária dose máxima de 120 mg ao dia.
- Os principais efeitos colaterais são náusea, cefaleia e boca seca.
- Evidência limitada sobre a eficácia da venlafaxina na fibromialgia quando comparada com a duloxetina.

Atípicos

- A trazodona é considerada uma droga com mecanismo de ação através do bloqueio do receptor 5HT2 e efeito menor na inibição da recaptação da serotonina e, ainda, possui um antagonismo alfa 1 adrenérgico. É indicada quando o distúrbio do sono for o sintoma mais proeminente. Reduz o número de despertares intermitentes durante o sono e aumenta a porcentagem de sono profundo.

Hipnóticos

Benzodiazepínicos

- Não estão recomendados na fibromialgia e quando usados de forma contínua, podem ter efeito prejudicial, uma vez que inibem a instalação do chamado sono profundo, o que agrava a queixa de sono não reparador.

- Podem exacerbar sintomas depressivos, alterações cognitivas, quedas e promover dependência, gerando graves problemas para o idoso[28,29].

Indutores do sono não benzodiazepínicos

- O zolpidem tem sido recomendado na fibromialgia quando os distúrbios do sono não são controlados com o uso de antidepressivos tricíclicos ou trazodona.
- Devem ser utilizados por curto período de tempo[28].

Anticonvulsivantes

- Acredita-se que os anticonvulsivantes reduzem a excitabilidade neuronal, diminuem a descarga neuronal ectópica e modulam os níveis de neurotransmissores.
- São indicados nos casos de espasmos musculares, amortecimento, formigamento e crises agudas de dor.
- Destacam-se a pregabalina e gabapentina e devem ser ajustados de acordo com função renal.
- A pregabalina é a primeira medicação aprovada para a fibromialgia; deve-se iniciar com dose de 25 a 50 mg à noite, ajustando a dose progressivamente se bem tolerada até no máximo 300 a 450 mg ao dia. No idoso o aumento deve ser progressivo e com intervalo entre doses de 12 horas. Os efeitos adversos mais comuns são: tontura, sonolência, boca seca, aumento de peso e edema periférico.
- A gabapentina pode ser iniciada na dose de 150 mg a 600 mg à noite, sendo aumentada progressivamente conforme a tolerabilidade até 1.200 a 2.400 mg ao dia, com intervalo de 8 horas entre as doses, é capaz de ajudar a reduzir a dor e a melhorar o sono. Os efeitos adversos são tontura, sedação e ganho de peso[28,29].

Outros fármacos

- O pramipexol, utilizado para o tratamento da doença de Parkinson, pode ser empregado no controle da dor, sendo especialmente indicado na presença de distúrbios do sono, como a síndrome das pernas inquietas[29].

Procedimentos

- A infiltração dos pontos dolorosos com anestésicos tópicos ou corticoide é eficaz a curto prazo, porém não há evidências suficientes em pacientes com fibromialgia[28].

Síndrome de dor e disfunção temporomandibular (DTM)

- A DTM é um conjunto de manifestações clínicas de má função mandibular, associadas ou não à dor, que são geradas por agentes agressores à integridade morfológica ou funcional do sistema temporomandibular.

Epidemiologia

- É a causa mais comum de dor não infecciosa e não dental na região orofacial[4].
- As mulheres são mais afetadas que o os homens em uma proporção de 4:1[5].

Etiologia

- Tem etiologia multifatorial.
- Está relacionada com fatores estruturais, neuromusculares, oclusionais (perdas dentárias, próteses mal adaptadas, entre outras), emocionais (espasmo e fadiga muscular), hábitos parafuncionais (bruxismo, onicofagia, entre outros) e lesões traumáticas e degenerativas da mandíbula.
- As principais causas são as artrites e os desarranjos do disco articular[5].

Características clínicas

- A dor facial e a cefaleia secundária a desarranjos mandibulares são frequentes e extremamente relacionadas às mialgias mastigatórias. Estima-se que a prevalência da cefaleia entre os indivíduos portadores de DTM varia de 48% a 77%. Do mesmo modo, as cefaleias primárias, como a migrânea, são mais frequentes entre os indivíduos com alguma DTM[6].
- Outros sintomas frequentemente relatados pelos pacientes são: dores na ATM e/ou músculos mastigatórios, limitação na abertura bucal, manifestações otológicas como zumbido, plenitude auricular e vertigem.
- Quanto aos sinais, encontram-se primariamente a sensibilidade muscular e da ATM à palpação, limitação e/ou incoordenação de movimentos mandibulares e ruídos articulares[1].
- A dor facial e a cefaleia são queixas muito frequentes entre os indivíduos com bruxismo. Estima-se que 6% destes pacientes se queixam de dor de dente e cerca de 76% de desconforto dental ao acordar[7].

Diagnóstico

- O diagnóstico correto da dor crônica relacionada à DTM deve ser feito a partir de uma análise clínica minuciosa, associada a exame de imagem.
- Pode ser feita a tomografia computadorizada ou a ressonância magnética com a finalidade de identificar alterações ósseas degenerativas, a posição e configuração do disco articular, derrame articular, edema medular ósseo[8].
- Para uma correta indicação terapêutica, a avaliação de todos os possíveis sintomas deve ser feita a partir de um trabalho em equipe. Cirurgiões-dentistas, fisioterapeutas, fonoaudiólogos, além de psicólogos, otorrinolaringologistas, e médicos especialistas em dor devem conjuntamente avaliar os possíveis fatores causais e, cada qual em sua área de atuação, intervir[5].

Tratamento não farmacológico

Fisioterapia

- A possibilidade de a dor orofacial possuir componente de origem muscular deve ser considerada em cada queixa. Mesmo quando a causa primária não é muscular, os efeitos excitatórios centrais tendem a ser expressos nos músculos, o que torna esta uma complicação frequente acompanhando outras fontes de dor[9].
- É importante ressaltar que dor muscular é muito mais complexa do que o simples uso excessivo e fadiga. Pode estar associada aos músculos da mastigação e não parece estar fortemente correlacionada com o aumento da atividade, como o espasmo, mas sim, grandemente influenciada pelos mecanismos centrais[9,10]. Sendo assim, a utilização de procedimentos fisioterapêuticos é essencial.
- Não compete à fisioterapia remover a etiologia da hiperatividade muscular causada pelo estresse e tensão, levando o indivíduo ao apertamento noturno e/ou diurno; porém, podemos agir nessa mus-

culatura com manobras de relaxamento e reeducação postural, que promoverão grande melhora na sintomatologia, principalmente nas crises dolorosas[9,12].

DTM × postura

- Os distúrbios da região cervical (DRC) constituem um conjunto de sinais e sintomas crônicos que afetam a região cervical e estruturas associadas. A dor pode ou não irradiar para o ombro, braço, região interescapular ou, ainda, à própria cabeça. Muitos autores concordam com o fato de que as DTM podem apresentar, além dos sinais e sintomas específicos, manifestações clínicas compatíveis com distúrbios da região cervical[12,13].
- Esses estudos sugerem que existe uma conjugação funcional recíproca entre a musculatura mastigatória e certos grupos musculares responsáveis pela manutenção da postura e movimentação de cabeça e pescoço. Discrepâncias funcionais, hiperatividade muscular ou distúrbios ortopédicos em uma região possivelmente poderiam gerar sintomas ou provocar alterações posturais na outra[9].
- Apesar de exaustivas explicações fisiopatológicas teóricas, existem poucos trabalhos clínicos que conseguiram relacionar cientificamente a postura anterior da cabeça ou desvios de postura corporal à sintomatologia das DTM[1,9].
- O tratamento da DTM é variado. Inclui orientação, terapia cognitivo-comportamental, placas de mordida, miorrelaxantes, analgésicos, anti-inflamatórios, antidepressivos tricíclicos, acupuntura, infiltrações de pontos gatilho, artrocentese e cirurgias, estas últimas indicadas com menos frequência hoje em dia[4-12].

Tratamento farmacológico

- Os relaxantes musculares e os anti-inflamatórios são utilizados comumente como medicações iniciais, muitas vezes associados, principalmente nos quadros de dor com menos de um ano e que apresente contratura e fadiga muscular.
- A amitriptilina é o antidepressivo mais utilizado, tendo ação central e sendo bem aceita em muitos casos, desde que o paciente tolere os efeitos colaterais dos antidepressivos tricíclicos.
- Os anticonvulsivantes mais utilizados para o tratamento desta doença são a carbamazepina e a gabapentina[11,12].
- A injeção de anestésico (lidocaína) nos *triggers points* (pontos álgicos de hiperirritabilidade) também é uma terapia utilizada, porém já passa a ser uma terapia invasiva e mais complexa e deve-se pensar na relação desconforto-benefício.

Considerações finais

- Dores por afecções musculoesqueléticas são comuns em idosos e podem ser incapacitantes. No entanto, frequentemente são subvalorizadas e o diagnóstico etiológico não é realizado. É fundamental que os profissionais de saúde tenham conhecimento adequado sobre o diagnóstico e manejo das síndromes de dor miofascial, fibromialgias e disfunção temporomandibular para que possam realizar o diagnóstico precoce destes agravos na atenção primária e contribuir para a melhora da qualidade de vida destes indivíduos.

Referencias bibliográficas

1. Yunus MB, Massi AT, Calabro JJ, Miller KA, Feigenbaum SL. Primary fibromyalgia (fibrositis); clinical study of 50 patientes with macthed normal control. Semin Arthritis Rheum 1981; 11:151-71.

2. Gerwin RD. A study of 96 subjects examined both for fibromyalgia and myofascial pain. J. Musculoskel. Pain, 3(Suppl. 1):121, 1995.

3. National Institute on Aging. Strategic Plan for Fiscal years 2001-2005 [Internet]. [Cited 2007 Mar 7]. USA: National Institutes of Health Publication; 2001. Available from: http://www.nia.nih.gov/NR/rdonlyres/E6765778-B533-44BB-9774-1FB6821B1A14/2696/niasp.pdf.

4. Okeson JP. Management of temporomandibular disorders and occlusion. Fourth ed. St. Louis: Mosby; 1998.

5. Simons DG, Travell JG, Simons LS, Travell JG. Travell & Simons'myofascial pain and dysfunction the trigger point manual. Second ed.Baltimore: Williams & Wilkins; 1999.

6. Cummings TM, White AR. Needling therapies in the management of myofascial trigger point pain: a systematic review. Arch Phys Med Rehabil. 2001; 82:986-92.

7. Kruse RA Jr, Christiansen JA. Thermographic imaging of myofascial trigger points: a follow-up study. Arch Phys Med Rehabil. 1992; 73:819-23.

8. Association of American Medical Colleges, Report VII, Contemporary Issues in Medicine: Musculoskeletal Medicine Education, Medical School Objectives Project. Washington DC, September 2005.

9. Fernández de las Peñas C, Cuadrado ML, Arendt-Nielsen L, Simons DG, Pareja JA. Myofascial trigger points and sensitisation: an updated pain model for tension type headache. Cephalalgia 2007; 27:383–93.

10. Tough EA, White AR, Cummings TM, Richards SH, Campbell JL. Acupuncture and dry needling in the management of myofascial trigger point pain: a systematic review and meta-analysis of randomised controlled trials. Eur J Pain 2009;13:3-10.

11. Vernon H, Schneider M. Chiropractic management of myofascial trigger points and myofascial pain syndrome: a systematic review of the literature. J Manipulative Physiol Ther 2009;32:14-24.

12. Borg-Stein J, Simons DG. Focused review: myofascial pain. Arch Phys Med Rehabil 2002; 83(3 Suppl 1):S40-S47.

13. Hong CZ, Simons DG. Pathophysiologic and electrophysiologic mechanisms of myofascial trigger points. Arch Phys Med Rehabil 1998;79:863-72.

14. Ge HY, Fernandez-de-Las-Penas C, Arendt-Nielsen L. Sympathetic facilitation of hyperalgesia evoked from myofascial tender and trigger points in patients with unilateral shoulder pain. Clin Neurophysiol 2006; 117:1545-50.

15. Fricton JR, Kroening R, Haley D, Siegert R. Myofascial pain syndrome of the head and neck: a review of clinical characteristics of 164 patients. Oral Surg Oral Med Oral Pathol. 1985; 60:615-23.

16. Gerwin RD. A review of myofascial pain and fibromyalgia factors that promote their persistence. Acupunct Med 2005 23: 121-134.

17. Gam AN et al. Treatement of myofascial trigger – points with ultrasound combined with massage and exercise a randomized controlled trial. Pain; 77(1): 73-9, 1998 Jul.

18. Unno EK, Sakata RK, Issy AM. Estudo Comparativo entre Toxina Botulinica e Bupivacaina para Infiltração de Pontos Gatilho em Síndrome Miofascial Crônica. Rev. Bras. Anestesiologia, 2005 abril; 55(2): 250-55.

19. Irnich D et al. Randomised trial of acupuncture compared with conventional massage and "sham" laser acupunture for treatment of chronic neck pain. BMJ; 322: 1574-8, 2001.

20. Smith P et al. The efficacy of acupunture in the treatment of temporomandibular joint myosfascial pain: a randomized trial. J Dent; 35(3): 259-67, 2007 Mar.

21. NIH Consensus Development Panel on Acupuncture. Acupuncture. JAMA, 280:1518-24, 1998.

22. Plesh O, Curtis D, Levine J, McCall WD Jr. Amitriptyline treatment of chronic pain in patients with temporomandibular disorders. J Oral Rehabil. 2000;27:834-41.

23. Porta M. A comparative trial of botulinum toxin type A and methylprednilosone for the tretment of myofascial pain syndrome and pain from chronic muscle spasm. Pain; 85: 101-105, 2000.

24. Hennies OL. A new skeletal muscle relaxant compared to diazepam in the treatment of muscle spasm of local origin. J Int Med Res 1981; 9:62-8.

25. Berntein CD, Weiner DK. Fibromyalgia and myofascial pain syndromes. In Hazzard's Geriatric Medicine and Gerontology. 6 ed.1491-1498.

26. Provenza JR, Pollak DF, Martinez JE, Paiva ES, Helfenstein M, Heymann R, Matos JMC, Souza EJR. Projeto Diretrizes – Fibromialgia. 2004. Sociedade Brasileira de Reumatologia.

27. Senna ER, De Barros AL, Silva EO, Costa IF, Pereira LV, Ciconelli RM, et al. Prevalence of rheumatic diseases in Brazil: a study using the COPCORD approach. J Rheumatol. 2004; 31:594-7. 1. Senna ER, De Barros AL, Silva EO, Costa IF, Pereira LV, Ciconelli RM, et al. Prevalence of rheumatic diseases in Brazil: a study using the COPCORD approach. J Rheumatol. 2004; 31:594-7.

28. Wolfe F, Smithe HA, Yunus MB et al. The American College of Rheumatology 1990 criteria for classification of fibromyalgia: Report of the multicentric criteria committee. Arthritis Rheum 1990; 33:160-172.

29. Wolfe F. Vancouver Fibromyalgia Consensus Group: The fibromyalgia syndrome: A consensus report on fibromyalgia and disability. J Rheumatol 1996; 23:534.

30. Gowin KM. Diffuse pain syndromes in the eldery. Rheum Dis Clin N Am 2000; 26(3)673-682.

31. White KP, Speechley M, Harth M, Ostbye T. Fibromyalgia in rheumatology .practice: a survey of Canadian rheumaologists. J Rheumatol 1995; 22:722-726.

32. Goldenberg DL, Burckhardt C, Crofford L. Management of fibromyalgia syndrome. JAMA. 2004; 292:2388-2395.

33. Mease P. Fibromyalgia syndrome: review of clinical presentation, pathogenesis, outcome measures, and treatment. J Rheumatol. 2005; 32 (suppl 75): 6-21.

34. Staud R. Biology and therapy of fibromyalgia: pain in fibromyalgia syndrome. Arthritis Res Ther. 2006; 8:208.

35. Heymann RE, Paiva Edos S, Helfenstein M Jr, et al. Brazilian consensus on the treatment of fibromyalgia. Rev Bras Reumatol. 2010;50: 56-66.

36. Brunetti RF, Montenegro FLB. Odontogeriatria: prepare-se para o novo milênio. In: Feller C, Gorab R. Atualização na Clínica Odontológica. São Paulo. Editora Artes Médicas, 2000, p.469-487.

37. Donnarumma MC, Muzilli CA, Ferreira C, Nemr K. Disfunções temporomandibulares: sinais, sintomas e abordagem multidisciplinar. Rev. CEFAC. 2010 Set-Out; 12(5):788-794.

38. Paolo CD, D'Urso A, Papi P, Sabato FD, Rosella D, Pompa G, Polimeni A. Temporomandibular Disorders and Headache: A Retrospective Analysis of 1198 Patients. Pain Res Manag. 2017; 2017: 3203027.

39. Camparis CM, Siqueira JTT. Sleep bruxism: Clinical aspects and characteristics in patients with and without chronic orofacial pain. Oral Surg Oral Med Oral Pathol Oral Radiol Endod. 2006; 101:188-93.

capítulo 6

Manejo da Dor
Osteoarticular no Idoso

Fernanda Martins Gazoni
Marina Vilela Costa Bianchi

Introdução

- A prevalência de doenças que se associam à dor, às deformidades articulares e a incapacidade funcional está aumentando com o envelhecimento populacional[1]. As doenças reumatológicas são as principais causas dessas desordens e as patologias mais frequentemente encontradas nos idosos são: osteoartrite, artrite reumatoide e gota.

Osteoartrite (OA)

- Doença articular degenerativa, considerada a enfermidade musculoesquelética mais comum em idosos[2].
- Pode ser primária ou secundária e seus principais fatores de risco são: genética, idade, etnia, sexo, obesidade, atividades ocupacionais e alterações biomecânicas articulares (Figura 6.1)[3].

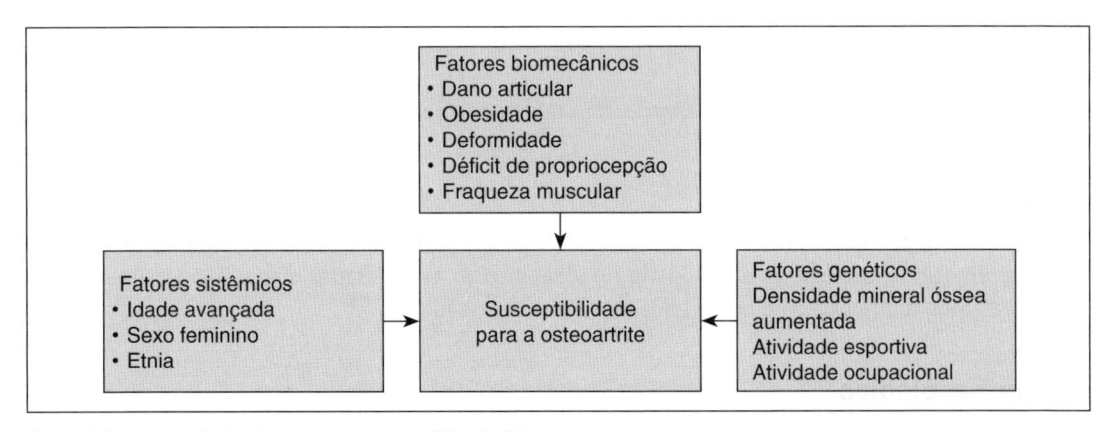

Figura 6.1 – *Interação dos fatores de risco para OA primária.*

Classificação

- **OA primária:** processo natural de envelhecimento dos tecidos da articulação, mais frequente no sexo feminino e pode afetar todas as articulações corpóreas, com impacto maior nos joelhos, quadris, mãos e vértebras[4]. Doença difusa por acometer também estruturas periarticulares, acarretando assim, fraqueza muscular, lesões ligamentares, sinovite, degeneração meniscal e alteração neurossensorial[5].
- **OA secundária:** pode ser causada por trauma, doenças congênitas, doença de depósito de cristais de cálcio, artrite reumatoide, artrite séptica, doença de Paget, hipotireoidismo, artropatia de Charcot, osteonecrose, dentre outras[6].

Manifestações clínicas

- Início insidioso, lento e progressivo.
- Acomete principalmente joelho, mão e coluna.
- A OA mais grave pode acometer múltiplas articulações, sendo considerada generalizada.
- Sintoma inicial mais comum é rigidez matinal (inferior a 30 minutos) ao acordar ou após repouso prolongado.
- Dor articular, tipicamente mecânica, exacerbada com movimento e aliviada com repouso. Não apresenta correlação com os achados radiográficos.
- Edema articular e prejuízo funcional da articulação atingida[7].
- Exame físico inicial de uma articulação com OA pode ser normal, mas pode-se encontrar crepitações durante a movimentação da articulação acometida e dor à palpação. Proeminências ósseas surgem mais tardiamente e deformidades graves e incapacitantes também.
- Nas crises inflamatórias pode haver aumento de temperatura articular e derrame articular.

Diagnóstico

- Baseado na história clínica, exame físico e achados radiológicos.
- Deve-se pensar em OA primária quando tem-se dor nas articulações de dedos das mãos, joelho, quadril e coluna, associada a rigidez matinal, crepitação, nódulos ósseos palpáveis e osteófitos na radiografia.
- Sinais radiológicos sugestivos de OA: estreitamento do espaço articular, esclerose subcondral, cistos subcondrais e osteófitos. Podem-se ter subluxações, corpos livres intra-articulares e deformidades.
- A radiografia da articulação auxilia em quadros clínicos atípicos, OA secundária e diagnóstico diferencial.
- Diagnóstico diferencial deve ser realizado com bursite, osteonecrose, artrite reumatoide.

Tratamento

- ***Metas do tratamento:*** controlar a dor; melhorar a independência e autonomia; promover bem-estar emocional e melhorar a qualidade de vida; manter as atividades diárias e/ou ocupacionais; apoiar e orientar familiares e cuidadores e evitar progressão da OA[8,9].

Não farmacológico

- Promove orientação, controle de sintomas e reabilitação.

- O incentivo dos idosos para adesão ao tratamento não farmacológico é essencial para o tratamento ser bem-sucedido.
  - Educação individualizada sobre a doença;
  - Exercício físico – intensidade leve a moderada, com supervisão e orientação individualizada. Modalidades variadas: treino de marcha, força, flexibilidade e exercício aeróbico. Exemplos: Tai Chi, natação, hidroginástica, ciclismo e caminhada. Evitar atividades com subida e descida de escadas e corrida (há controvérsias a esse respeito).
  - Fisioterapia – deve ser indicada principalmente nos casos de dor e rigidez articular, perda da mobilidade articular sem destruição importante da articulação, fraqueza muscular, fadiga e resistência cardiovascular reduzida, alteração da marcha e equilíbrio. Os exercícios isométricos são indicados principalmente nas fases álgica e/ou inflamatória da OA. Na sequência, após melhora do quadro álgico e inflamatório, recomenda-se exercícios isotônicos com cargas progressivas e isocinéticas;
  - Perda de peso;
  - Repouso – pode melhorar os sintomas de dor articular, porém períodos longos de inatividade podem levar à redução da massa muscular e piora da mobilidade;
  - Uso de órteses e dispositivos de marcha;
  - Agentes físicos como termoterapia, eletroterapia analgésica e TENS;
  - Autogerenciamento da dor (AGD).

Farmacológico

- Visa ao alívio dos sintomas a curto e longo prazos, além de contemplar o tratamento multimodal para os idosos com dor crônica, com associação de vários analgésicos com ações diferentes e em menores doses, proporcionando melhor analgesia e menos efeitos colaterais[1]. O tratamento multimodal para dor crônica encontra-se detalhado no Capítulo 4 deste livro.

Tópicos

- **Anti-inflamatórios não esteroides (AINE) tópicos** são de uso preferível em comparação aos orais em idosos pelo menor risco de toxicidade gastrintestinal, renal e cardiovascular e por manterem alta concentração nos tecidos-alvo. Os AINES Tópicos mais estudados para tratamento da OA foram diclofenaco gel ou cetoprofeno, 2 a 4 vezes ao dia por período curto até controle da dor[10].
- Cânfora e mentol em pomadas e géis apresentam ação analgésica, apesar de não serem tão eficazes quanto à crioterapia[6].
- O **gel de confrei** (*Symphytum officiale*) pode reduzir a dor na OA de joelho e o **gel de arnica** parece ser semelhante ao ibuprofeno na melhora da dor da OA de mãos, mas com um maior número de eventos adversos, principalmente alergia ou dermatite de contato[6].
- A **capsaicina** e a **lidocaína** também podem ser utilizadas por via tópica, com benefícios variáveis[6]. Para pacientes com OA localizada nos joelhos ou poucas articulações, nos quais outros tratamentos são inefetivos ou contraindicados, pode-se usar capsaicina tópica. Sendo uma substância derivada da pimenta malagueta com potencial de aliviar a dor por sua ação de retroalimentação negativa na atividade do receptor TRVP1 nos neurônios nociceptivos e na depleção da substância P. Seu uso contínuo resulta na dessensibilização das fibras nociceptivas e inibição da transmissão do estímulo doloroso. Existem poucos estudos randomizados controlados e a maioria avaliou o uso de capsaicina tópica por 4-12 semanas. Na maioria dos estudos, capsaicina mostrou-se superior ao placebo no alívio da dor. Queimação local é o efeito adverso

mais comum e pode ocorrer em metade dos pacientes, porém é leve a moderado e melhora com a continuidade do uso. Capsaicina tópica não deve entrar em contato com olhos, mucosas, região genital ou pele lesada[11,12].

Sistêmicos

Analgésicos simples

- Podem ser usados isoladamente na dor de leve intensidade ou em esquema de associação com outras drogas nos quadros de dor moderada e intensa.

Anti-inflamatórios não esteroides (AINE)

- São utilizados cada vez menos em idosos, sendo reservados para cursos rápidos em processo álgico mais agudo[9].

Opioides

- São alternativas para dor de maior intensidade com pouca resposta aos outros analgésicos. Podem ser utilizados opioides fracos, com destaque para o tramadol[6].

Duloxetina

- É recomendada para pacientes com OA em múltiplas articulações ou que apresentem maior risco de efeitos adversos com o uso de AINEs ou que não responderam satisfatoriamente a estas medicações[13,14].
- Ensaios clínicos mostraram sua eficácia analgésica, provavelmente relacionada a regulação endógena da via inibitória da dor pela receptação de serotonina e norepinefrina[13,14].
- A dose efetiva foi de 60-120 mg. No entanto, recomenda-se iniciar com a dose de 30 mg/dia[13,14].
- Seus principais efeitos adversos são: náusea, fadiga, constipação, boca seca, diarreia, sonolência e tontura[13,14].

Sulfatos de glucosamina e condroitina

- São indicados principalmente para a OA de joelho e tem início de ação em torno de 4 a 6 semanas[15-17].
- A dose recomendada é de 1.500 mg de glucosamina e 1.200 mg de condroitina em dose única diária ou fracionada.
- Alguns efeitos colaterais mais comumente encontrados são relacionados com o trato gastrointestinal, como náusea, diarreia ou constipação e dor epigástrica[18,19].
- Existem preparações comerciais com esses componentes isolados.
- Estudos clínicos randomizados mostraram resultados controversos em relação ao benefício sintomático destas drogas no tratamento da OA[15,16].

Diacereína

- É recomendada principalmente para OA de quadril na dose de 100 mg/dia, e em idosos inicia-se com 50 mg/dia, podendo progredir posteriormente para a dose-alvo[17-19].
- Em decorrência dos efeitos adversos, principalmente relacionados aos quadros de diarreia, seus benefícios têm sido discutidos[5,17,18].

Cloroquina

- Parece ser eficaz principalmente na OA erosiva de mãos.
- A dose recomendada é de 400 mg de hidroxicloroquina ou 250 mg de difosfato de cloroquina ao dia[16-20].

Harpagosídeo

- 400 mg, deve ser usado 3 vezes ao dia.
- Apresenta efeito analgésico após 4 meses de tratamento semelhante a diacereína para o tratamento de OA de quadril e de joelho[21,22].

Extrato insaponificado de abacate e soja

- Além de inibir as metaloproteinases 3 a 13 e prostaglandinas E2, promove o reparo da cartilagem, atuando nos osteoblastos subcondrais, um mecanismo novo que pode explicar o efeito analgésico, observado na revisão sistemática com quatro ensaios clínicos randomizados (três estudos com 300 mg/dia e um com 600 mg/d). O único estudo com 2 anos de duração não conseguiu mostrar efeito estrutural da droga, mas análise posterior do subgrupo com comprometimento mais grave identificou redução na progressão da diminuição do espaço articular[22,23].

Outros

Curcuma longa

- Tem eficácia clínica para o tratamento de OA de joelho.
- A dose usual é de 500 mg a cada 12 horas[22].

Rosa Silvestre

- É uma espécie proveniente de regiões da Europa, África e Ásia
- 5 g diários do seu extrato demonstraram redução na dor articular após 3 meses do uso[22,23].

Colágeno desnaturado (hidrolisado)

- Após 3 meses de uso diário, demonstra redução na dor, incremento da função e da qualidade de vida nos pacientes com OA de joelhos, mas seu efeito a longo prazo ainda não foi demonstrado[24].

Colágeno não desnaturado tipo II (UC II)

- Dose de 40 mg ao dia
- Indicado para OA de joelho por no mínimo 3 meses[24].

Intra-articulares

Corticoides e ácido hialurônico

- Podem ser usados quando se tem uma ou poucas articulações envolvidas e que não responderam ao tratamento oral ou apresentam restrições ao uso oral[17].
- Podem promover alívio da dor na OA[25-27].
- Não há evidência forte que demonstre benefício do uso de ácido hialurônico intra-articular para tratamento da OA de joelhos sintomática. Associa-se maior custo e risco de efeitos adversos[25-27].

Quadro 6.1 – Drogas na OA

Tópicas	
• AINES	• Sulfato de condroitina e glucosamina
• Capsaicina	• Diacereína
• Lidocaína	• Cloroquina
• Salicilato de metila	• Harpagosideo
• Cânfora	• Curcuma longa
• Confrei	• Rosa Silvestre
• Verbenacea	• Extrato insaponificado de soja e abacate
Sistêmicas	• Colágeno hidrolisado
• Analgésicos simples	• Colágeno não hidrolisado
• AINE	• Corticoide intra-articular
• Corticoides	• Ácido hialurônico intra-articular
• Opioides	

Princípio básico e core (plano base)

Combinação de modalidades de tratamento, incluindo terapias farmacológicas e não farmacológicas, é fortemente recomendada

Core set:
• Informação/educação
• Perda de peso se houver sobrepeso
• Programa de exercícios (aeróbico, fortalecimento)

Etapa 1: Tratamento básico

Se sintomático

• Paracetamol em base regular
ou
• SYSADOA crônica: prescrição de sulfato de glucosamina e/ou sulfato de condroitina ± se necessário paracetamol.

Encaminhamento ao fisioterapeuta para: se necessário (controlar o desalinhamento)

• Joelhos
• (Palmilhas)

Se ainda com DDA sintomático

• AINEs tópicos
ou
• Capsaicina tópica

Se sintomático acrescentar a qualquer momento

• Andadores
• Agentes térmicos
• Terapia manual
• Bandagem patelar
• Acupuntura chinesa
• TENS (neuroestimulação elétrica transcutânea)

Figura 6.2 – *Algoritmo do tratamento da osteoartrite/artrose do joelho.*
Cox-2 = ciclo-oxigenase-2; CV = cardiovascular; GI = gastrointestinal; AINEs = anti-inflamatórios não esteroide; IBP = inibidor da bomba de próton; SYSADOA = drogas sintomáticas de ação lenta em osteoartrite/artrose.
Adaptado: O. Bruyère et al. Seminars in Arthritis and Rheumatism 44 (2014) 253-263.

Continua...

Etapa 2: controle farmacológico avançado no paciente sintomático persistente

Se ainda ou altamente sintomático

AINEs orais intermitentes ou contínuos (ciclos mais longos)

Risco GI normal	Maior risco GI*	Maior risco CV	Maior risco renal
AINE não seletivo com IBPs	AINE Cox-2 seletivo com IBPs	Preferir naproxeno	Evitar AINEs**
AINE Cox-2 seletivo (considerar IBPs)	Evitar AINE não seletivos	Evitar dose alta de diclofenaco e ibuprofeno (se utilizado aspirina em baixa dose)	
		Cuidado com outros AINEs não seletivos	
		Evitar AINEs seletivos	

*Incluindo uso de aspirina em baixa dose. **Com taxa de filtração glomerular < 30 cc/min; cuidado em outros casos.

Se ainda sintomático

- Hialuronato intra-articular
- Corticosteroides intra-articular

Etapa 3: Últimas tentativas farmacológicas

- Opiácios fracos, curto prazo
- Duloxetina

Etapa 4: Controle de doenças em fase terminal e cirurgias

Se altamente sintomático e má qualidade de vida

- Prótese total da articulação
- (Substituição unicompartimental do joelho)

Se contraindicado

Analgésicos opiáceos

Figura 6.2 – *Algoritmo do tratamento da osteoartrite/artrose do joelho.*
Cox-2 = ciclo-oxigenase-2; CV = cardiovascular; GI = gastrointestinal; AINEs = anti-inflamatórios não esteroide; IBP = inibidor da bomba de próton; SYSADOA = drogas sintomáticas de ação lenta em osteoartrite/artrose.
Adaptado: O. Bruyère et al. Seminars in Arthritis and Rheumatism 44 (2014) 253-263.

Tratamento cirúrgico

- Indicado nos casos refratários ao tratamento farmacológico otimizado.
- Os procedimentos mais indicados são: osteotomia, artroplastia ou colocação de próteses, artrodese e desbridamento artroscópico, dependendo de cada caso.

Tratamento multimodal na dor crônica

- Os principais fármacos incluídos nesta categoria e indicados para o tratamento adjuvante da OA são os antidepressivos duais e tricíclicos, os neurolépticos e os relaxantes musculares[1]. Maiores detalhes sobre essas outras drogas encontram-se no Capítulo 4 deste livro.

Artrite reumatoide (AR)

- É uma doença inflamatória crônica autoimune de etiologia desconhecida.
- O caráter crônico e destrutivo da doença pode levar a importante limitação funcional, com perda de capacidade laboral e de qualidade de vida, a menos que o diagnóstico seja feito em fase inicial da doença e o tratamento determine melhora clínica.

- Além de deformidade irreversível e de limitação funcional, pacientes com AR e doença avançada podem apresentar menor sobrevida[29].
- É caracterizada pelo acometimento da membrana sinovial das articulações, podendo levar à destruição óssea e cartilaginosa[30].

Peculiaridades

- No idoso, é uma doença heterogênea. Pode ser caracterizada por quadro clínico semelhante à apresentação na idade adulta, porém com pior prognóstico em relação a capacidade funcional e maior mortalidade; ou pode se apresentar com um subtipo soronegativo que tem evolução mais benigna e semelhante a polimialgia reumática[29].
- No passado, acreditava-se que a AR de início no idoso, conhecida como EORA (sigla do inglês *elderly –onset rheumatoid arthritis*), era muito semelhante à AR de início na idade adulta, contudo, atualmente, postula-se que seja uma condição com características diferentes: distribuição mais igualitária entre os sexos, maior elevação das provas de atividade inflamatória como velocidade de hemossedimentação e proteína C reativa, início mais agudo, importante rigidez matinal e dor, envolvimento frequente de grandes articulações (principalmente ombros), sintomas "polimiálgicos", maior frequência de manifestações sistêmicas (perda de peso, mialgia, linfadenopatia, anemia) e menor frequência de positividade para o fator reumatoide. Destaca-se comprometimento importante dos ombros com sinovite evidente, acompanhado de acometimento dos punhos, articulações metacarpofalangianas e interfalangianas proximais, com acentuada limitação do movimento e edema de partes moles[31,32].

Quadro 6.2 – Peculiaridades da EORA

Início agudo
VHS elevada
Maior número de manifestações sistêmicas
Maior acometimento de ombros
Menor positividade do fator reumatoide

Manifestações clínicas

- Podem ser divididas em articulares e extra-articulares.
- **Articulares:** dor, edema poliarticular simétrico (principalmente em pequenas articulações) e limitação do movimento. Rigidez matinal superior a uma hora tem relação direta com a atividade da doença.
- **Extra-articulares**: febre, fadiga e perda de peso, nódulos reumatoides, vasculite, derrame pleural, episclerite e escleromalacia perfurante[33].

Diagnóstico

- É difícil, feito com base em achados clínicos e exames complementares. Nenhum exame isoladamente, seja laboratorial, de imagem ou histopatológico, estabelece o diagnóstico. Assim, muitas vezes são necessárias investigações amplas que podem levar mais tempo até confirmar o diagnóstico[29,30].
- A titulação de FR é um exame diagnóstico relevante, mas com sensibilidade e especificidade limitadas na AR inicial.

- A titulação de anticorpos contra peptídeos citrulinados cíclicos (anti-CCP) é o exame com sensibilidade semelhante à do FR, mas com especificidade superior, especialmente nos casos iniciais, devendo ser utilizado apenas se o FR for negativo ou em caso de dúvida diagnóstica[34].
- As provas de atividade inflamatória (PCR e VHS) também podem não contribuir para o diagnóstico no idoso. Vale lembrar ainda da importância dos exames de imagem (radiografia das articulações das mãos, dos pés e das demais articulações comprometidas, ultrassonografia de ombros) no auxílio ao diagnóstico.
- Em 2010, foram estabelecidos novos critérios classificatórios para AR, pelo Colégio Americano de Reumatologia (ACR/EULAR) a fim de facilitar o início do tratamento.

Tabela 6.1 – Critérios classificatórios para AR (ACR/EULAR, 2010)

Acometimento articular	1 grande articulação: 0 ponto 2 a 10 grandes articulações: 1 ponto 1 a 3 articulações (grandes não contadas): 2 pontos 4 a 10 pequenas articulações (grandes não contadas): 3 pontos + de 10 articulações (pelo menos 1 pequena): 5 pontos
Sorologia	FR negativo e ACPA negativo: 0 ponto FR positivo em título baixo ou ACPA positivo em baixos títulos: 2 pontos FR positivo em título alto ou ACPA positivo em altos títulos: 3 pontos
Duração	Abaixo de 6 semanas: 0 ponto 6 semanas ou mais: 1 ponto
Provas de atividade inflamatória	PCR normal e VHS normal: 0 ponto PCR anormal ou VHS anormal: 1 ponto

Se pontuação acima de 6 pontos: AR;ACPA = anticorpos antiproteinas citrulinadas; PCR = proteína C reativa; VHS = velocidade de hemossedimentação.
Adaptado de: Villeneuve E, Nam JL, Wakefield RJ, Conaghan PG, Emery P. Performance of the ACR-EULAR criteria in patients with newly diagnosed inflammatory arthritis Ann Rheum Dis. 2010; 69(Suppl3):52269.

- É recomendado que o paciente seja reavaliado pelo médico em relação à atividade da doença em até 2 meses, até acontecer a remissão ou baixa atividade da doença.
- Os principais parâmetros no seguimento desses pacientes são: contagem de articulações dolorosas e de articulações edemaciadas, avaliação da dor com escala visual analógica por exemplo, avaliação global da atividade da doença pelo médico e pelo paciente, uso de questionário de incapacidade funcional como o Health Assessment Questionnaire for Rheumatoid Arthritis (HAQ-DI), PCR e VHS para avaliar a resposta de fase aguda.

Quadro 6.3 – Sinais de mau prognóstico na AR

- Início da doença em idade mais precoce
- ↑ títulos FR
- Anti-CCP reagente
- VHS e/ou PCR persistentemente ↑
- Artrite em mais de 20 articulações
- Comprometimento extra-articular: nódulo reumatoide, Síndrome de Sjögren, episclerite e/ou esclerite, doença pulmonar intersticial, pericardite, vasculite sistêmica e Síndrome de Felty
- Presença de erosões nos primeiros 2 anos de doença (na radiografia de mãos ou pés)

Diagnóstico diferencial

- Polimialgia reumática.
- Condrocalcinose.
- OA.
- Gota.
- Artropatia por alendronato.
- Artropatia por fármacos (quinolonas, anfotericina, aciclovir, minociclina, vacina BCG, interferon, estatinas, fibratos, propranolol, raloxifeno, tamoxifeno, etc.).

Tratamento (Figura 6.3)

- Deve ser iniciado o mais breve possível, uma vez que a terapia medicamentosa intensiva instituída precocemente previne danos estruturais (erosões), melhorando a capacidade funcional, independência e participação social.
- Embora o tratamento dos pacientes com AR deva ser individualizado, considera-se interessante o algoritmo sugerido pelo Consenso Brasileiro de Artrite Reumatoide[29].

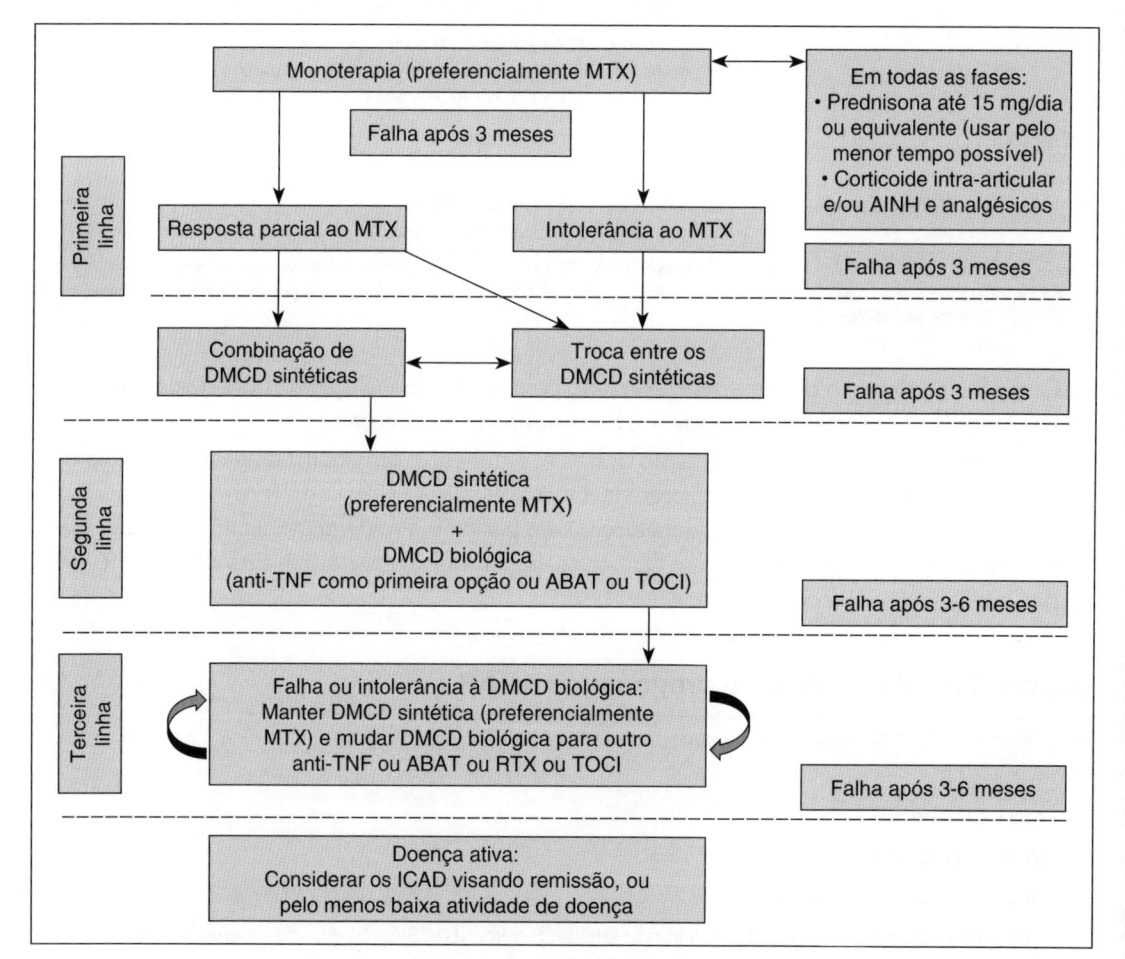

Figura 6.3 – *Algoritmo tratamento farmacológico AR pelo Consenso Brasileiro.*
ABAT = abatacepte; AINH = anti-inflamatórios não hormonais; DMCD = droga modificadora do curso da doença; ICAD = índices compostos de atividade da doença; MTX = metotrexato; RTX = rituximabe; TOCI = tocilizumabe.

Não farmacológico

- Consiste principalmente na educação do paciente quanto à doença e suas diversas manifestações, uso de órteses para descanso articular, cinesioterapia, terapia ocupacional, fisioterapia e acupuntura[29].

Farmacológico

- Avaliar inicialmente o uso de anti-inflamatórios não esteroides (AINE) e analgésicos, considerar o uso de glicocorticoide via oral em baixa dose ou infiltração intra-articular, e iniciar drogas modificadores do curso da doença (DMDC), sintéticos ou biológicos, ou imunossupressores[34]. Deve-se ter maior cautela na prescrição dessas medicações para idosos e sugere-se atenção às comorbidades e polifarmácia.
- Recomenda-se uma investigação do metabolismo ósseo, com densitometria óssea nesses pacientes devido ao maior risco de desenvolver osteoporose.
- O tratamento deve ser realizado por equipe médica especializada, preferencialmente em serviço de reumatologia[38].
- O tratamento com DMDC deve ser iniciado assim que tiver o diagnóstico estabelecido, deve ser agressivo e intensivo se necessário, afim de atingir a remissão ou controle da doença o mais precocemente possível.
- Nos idosos deve-se cogitar o uso de agentes antimaláricos (cloroquina 3 a 4 mg/kg/dia e hidroxicloroquina 6 mg/kg/dia) ou sulfassalazina nos casos mais leves, por terem perfil de menos efeitos colaterais.
- **DMDCs sintéticos** mais comumente usados são: antimaláricos hidroxicloroquina (HCQ), sulfassalazina (SFZ), metotrexato (MTX), leflunomida (LFN) e os **DMDCs biológicos:** infliximabe, etanercepte, adalimumabe, rituximabe, abatacepte, tocilizumabe, certolizumabe pegol e golimumabe.
- Outros fármacos, como os imunossupressores (azatioprina, ciclosporina, cilclofosfamida), também estão disponíveis para o tratamento, podendo ser utilizados isoladamente ou em associação, dependendo da resposta do paciente[40].
- A dose dos fármacos deve ser sempre individualizada, objetivando a menor dose possível e eficaz, sendo respeitado de maneira geral o intervalo de 2 a 3 meses para avaliação da resposta terapêutica[40].
- A terapia inicial a ser preconizada é a monoterapia, principalmente com MTX. Recomenda-se uma dose inicial de 7,5 a 15 mg por semana. Caso não haja melhora ou controle da atividade da doença com a dose inicial, deve-se aumentar progressivamente até alcançar a dose máxima de 25 mg por semana[21]. A apresentação parenteral pode ser indicada em pacientes com intolerância gastrintestinal ou com resposta inadequada à forma oral. Os efeitos adversos mais frequentemente observados são anemia, neutropenia, náuseas e vômitos, mucosite e elevação de enzimas hepáticas. A pneumonia intersticial é uma manifestação menos frequente. Sugere-se a associação do MTX ao ácido fólico na dose de 5 a 10 mg por semana, 24 a 48 horas após o MTX, a fim de minimizar efeitos adversos[36].
- A LFN pode ser usada isoladamente, naqueles pacientes que não respondem ao tratamento com MTX ou que apresentem efeitos colaterais intoleráveis ou, mesmo, podem ser usadas ambas as drogas em associação. Os efeitos adversos incluem náuseas, vômitos, dor abdominal e diarreia, alterações das enzimas hepáticas, exantema cutâneo e HAS[36].
- A HCQ apresenta benefícios clínicos moderados e bom perfil de segurança, sem evidências consistentes de inibição de progressão radiográfica[24]. Os efeitos colaterais são diversos e incluem, entre outros, intolerância gastrintestinal (náuseas, vômitos, dor abdominal), hiperpigmentação, cefaleia, tontura, miopatia e retinopatia[38].
- A SFZ atua na redução da atividade da doença, no controle da dor e na avaliação clínica global[39]. Os efeitos colaterais incluem intolerância gastrintestinal (anorexia, náuseas, vômitos), exantema cutâneo, elevação de enzimas hepáticas, úlceras orais e mielossupressão (leucopenia com neutropenia)[40].

- Caso haja resposta insatisfatória a monoterapia, recomenda-se associar as DMDCs (MTX+HCQ, MTX+SFZ, SFZ+HCQ, MTX+LFN) e posteriormente, havendo falha terapêutica, introduzir e/ou associar os agentes biológicos[29].
- Os glicocorticoides sistêmicos (prednisona e prednisolona) associados a DMDC sintéticos ou biológicos, principalmente quando usados no início do tratamento de AR, reduzem sintomas e progressão radiográfica. Porém, em idosos devem ser prescritos, se possível, em doses menores que 10mg ao dia pelo menor tempo possível.
- A azatioprina (AZA) e a ciclosporina também apresentam evidência de benefício clínico na AR, no entanto seu uso é bastante limitado em função de eventos adversos a longo prazo e da superioridade terapêutica dos DMDCs. Essas medicações podem ser utilizadas no tratamento de manifestações extra-articulares graves, tais como doença reumatoide do pulmão e vasculite reumatoide[34].
- Os agentes biológicos estão indicados para aqueles que persistem com atividade da doença apesar do tratamento com pelo menos dois esquemas de DMCD sintéticas, dos quais pelo menos um deles é combinação de DMCD. E o uso de biológicos deve ser feito associado a uma DMCD, preferencialmente MTX. O custo elevado e a administração por via parenteral limitam sua utilização.
- Os anti-TNF (adalimumabe, etanercepte, infliximabe, certolizumabe e golimumabe) devem ser utilizados em associação ao MTX ou a outras DMCD, pois o uso combinado mostrou-se seguro e propiciou rápido benefício no controle da atividade da doença, comparado ao uso do anti-TNF como monoterapia. Em pacientes que apresentem contraindicações ao uso de DMCD sintéticas, os anti-TNF podem eventualmente ser prescritos em monoterapia. Os efeitos adversos incluem reações infusionais para as drogas endovenosas (febre, calafrios, dor torácica, oscilação de pressão arterial, dispneia, prurido e/ou urticária) e alterações nos locais da injeção para as drogas subcutâneas (eritema, prurido, dor local e/ou urticária). Essas drogas aumentam a chance de infecções, especialmente no primeiro ano de uso, incluindo infecções graves e aquelas causadas por patógenos intracelulares (como bacilo da tuberculose, listeria, histoplasma, micobacterias atípicas e legionella), além de disfunção cardíaca, doenças desmielinizantes, fenômenos autoimunes (produção de autoanticorpos), vasculites cutâneas, doença pulmonar intersticial e eventual aumento do risco de linfoma[24]. A troca de agentes biológicos anti-TNF pode ser feita nas seguintes condições: ausência de resposta ao tratamento inicial, perda da resposta obtida no decorrer do tempo e ocorrência de eventos adversos.
- O abatacepte é uma proteína de fusão CTLA-4-IgG que atua como inibidor de moléculas de coestimulação dos linfócitos T. É indicado para pacientes com AR ativa que tenham apresentado falha terapêutica à DMCD ou aos agentes anti-TNF. Pode ser utilizado associado às DMCD ou em monoterapia[34].
- O Rituximabe é um anticorpo monoclonal quimérico dirigido contra o linfócito CD20+, indicado em pacientes com AR em atividade moderada a grave com falha terapêutica ao agente anti-TNF. Indivíduos com sorologia positiva para FR e/ou anti-CCP apresentam melhor resposta ao tratamento. Os eventos adversos mais frequentes são as reações infusionais, que acometem 35% dos pacientes na primeira infusão e cerca de 10% na segunda infusão. Complicações infecciosas podem ocorrer, bem como pneumonia intersticial, neutropenia e trombocitopenia[34].
- O tocilizumabe pode ser usado em monoterapia, associado ao MTX ou a outras DMCD. Pode ocasionar neutropenia, plaquetopenia e elevação de transaminases como efeitos adversos dose dependentes. Pode ainda ocorrer elevação do colesterol total e da lipoproteína de baixa densidade, bem como aumento da ocorrência de infecções. Deve-se evitar sua utilização em pacientes com maior chance de perfuração intestinal, como indivíduos com doença diverticular do cólon[34].
- Devido à alta prevalência de tuberculose no Brasil e dos relatos de reativação dessa doença, deve-se fazer uma radiografia de tórax antes do início do tratamento com DMCD biológicos.
- Revisões periódicas para avaliação de eficácia e segurança do tratamento devem fazer parte do tratamento dos pacientes com AR. Em cada visita deve-se avaliar a eficácia e a segurança da interven-

ção terapêutica, considerando as comorbidades do paciente e visando preferencialmente remissão ou menor atividade da doença possível, assim como melhora funcional e da qualidade de vida[34].

- Nos casos de remissão sustentada (por mais de 6 a 12 meses), pode-se tentar a retirada gradual e cuidadosa da terapia para AR na seguinte sequência: primeiramente AINEs, seguidos de corticosteroides e DMCDs biológicos, mantendo-se o uso de DMCDs sintéticos. E assim, se a remissão se mantiver, pode-se com muita cautela tentar a retirada das DMCDs sintéticos. A remissão sustentada livre de drogas é pouco frequente, especialmente em pacientes com biomarcadores como anti-CCP e/ou FR.

Tabela 6.2 – DMCD sintéticos na AR

Medicamento	Dose e via administração recomendadas	Tempo médio para ação	Monitoramento	Contraindicações
Hidroxicloroquina	6 mg/kg/dia (400 mg) VO	3 a 6 meses	Exame oftalmológico inicial e a cada 6 meses leucograma	Alterações retinianas e de campo visual
Sulfassalazina	1 a 3 g VO dia	1 a 3 meses	Hemograma completo, provas de função hepática a cada 2 a 4 semanas (primeiros 3 meses) e em seguida a cada 3 meses	Hipersensibilidade a sulfas, salicilatos ou qualquer componente da sua fórmula; pacientes com porfiria e obstrução dos sistemas digestório, genital e urinário
Metotrexate	7,5 a 25 mg VO semanal 10 a 25 mg EV ou IM semanal	1 a 3 meses	Hemograma completo, provas de função hepática, creatinina a cada 30 dias (primeiros 6 meses) e depois a cada 1-2 meses	Insuficiência renal, hepatopatias, etilismo, supressão da medula óssea e em mulheres em idade fértil que não estejam fazendo anticoncepção
Leflunomida	20 mg VO dia	1 a 2 meses	Hemograma completo, provas de função hepática, creatinina a cada 30 dias (primeiros 6 meses) e depois a cada 1-2 meses	Insuficiência renal, hepatopatias e em mulheres em idade fértil que não estejam fazendo anticoncepção

VO = via oral; EV = via endovenosa; IM = intramuscular.

Tabela 6.3 – DMCD biológicos na AR

Medicamento	Dose e via administração recomendadas
Etanercepte	50 mg SC dose semanal
Infliximabe	3 mg/kg EV (semanas 0, 2 e 6 e após a cada 8 semanas)
Abatacepte	< 60 kg: 500 mg 60-100 kg: 750 mg > 100 kg: 1000 mg EV (semana 0, 2 e após a cada 4 semanas)
Certolizumabepegol	400 mg SC nas semanas 0,2 e 4 e após 200 mg a cada 2 semanas ou 400 mg a cada 4 semanas
Rituximabe	1.000 mg EV nos dias 0 e 14 e após a cada 6 meses
Tocilizumabe	8 mg/kg EV mensal
Golimumabe	50 mg SC mensal

EV = via endovenosa; SC = via subcutânea.

Tratamento cirúrgico

- Indicado quando medidas clínicas e fisioterápicas não foram suficientes para o controle dos sintomas e/ou não permitiram resgate mínimo de funcionalidade nas atividades básicas de vida diária.
- Tipos: sinovectomias, correções de tendões, desbridamento articular, artrodese e artroplastias totais.

Gota

- Doença inflamatória microcristalina caracterizada por hiperuricemia de longa duração e deposição de cristais de monourato de sódio nas articulações e tecidos. Afeta essencialmente homens adultos entre a quinta e a sexta década de vida; entretanto, a prevalência tende a aumentar com a idade, atingindo um número também elevado de mulheres após a menopausa[1].

Manifestação clínica

- No idoso, a apresentação frequente é poliarticular e com envolvimento de articulações de membros superiores, com evolução clínica mais indolente e comprometendo as articulações previamente atingidas por osteoartrite[1].

Quadro 6.4 – Diferentes manifestações clínicas entre gota no idoso e gota clássica

Gota no idoso	Gota clássica
• Ambos os sexos	• Mais frequente em homens
• Envolvimento poliarticular insidioso	• Envolvimento monoarticular agudo
• Artrite simétrica e assimétrica	• Artrite assimétrica
• Qualquer articulação	• Acometimento de extremidades inferiores
• Tofos na apresentação	• Tofos são raros

Diagnóstico

- Pode ser um desafio devido as apresentações atípicas[41].
- Na maioria dos pacientes com gota, a hiperuricemia é definida como nível sérico de ácido úrico maior que 7,0 mg/dL em homens e maior que 6,0 mg/dL em mulheres na pré-menopausa, e surge devido à diminuição de excreção do ácido úrico por diferentes motivos detalhados no Quadro 6.5[42].
- A demonstração de monourato de sódio no liquido sinovial ou nos tofos permite diagnóstico definitivo de gota.

Quadro 6.5 – Causas frequentes de diminuição de excreção renal de urato em idosos

Drogas	Tiazídicos, diuréticos de alça, aspirina, etanol, levodopa
Renal	Hipertensão arterial, Insuficiência renal crônica
Metabólica/endócrina	Obesidade, hipotireoidismo, hiperparatireoidismo, desidratação

Diagnóstico diferencial

- Osteoartrose;
- Artrite reumatoide;
- Pseudogota.

Tratamento

- O manejo da gota é semelhante em todos os grupos etários, no entanto, deve-se ter um cuidado maior com os efeitos colaterais e as toxicidades relacionadas às drogas, pois os idosos apresentam mais comorbidades e fazem uso de diversas medicações.
- O tratamento instituído para controle da dor envolve medidas farmacológicas e não farmacológicas. E o objetivo é evitar destruição articular, deposição de cristais de ácido úrico nos tecidos, nefrolitíase e nefropatia intersticial.

Não farmacológico

- Inclui perda de peso, redução no consumo de proteínas e bebidas alcoólicas.

Farmacológico

Crise aguda

- As medicações usualmente utilizadas para o manejo dos quadros álgicos são AINEs, corticoides sistêmicos ou intra-articulares e colchicina. Todas essas medicações são eficazes em idosos, porém o manejo é delicado devido a maior prevalência de comorbidades, polifarmácia e prejuízo da função renal[43].
- O uso de medicamentos que diminuem a concentração sérica de ácido úrico (alopurinol, por exemplo) não tem papel durante quadro agudo. No entanto, se o paciente estiver em uso de hipouricemiante na vigência da crise aguda, a medicação não deve ser suspensa. Dessa maneira, evitamos oscilações na concentração plasmática de ácido úrico, o que poderia agravar a crise[33].
- Os AINEs mesmo que usados em curto período, requer atenção especial devido aos seus efeitos adversos principalmente sangramento gastrointestinal e cardiovascular[42-44].
- Colchicina é útil no tratamento da crise aguda de gota, mas é limitada por seus efeitos adversos[34]. A recomendação é administrar 0,5 mg a cada hora – até que a inflamação articular se resolva ou o paciente inicie diarreia ou vômitos – foi demonstrada eficácia apenas em pequeno ensaio clínico[35], e não tem sido seguida na prática clínica. Os idosos apresentam menor tolerância à colchicina, especialmente por desenvolverem diarreia mesmo com doses menores. Ainda deve-se ajustar a dose da colchicina de acordo com a depuração da creatinina endógena (DCE). Pacientes com DCE menor de 10 mL/min não devem receber a medicação[44].
- Corticoides sistêmicos, destaque para prednisona, são usados em pacientes com contraindicação aos AINEs e colchicina e têm demonstrado excelente resposta em quadros poliarticulares. Seu uso é recomendado também em cursos rápidos de até 10 dias para dor crônica, devido aos prováveis efeitos colaterais, e seu mecanismo de ação consiste na diminuição do processo inflamatório local. A dose recomendada é de 30 a 50 mg ao dia[43].
- Corticoide intra-articular pode ser indicado nos casos monoarticulares, com dor refratária, após ter sido afastada possibilidade de infecção[32]. Na via intra-articular, pode ser usada a triancinolona 40 mg, 30 mg ou 10 mg (ou dose equivalente de metilprednisolona), dependendo do tamanho da articulação envolvida[43].

- Após a resolução da crise aguda, deve-se iniciar o tratamento preventivo de novas crises e para a diminuição da uricemia.

Intercrise

- Hipouricemiante (ULT) deve ser considerado e discutido para todos os pacientes com diagnóstico definitivo de gota desde a primeira apresentação. Além disso, é recomendado para todos com crise recorrente (mais que uma por ano), com tofo, com artropatia por urato e/ou litíase renal. Indicado para iniciar desde o primeiro diagnóstico em pacientes jovens, ou para aqueles com dosagem sérica de ácido úrico maior que 8 mg/dL (ou 480 mmol/L) e/ou comorbidades presentes, tais como comprometimento renal, hipertensão, doença isquêmica cardíaca ou insuficiência cardíaca. O objetivo do tratamento é manter a uricemia entre 5 e 6 mg/dL e, após iniciado, deve ser mantido indefinidamente.
- Alopurinol é a droga de escolha para a diminuição da uricemia, pois é eficaz na maioria dos pacientes. A dose inicial é de 100 mg ao dia, podendo atingir até 800 mg/dL, conforme a necessidade. Os principais efeitos adversos são precipitação de crise aguda de gota, erupção cutânea, leucopenia, febre, trombocitopenia, nefrite intersticial, diarreia e vasculite[42]. Apresenta seu uso restrito para paciente com quadro de alteração da função renal devendo ser ajustado a dose.
- Febuxostat (40 a 80 mg) é indicado para pacientes com quadro de alteração da função renal. Esse último pode acarretar sintomas adversos gastrointestinais como náusea e diarreia e problemas hepáticos como hepatite ou esteatose[43].
- Agentes uricosúricos podem ser usados em pacientes que apresentam diminuição da excreção renal de ácido úrico e devem ser evitados naqueles com nefrolitíase, com doença tofácea ou com aumento da produção de urato. São drogas de segunda linha para tratamento da gota e incluem probenecida (1 a 2 g/dia) e benzobromarona (50 a 200 mg/dia). Os principais eventos adversos são: erupção cutânea, precipitação de crise aguda de gota, intolerância gastrintestinal e formação de cálculos de urato[42].

Quadro 6.6 – Tratamento medicamentoso da gota

Tratamento na crise aguda	AINEs sistêmicos Corticoides sistêmicos ou intra-articulares Colchicina
Tratamento intercrise	Alopurinol 100-800 mg/dia (1ª linha) Febuxostat 40-80 mg/dia (2ª linha, indicado para pacientes com redução da função renal) Probenecida 1-2 g/dia (2ª linha) Benzobromarona 50-200 mg/dia (2ª linha)

Tratamento cirúrgico

- Remoção cirúrgica dos tofos em casos de comprometimento funcional ou estético, de compressão neurológica, de deformidade articular ou de infecção[42].

Considerações finais

- A OA, a AR e a gota são doenças osteoarticulares que resultam em dor, incapacidade e pior qualidade de vida. A identificação precoce e correta dessas doenças com a imposição do tratamento adequado é essencial para a prevenção ou retardamento de deformidades esqueléticas, para a manutenção da funcionalidade e da qualidade de vida durante o processo do envelhecimento.

Referências bibliográficas

1. Coelho, SA. Abordagem da dor osteoarticular. In: Santos, FC, Souza, PMR. Forca-tarefa na do rem idosos. Sao Paulo: Grupo Editorial Moreira Jr, 2011, 57-69.
2. Lawrence RC, Felson DT, Helmick CG, Arnold LM, Choi H, Deyo RA, et al. Estimates of the prevalence of arthritis and other rheumatic conditions in the United States. Part II Arthritis Rheum. 2008;58(1):26–35.
3. Rossi E. Artropatias próprias da velhice e outras. In: Freitas EV, Gorzoni ML, et al. Tratado de geriatria e gerontologia. 2ª Ed. Rio de janeiro: Ed. Guanabara Koogan, 2006,837-844.
4. Arden N, Nevitt MC. Osteoarthritis: epidemiology. Best Pract Res Clin Rheumatol. 2006;20(1):3-25.
5. Fidelix TS, Macedo CR, Maxwell LJ, Fernandes Moça Trevisani V. Diacerein for osteoarthritis. Cochrane Database of Systematic Reviews 2014, Issue 2. Art. No.: CD005117. DOI: 10.1002/14651858.CD005117.pub3.
6. Lovato, FH, Mateussi, MV Martimbianco, ALC, Riera, R Evidências de revisões sistemáticas Cochrane sobre tratamento da osteoartrite. Diagn Tratamento. 2016;21(3):134-41.
7. National Institute for Health and Clinical Excellence (NICE). Osteoarthritis: the care and management of osteoarthritis inadults. NICE clinical guideline 59. London: NICE; 2008.
8. Coimbra IB, Pastor EH, Greve JMD, Puccinelli MLC, Fuller H, Cavalcanti Fs, et al. Osteoartrite (artrose: Tratamento. Rev Bras Reumatol, v.44, n. 6, 450-3, nov/dez., 2004.
9. Silva NA Montadon ACOS, Cabral MVSP. Doenças osteoarticulares degenerativas periféricas. Einstein 2008; 6(1): S21-S28.
10. Derry S, Conaghan P, Da Silva JA, et al. Topical NSAIDs for chronic musculoskeletal pain in adults. Cochrane Database Syst Rev 2016; 4:CD007400.
11. Deal CL, Schnitzer TJ, Lipstein E, et al. Treatment of arthritis with topical capsaicin: a double-blind trial. Clin Ther 1991; 13:383.
12. Altman RD, Aven A, Holmburg CE, et al. Capsaicin cream 0.025% as Monotherapy for Osteoarthritis: A double--blind study. Semin Arthritis Rheum 1994; 23 (Suppl 3):25.
13. Wang ZY, Shi SY, Li SJ, et al. Efficacy and Safety of Duloxetine on Osteoarthritis Knee Pain: A Meta-Analysis of Randomized Controlled Trials. Pain Med 2015; 16:1373.
14. Wohlreich M, Frakes E, Risser RC, Ahl J. Duloxetine dose escalation in patients with osteoarthritis knee pain, who were taking optimized NSAIDs. Curr Med Res Opin 2013; 29:879.
15. Wu D, Huang Y, Gu Y, Fan W. Efficacies of different preparations of glucosamine for the treatment of osteoarthritis: a meta-analysis of randomised, double blind, placebo-controlled trials. Int J Clin Pract 2013; 67:585.
16. Lee YH, Woo JH, Choi SJ, et al. Effect of glucosamine or chondroitin sulfate on the osteoarthritis progression: a meta-analysis. Rheumatol Int 2010; 30:357.
17. Altman RD. Early Management of Osteoarthritis. Am J Manag Care 2010; 16:S41-S47.
18. Breedveld FC. Osteoarthritis-the impact of a serious disease. Rheumatology 2004; 43 (1): i4–i8.
19. Zhang W, Doherty M, Leeb BF, Alekseeva L, Arden NK, Bijlsma JW, et al. EULAR evidence based recommendations for the management of hand osteoarthritis: report of a Task Force of the EULAR Standing Committee forInternational Clinical Studies Including Therapeutics (ESCISIT). Ann Rheum Dis. 2007; 66(3):377-388.
20. Carvalho MAP, Lanna CCD, Bertolo MB. Reumatologia: diagnóstico e tratamento. 3ª Ed. Rio de Janeiro: Guanabara Koogan; 2008. p. 245-62 e 309-28.
21. Cameron M, Chrubasik S. Oral herbal therapies for treating osteoarthritis. Cochrane Database of Systematic Reviews 2014, Issue 5. Art. No.: CD002947.
22. Kuptniratsaikul V, Thanakhumtorn S, Chinswangwatanakul P, Wattanamongkonsil L, Thamlikitkul V. The Journal of Alternative and Complementary Medicine. August 2009, 15(8): 891-897.
23. Cohen M. Rosehip – an evidence based herbal medicine for inflammation and arthritis. Aust Fam Physician. 2012 Jul;41(7):495-8.
24. Trc T, Bohmova J. Efficacy and tolerance of enzymatic hydrolysed collagen (EHC) vs. glucosamine sulphate (GS) in the treatment of knee osteoarthritis (KOA) International Orthopaedics (SICOT) (2011) 35:341–348 16- Lugo JP, Saiyed MZ, Lane NE. Efficacy and tolerability of an undenatured type II collagen supplement in modulating

knee osteoarthritis symptoms: a multicenter randomized, double-blind, placebo-controlled study Lugo et al. Nutrition Journal (2016) 15:14.

25. McAlindon TE, Bannuru RR, Sullivan MC, et al. OARSI guidelines for the non-surgical management of knee osteoarthritis. Osteoarthritis Cartilage 2014; 22:363.

26. Zhang W, Moskowitz RW, Nuki G, et al. OARSI recommendations for the management of hip and knee osteoarthritis, Part II: OARSI evidence-based, expert consensus guidelines. Osteoarthritis Cartilage 2008; 16:137.

27. National Clinical Guideline Centre (UK). Osteoarthritis: Care and Management in Adults, National Institute for Health and Care Excellence (UK), London 2014.

28. Santos AM, Santos FC. Osteoartrite. In: Geriatria Guia Prático, 1a ed. Rio de Janeiro: Guanabara Koogan, 2016; 124-139.

29. Mota LMH, Cruz BA, Brenol CV, Pereira IA, Rezende-Fronza LS, Bertolo MB. Diretrizes para o diagnóstico da artrite reumatoide. Sociedade Brasileira de Reumatologia, Sociedade Brasileira de Pneumologia e Tisiologia, Colégio Brasileiro de Radiologia. Projeto Diretrizes da Associação Médica Brasileira. Rev Bras Reumatol. 2013;53(2):141-57.

30. Verstappen SM, van Albada-Kuipers GA, Bijlsma JW, Blaauw AA, Schenk Y, Haanen HC, et al. A good response to early DMARDS treatment of pacients with rheumatoid arthrits in the first year predicts remission during folloe up. Ann Rheum Dis 2005; 64 (1): 3843.

31. Yazici Y, Paget AS. Elderly-onset rheumatoid arthritis. Rheum Dis Clin N Am. 2000;26(3):517-26.

32. Turkcapar N, Demir O, Atli T, Kopuk M, Turgay M, Kinikli G, et al. Late onset rheumatoid arthritis: clinical and laboratory comparisons with younger onset patients. Arch Gerontol Geriatr. 2006;42(2):225-31.

33. Schur P, Matteson EL, Turesson C. Overview of the systemic and nonarticular manifestations of rheumatoid arthritis. UpToDate2012.

34. Protocolo Clínico e Diretrizes Terapeuricas: Artrite Reumatoide. Portaria SAS/MS n° 996, de 30 de setembro de 2015.

35. Villeneuve E, Nam JL, Wakefield RJ, Conaghan PG, Emery P. Performance of the ACR-EULAR criteria in patients with newly diagnosed inflammatory arthritis Ann Rheum Dis. 2010; 69(Suppl3):52269.

36. Pereira IA, Cruz BA, Xavier RM, Pinheiro GRC, Titton DC, Giorgi RDN et al. National recommendations based on scientifi c evidence and opinions of experts on the use of methotrexate in rheumatic disorders, especially in rheumatoid arthritis: results of the 3E Initiative from Brazil. Rev Bras Reumatol 2009; 49(4):346–61.

37. Rozman B. Clinical pharmacokinetics of leflunomide. Clin Pharmacokinet 2002; 41(6):421–30.

38. Marmor MF, Kellner U, Lai TY, Lyons JS, Mieler WF; American Academy of Ophthalmology. Revised recommendations on screening for chloroquine and hydroxychloroquine retinopathy. Ophthalmology 2011; 118(2):415–22.

39. Williams HJ, Ward JR, Dahl SL, Clegg DO, Willkens RF, Oglesby T et al. A controlled trial comparing sulfasalazine, gold sodium thiomalate, and placebo in rheumatoid arthritis. Arthritis Rheum 1988; 31(6):702–13.

40. Boers M, Verhoeven AC, Markusse HM, van de Laar MA, Westhovens R, van Denderen JC et al. Randomised comparison of combined step-down prednisolone, methotrexate and sulphasalazine with sulphasalazine alone in early rheumatoid arthritis. Lancet 1997; 350(9074):309–18. [Erratum in: Lancet 1998; 351(9097):220].

41. Hoskison KT, Wortmann RL. Management of gout in older adults: barriers to optimal control. Drugs Aging. 2007;24(1):21-36.

42. Prado AD, Rocha DS, Keiserman MW. Gota no idoso. Einstein. 2008; 6 (Supl 1):S64-S7.

43. Wortmann RL, Kelley WN. Gout and Hyperuricemia. In: Harris ED, Budd RC, Firestein GS, Genovese MC, Sergent JS, Ruddy S, Skedge CB. Kelley's textbook of rheumatology. 7th ed. New York: Elsevier; 2005. p. 1402-30.

44. Winzenberg T, Zochling J. Colchicine--what is its place in the management of acute gout? Aust Fam Physician. 2007;36(7):529-30.

capítulo 7

Manejo da Dor Neuropática no Idoso

Karina Kuraoka Tutiya
Thaisa Segura da Mota

Dor neuropática (DN)

Definição

- Dor causada por lesão ou doença primária do sistema nervoso periférico (SNP) ou do sistema nervoso central (SNC) ou ambos, resultando em ativação anormal da via nociceptiva e disfunção do sistema somatossensorial[1-3], segundo *International Association for the Study of Pain* (IASP).
- A DN é uma das condições dolorosas crônicas mais difíceis de se reconhecer e tratar.
- Constitui um grande desafio para os profissionais de saúde, mesmo para aqueles especializados no tratamento da dor[4,5], sendo, frequentemente, subdiagnosticada e subtratada[4].
- Ocasiona importante impacto na qualidade de vida, sendo descrita pelos pacientes como "devastadora" e "exaustiva"[6], interferindo nas atividades do dia a dia, no humor e na capacidade de manter vida ativa e produtiva[7].

Etiologia

- A lesão do sistema nervoso resulta em alterações funcionais que podem localizar-se no SNP, no SNC ou em ambos[8]. Sempre que possível, classifica-se a DN de acordo com sua etiologia e anatomia mais provável[2,9,10] em central ou periférica (Quadro 7.1).
- A DN deve ser distinguida da dor secundária a alterações no sistema nociceptivo, resultante de neuroplasticidade frente a um estímulo intenso e duradouro e da dor musculoesquelética ou outros tipos de dor que podem estar presentes no curso de distúrbios neurológicos[2,4,10-12]. Em muitos casos de dor crônica, existem tanto componentes neuropáticos quanto nociceptivos. Por essa razão foi sugerido o uso da expressão "dor predominantemente neuropática[4]. Em se tratando de idosos, comumente com maior número de patologias coexistentes e, muitas, geradoras de quadros dolorosos por mecanismos fisiopatológicos distintos, há uma maior complexidade e consequente dificuldade na resposta ao tratamento.

- Na população idosa, as principais causas de DN são a polineuropatia diabética, devido à alta prevalência de diabetes mellitus (DM); a neuralgia pós-herpética (NPH), por tratar-se de população de risco para Herpes Zoster; e as radiculopatias compressivas, associadas à alta prevalência de patologias osteoarticulares degenerativas afetando a coluna, além das discopatias e doenças neoplásicas[13,14].

Quadro 7.1 – Classificação etiológica da dor neuropática

Dor neuropática central – origem encefálica
Acidente vascular encefálico (isquêmico ou hemorrágico) – tálamo, via espinotalâmica ou projeções tálamo-corticais Esclerose múltipla Doença de Parkinson Lesões expansivas (abscessos, tumores) Lesões inflamatórias centrais Traumas cranioencefálicos

Dor neuropática central – origem medular
Lesão traumática da medula Doenças inflamatórias (esclerose múltipla, mielite) Infecções (sífilis, mielite pelo HIV) Siringomielia

Dor neuropática periférica – neuropatias dolorosas assimétricas e focais
Neuralgias de nervos cranianos (neuralgia do trigêmeo) Compressão nervosa (estenoses – síndrome do túnel do carpo, radiculopatias, traumática) Neuromas (pós-traumáticos, pós-operatórios, neuroma de Morton) Plexopatias (idiopáticas, traumáticas, infiltração tumoral, lesão por radioterapia) Metabólicas (diabetes *mellitus*, mono ou oligoneuropatia, oftalmoplegia, amiotrofia diabética) Angiopáticas (inflamatórias ou isquêmicas) Infecciosas/parainfecciosas (NPH, borreliose, sífilis, herpes simples, HIV/AIDS) Síndrome complexa de dor regional Dor do membro fantasma

Dor neuropática periférica – polineuropatias dolorosas simétricas
Metabólicas (diabetes *mellitus*, déficits nutricionais) Tóxicas (alcoólica, quimioterápicos, isoniazida, mercúrio) Imunomediadas (neuropatias desmielinizantes, paraproteinemias, paraneoplásicas, crioglobulinemia, amiloidose) Hereditárias (neuropatia sensorial hereditária, doença de Fabry)

Fisiopatologia

- A detecção de estímulos nocivos pelos nociceptores periféricos são transmitidos para o corno dorsal da medula, através das fibras sensitivas $A\delta$ e C[15]. As fibras $A\delta$ são finas mielinizadas e transmitem os estímulos com maior velocidade, utilizando o glutamato como neurotransmissor. As fibras C são não mielinizadas, conduzem os estímulos mais lentamente, havendo liberação de substância P. Ambas transmitem os estímulos até o corno posterior da medula. A partir de então, seguem até o tálamo para então atingir o córtex somatossensorial (localização, qualidade e intensidade da dor), sistema límbico (componente afetivo da dor) e córtex frontal (interpretação da dor e pensamentos relacionados). O córtex, por sua vez, ativa as vias inibitórias descendentes de controle da dor, com liberação de várias substâncias neuromoduladoras {noradrenalina, serotonina, opioides e ácido γ-aminobutírico (GABA)}, que desencadeiam uma cascata complexa de eventos que objetivam a inibição parcial ou total da transmissão excitatória gerada nos nociceptores.

- Na dor crônica, esses processos ocorrem de forma inadequada devido às alterações funcionais e estruturais das vias sensitivas periféricas e centrais, levando a modificações no processamento da dor. Perde-se a congruência estímulo-resposta, desencadeando dor persistente[16]. O sistema nervoso simpático (SNS) também pode exercer influência na transmissão desse estímulo. Assim, a dor mantida pelo SNS pode ser explicada pelo desenvolvimento de neurônios simpáticos no gânglio da raiz dorsal dos neurônios lesados e do crescimento de fibras simpáticas para a derme[7].

Manifestações clínicas

- Os sinais e sintomas associados à dor neuropática podem ser classificados em positivos, quando há dor espontânea, parestesias, disestesias, alodinia, hiperalgesia ou hiperpatia, e negativos, quando ocorre perda sensitiva tátil, térmica, vibratória ou dolorosa (hipoestesia e hipoalgesia) em variadas intensidades.
- As características clínicas da DN podem ser divididas em dor espontânea e dor evocada.
- Dor espontânea é comumente descrita como queimação ou intensa tensão sobreposta com dor lancinante.
- Dor evocada inclui a alodinia, definida como sensação dolorosa em resposta a um estímulo normalmente não doloroso e hiperalgesia, definida como aumento da sensibilidade à dor em resposta a um estímulo doloroso.
- As características autonômicas superpostas, como alterações em temperatura, cor e transpiração, bem como o desenvolvimento de alterações tróficas, sugerem um diagnóstico de distrofia simpática reflexa ou síndrome de dor regional complexa[17].
- A sensação dolorosa é, muitas vezes, de difícil descrição. Termos comumente usados pelos pacientes para descrevê-la são queimação, ardência, formigamento, agulhadas, choques, paroxismos, resfriamento, picadas, espinhosa, alfinetadas, dormência e coceira, dentre outros termos inespecíficos[4,9,18].

Diagnóstico

- Não há exames diagnósticos definitivos para a DN[16].
- Deve ser baseado na história clínica e exame físico detalhados e em exames complementares adequadamente indicados[19-21].
- Questionários simples baseados em descritores sensoriais e exame sensorial foram desenvolvidos para diferenciar dor somática e DN.
- Instrumentos como o Questionário de Dor Neuropática – 4 (DN 4) e a Escala de dor LANNS são válidos e confiáveis na discriminação da DN (Figuras 7.1 e 7.2).
- No DN4, deve-se pontuar 1 para cada resposta SIM e pontuar 0 para cada resposta NÃO.
- Se pontuação ≥ 4: provável que seja dor neuropática.
- Se pontuação < 4: improvável que seja dor neuropática.
- Os exames eletrofisiológicos convencionais, como a eletroneuromiografia e estudo dos potenciais evocados, são utilizados para estimar a função do SNC, porém avaliam somente as fibras muito mielinizadas, não excluindo neuropatia das fibras finas quando negativos[6,19,22].
- Testes sensoriais quantitativos (TSQ) e os potenciais evocados por laser (PEL) têm assumido um papel cada vez mais relevante no diagnóstico precoce e seguimento de neuropatias de fibras finas que não são detectadas nos estudos anteriormente mencionados[23,24].

- A ressonância magnética nuclear (RMN), tomografia computadorizada (TC) e radiografia (RX) também podem facilitar o diagnóstico[7].
- Frente a inexistência de ferramentas que permitam um diagnóstico de certeza, foi proposto recentemente que a dor neuropática poderia ser dividida em possível, provável e definitivo[2,11].
- Considera-se diagnóstico de DN possível quando há distribuição da dor com neuroanatomia plausível e história sugestiva de lesão ou doença que a justifique; provável quando existem sinais e sintomas positivos e negativos restritos ao território da lesão possível ou testes diagnósticos confirmatórios que expliquem a dor neuropática e, por último, definitivo quando, além da distribuição da dor com neuroanatomia plausível, história sugestiva de lesão ou doença que justifique, existem sinais e sintomas positivos e negativos restritos a esse território e positividade nos testes diagnósticos confirmatórios que expliquem a dor.

Questionário para diagnóstico de dor neuropática – DN4[1]
Versão Brasileira 1.0[2]

Por favor, nas quatro perguntas abaixo, complete o questionário marcando uma resposta para cada número:

Pergunte ao paciente

Questão 1: A sua dor tem uma ou mais das seguintes características?

	Sim	Não
1 - Queimação		
2 - Sensação de frio dolorosa		
3 - Choque elétrico		

Questão 2: Há presença de um ou mais dos seguintes sintomas na mesma área da sua dor?

	Sim	Não
4 - Formigamento		
5 - Alfinetada e agulhada		
6 - Adormecimento		
7 - Coceira		

EXAMINE O PACIENTE

Questão 3: A dor está localizada em uma área onde o exame físico pode revelar uma ou mais das seguintes características?

	Sim	Não
8 - Hipoestesia ao toque		
9- Hipoestesia à picada de agulhas		

Questão 4: Na área dolorosa, a dor pode ser causada ou aumentada por:

	Sim	Não
10 - Escovação		

Figura 7.1 – *Questionário para diagnóstico de dor neuropática – DN 4.*

Fonte: 1. Bouhassira D et al. L Comparison of pain syndromes associated with nervous or somatic lesion and development of a new neuropathic pain diagnostic questionnaire (DN4). Pain 2005 Mar; 114(1-2):29-36.
2. Autores: Karine A. S. Leão Ferreira e Manoel J Teixeira. Centro Multidisciplinar de Dor do Hospital das Clínicas da Faculdade de Medicina da Universidade de São Paulo.

Esta escala ajuda a determinar como os nervos que carregam a informação de dor estão funcionando. É importante obter este tipo de informação, pois ela pode ajudá-lo na escolha de um tratamento específico para o seu tipo de dor.

A. QUESTIONÁRIO DE DOR

- Pense na dor que você vem sentindo na última semana.

- Por favor, diga se qualquer uma das características abaixo se aplica à sua dor. Responda apenas SIM ou NÃO.

1) A sua dor se parece com uma sensação estranha e desagradável na pele? Palavras como "agulhadas", "choques elétricos" e "formigamento" são as que melhor descrevem estas sensações.

a) NÃO – Minha dor não se parece com isso..[0]

b) SIM – Eu tenho este tipo de sensação com frequência...[5]

2) A sua dor faz com que a cor da pele dolorida mude de cor? Palavras como "manchada" ou "avermelhada ou rosada" descrevem a aparência da sua pele.

a) NÃO – Minha dor não afeta a cor da minha pele..[0]

b) SIM – Eu percebi que a dor faz com que minha pele mude de cor. ....[5]

3) A sua dor faz com a pele afetada fique sensível ao toque? Sensações desagradáveis ou dolorosas ao toque leve ou mesmo ao toque da roupa ao vestir-se descrevem esta sensibilidade anormal.

a) NÃO – Minha dor não faz com que minha pele fique mais sensível....................................[0]

b) SIM – Minha pele é mais sensível ao toque nesta área ....[3]

4) A sua dor inicia de repente ou em crises, sem nenhuma razão aparente, quando você está parado, sem fazer nenhum movimento? Palavras como "choques elétricos", "dor em pontada" ou "dor explosiva" descrevem estas sensações.

a) NÃO – Minha dor não se comporta desta forma ....[0]

b) SIM – Eu tenho estas sensações com muita frequência...[2]

5) A sua dor faz com que a temperatura da sua pele na área dolorida mude? Palavras como "calor" e "queimação" descrevem estas sensações.

a) NÃO – Eu não tenho este tipo de sensação..[0]

b) SIM – Eu tenho estas sensações com frequência..[1]

B. EXAME DA SENSIBILIDADE (preenchido pelo médico) A sensibilidade da pele pode ser examinada comparando-se a área dolorida com a área contralateral ou nas áreas adjacentes não doloridas avaliando a presença de alodinia e alteração do limiar de sensação ao estímulo da agulha (LSA).

6) ALODINIA Examine a resposta ao toque leve com algodão sobre a área não dolorida e, a seguir, ao toque da área dolorida. Caso sensações normais forem percebidas no lado não dolorido e, ao contrário, se dor ou sensações desagradáveis (sensação tipo "picada" ou "latejante") forem percebidas na área afetada, então a alodinia está presente.

a) NÃO – Sensação normal em ambas as áreas...[0]

b) SIM – Alodinia somente na área dolorida...[5]

7) ALTERAÇÃO DO LIMIAR POR ESTÍMULO DE AGULHA

a) Determine o limiar por estímulo de agulha pela comparação da resposta a uma agulha de espessura 23 (cor azul) conectada a uma seringa de 2 mL – sem a parte interna – suavemente colocada nas áreas doloridas da pele e depois nas não doloridas.

b) Caso uma sensação de agulhada normal for sentida na área da pele não dolorida, mas uma sensação diferente for sentida na área dolorida como, por exemplo, "nenhuma sensação" ou "somente sensação de toque" (LSA aumentado) ou "dor muito intensa" (LSA diminuído), isso significa que há um LSA alterado.

c) Caso a sensação de agulhada não for percebida em nenhuma área, conecte a parte interna da seringa à agulha para aumentar o peso e repita a manobra.

a) NÃO – Sensação igual em ambas as áreas..[0]

b) SIM – Limiar por estímulo de agulha alterado no lado dolorido...[3]

ESCORE: Some os valores entre parênteses nos achados descritivos e de exame da sensibilidade para obter um escore global.

ESCORE TOTAL (máximo 24). Se escore < 12: improvável que estejam contribuindo para a dor do paciente. Se escore ≥ 12, provavelmente mecanismos neuropáticos estejam contribuindo para a dor do paciente.

Figura 7.2 – *Escala de dor LANNS.*

Fonte: Adaptação Brasil por Schestatsky et al., 2011.

Tratamento

- A abordagem de pacientes com DN é complexa e a resposta aos tratamentos existentes é difícil de prever, sendo muitas vezes pouco satisfatória[24-26].
- Comumente, os pacientes necessitam de mais medicações e em maiores doses para conseguir algum alívio do quadro doloroso e podem manter dor de moderada a intensa, mesmo em vigência de tratamento, além de apresentarem efeitos colaterais intoleráveis com maior frequência.
- A terapia deve envolver o tratamento das doenças subjacentes se possível, e a terapêutica sintomática deve ser instituída de acordo com a idade e comorbidades.
- Tão importante quanto tratar a dor em si, por exemplo, é controlar os níveis glicêmicos do paciente diabético; a infecção pelo vírus varicela-zoster com o uso de antivirais; proceder à descompressão de raízes e nervos sempre que indicado.

Tratamento não farmacológico

- Informar e educar o paciente a respeito da dor é de extrema importância para o sucesso terapêutico. Devem ser incluídos nessa abordagem itens importantes como a causa da dor, plano terapêutico e metas para o tratamento[27,28].
- As evidências sobre a eficácia de terapias não farmacológicas para a DN são limitadas. Alguns estudos sugerem que haja benefício com a prática de exercício físico, fisioterapia, estimulação nervosa elétrica transcutânea, estimulação magnética transcraniana repetitiva, terapia cognitivo-comportamental ou psicoterapia[7,29,30].

Tratamento farmacológico

- É a base terapêutica da DN, com destaque para o uso de medicamentos adjuvantes, uma vez que o quadro costuma ser parcial ou completamente insensível aos analgésicos comuns[27].
- Quando se inicia um agente farmacológico para o idoso deve-se considerar que existe maior probabilidade de ocorrência de efeitos adversos, o que se justifica pela presença de múltiplas comorbidades, polifarmácia, alterações na metabolização de fármacos, reservas fisiológicas e respostas adaptativas ao estresse diminuídas.
- Nos idosos, as medicações devem ser iniciadas preferencialmente em monoterapia, na menor dose efetiva, com aumento gradual das doses até que se alcancem os efeitos esperados com o mínimo de efeitos indesejáveis.
- Não considerar o tratamento ineficaz até que se alcancem as doses alvo, desde que não haja efeitos adversos.
- Os principais agentes farmacológicos utilizados no tratamento da dor neuropática são: antidepressivos, anticonvulsivantes, opioides e agentes tópicos.
- As drogas consideradas de primeira linha no tratamento da dor neuropática pela IASP são os estabilizadores de membrana (gabapentina e pregabalina), os antidepressivos tricíclicos (amitriptilina e nortriptilina), os inibidores seletivos da recaptação de serotonina e noradrenalina (IRSN) (duloxetina e venlafaxina), opioides (tramadol e metadona) e agentes anestésicos (lidocaína tópica)[27,31].

Antidepressivos

- Fármacos frequentemente prescritos para a DN, com ação analgésica que independe da atividade antidepressiva, o que se confirma pela observação de que a dose e o período de tempo requeridos para obtenção de analgesia são inferiores aos necessários para um efeito antidepressivo[29].

- Seus possíveis mecanismos de ação incluem o bloqueio da recaptação pré-sináptica de serotonina e noradrenalina, assim como o antagonismo de receptores NMDA, facilitando as vias de inibição descendentes e diminuindo a sensibilização periférica e central[7,22,31].

Antidepressivos tricíclicos (ADT)

- Classe medicamentosa mais estudada no tratamento da dor neuropática. Age no bloqueio da recaptação pré-sináptica de noradrenalina e serotonina, além de ter ação antagonista de receptor NMDA e bloquear canais de Na^+ [4,27,32,33].
- Indicados principalmente para polineuropatias dolorosas, NPH, neuropatia traumática e síndromes dolorosas pós-acidente vascular encefálico.
- Geralmente, inicia-se com doses baixas que serão gradualmente aumentadas a cada 7 a 14 dias, até que o paciente tenha um alívio aceitável dos sintomas ou desenvolva efeitos adversos que limitem a sua administração.
- A droga de uso preferencial no idoso é a nortriptilina, que deve ser iniciada na dose de 10 mg à noite, podendo-se atingir 25 mg a depender da resposta do paciente.

Inibidores seletivos da recaptação de serotonina e noradrenalina (IRSN)

- Agem como facilitadores das vias descendentes noradrenérgicas e serotoninérgicas moduladoras da dor através do bloqueio da recaptação pré-sináptica de noradrenalina e serotonina, dos canais de Na^+ e dos receptores NMDA[10,27,32-35].
- Os IRSN podem constituir uma alternativa aos ADT em pacientes com DN.
- São mais eficazes do que os ISRS (inibidores seletivos da recaptação da serotonina) e mais bem tolerados do que os ADT[,36].
- As principais drogas desta classe são a duloxetina e a venlafaxina.

Tabela 7.1 – Posologia dos principais antidepressivos utilizados no tratamento da dor neuropática

Antidepressivos				
Classe	**Medicação**	**Dose inicial**	**Dose máxima**	**Titulação**
Tricíclicos	Nortriptilina ou amitriptilina	10 mg	150 mg*	Aumento gradual a cada 7-14 dias, em tomada única noturna
	Principais efeitos colaterais: sonolência, tontura, hipotensão ortostática, bloqueio da condução cardíaca, retenção urinária, constipação, xerostomia, visão turva, ganho de peso e redução do limiar convulsivo. Contraindicações: anormalidades de condução do sistema ventricular, retenção urinária, glaucoma de ângulo fechado e epilepsias não controladas. *Devido ao perfil de efeitos colaterais, são poucos aqueles que toleram a dose máxima da medicação.			
IRSN	Duloxetina	30 mg	120 mg*	A cada 7 dias
	Venlafaxina	37,5 mg	225 mg	A cada 4-7 dias
	Principais efeitos adversos: constipação ou diarreia, boca seca, náusea, tontura, insônia ou sonolência excessiva, embaçamento visual, disfunção sexual e, para a venlafaxina, especificamente. sudorese e elevação da pressão arterial.			

Anticonvulsivantes

- Seu uso na DN justifica-se pelas semelhanças entre os mecanismos fisiopatológicos da DN e da epilepsia, principalmente a hiperexcitabilidade neuronal.
- São estabilizadores de membrana e atuam através da modulação dos canais de Na+ e Ca²⁺ voltagem-dependente, aumento dos efeitos inibitórios do GABA e diminuição da transmissão excitatória glutaminérgica[15,35-38].

Carbamazepina

- Bloqueia os canais de Na⁺ e Ca²⁺ voltagem-dependentes, suprimindo atividade espontânea das fibras C e fibras Aδ e inibe também a recaptação da noradrenalina.
- Padrão-ouro no tratamento da neuralgia do trigêmeo.
- Pouco evidência na polineuropatia diabética, neuralgias pós-herpética, síndrome de Güilian-Barre e outras dores neuropáticas.
- Indicada para dores paroxísticas e lancinantes e menos efetiva em dores tipo queimação e alodínia[29,36].
- Principais efeitos adversos: sonolência, vertigem, ataxia, hiponatremia, leucopenia e anemia aplásica, o que torna necessária a realização periódica de hemograma e perfil eletrolítico[22].
- Cuidados adicionais devem ser tomados na presença de insuficiência renal e hepática.

Gabapentina

- Inibe os canais de Ca²⁺ (subunidade α2δ) e, consequentemente, reduz do influxo de cálcio e a liberação de neurotransmissores (substância P, glutamato, CGRP) nos terminais nervosos aferentes primários.
- Várias semanas podem ser necessárias para que se atinja uma dosagem eficaz.
- Bastante efetiva no tratamento da DN[33,37-39].
- Nos idosos, as doses de início devem ser de 150 a 300 mg, preferencialmente no período noturno[22,26].

Pregabalina

- Mecanismo similar à gabapentina e eficácia semelhante.
- Vantagens: início de ação mais rápido, cinética linear que permite ao paciente começar a terapia já com dose efetiva, possibilidade de titulação mais rápida da dose dos que necessitam de doses mais elevadas e efeito ansiolítico[34,37,38].

Tabela 7.2 – Posologia dos principais anticonvulsivantes utilizados no tratamento da dor neuropática

Anticonvulsivantes			
Medicação	**Dose inicial**	**Dose máxima**	**Titulação**
Carbamazepina	300 mg (150 mg nos idosos)	2.400 mg, divididos em 3 tomadas diárias	Aumento gradual a cada 5-7 dias
Gabapentina	150-300 mg	3.600 mg ao dia, divididos em 3 doses diárias	Aumento gradual a cada 5-7 dias
Pregabalina	25-75 mg	600 mg ao dia, em uma ou duas tomadas diárias	Aumento gradual a cada 5-7 dias

Principais efeitos colaterais: sonolência, vertigem, distúrbios gastrointestinais e edema periférico. Cuidados adicionais devem ser tomados em pacientes com insuficiência renal, com necessidade do ajuste da dose.

Analgésicos

Analgésicos não opioides

- Anti-inflamatórios não esteroides, paracetamol e dipirona.
- Têm pouco ou nenhum efeito na DN e podem acarretar efeitos colaterais quando usados a longo prazo[11].
- Podem ser administrados concomitante com analgésicos opioides em pacientes que apresentem dor mista neuropática e nociceptiva, possibilitando o uso de uma menor dosagem de opióides[36].

Analgésicos opioides

- Existem evidências de disfunção dos receptores opioides (receptor μ opioide - MOR) e glutamatérgicos (receptor N-metil-D-aspartato- NMDA) na DN[41,42].
- Consistem em opioides fracos (codeína, tramadol) e opioides fortes (morfina, oxicodona, metadona, hidromorfona, fentanil, buprenorfina)[40].
- Os opioides com melhores respostas na DN são o tramadol e a metadona.
- Em algumas circunstâncias podem ser considerados como primeira opção: DN aguda; DN de origem neoplásica; exacerbações episódicas de dor severa e durante a titulação de um medicamento de primeira linha a uma dosagem efetiva para alívio imediato da dor[40].
- A metadona é frequentemente utilizada para tratar a dor intensa[43,44] e apresenta bons resultados na dor neuropática resistente aos analgésicos convencionais[45,46].

Tabela 7.3 – Posologia dos principais opioides utilizados no tratamento da dor neuropática

Analgésicos opioides			
Medicação	Dose inicial	Dose máxima	Titulação
Tramadol	50 mg (1-2 vezes ao dia) No idoso 37,5 mg 2 vezes ao dia	400 mg (fracionado em 3 a 4 tomadas) - Insuficiência renal: TFG 10-30 mL/min: 200 mg TFG <10 mL/min: 100 mg (fracionado 12/12 h) - Dialisável e seguro em IRC dialítica (administrar a dose após as sessões)	Aumentar a cada 3-7 dias
	Efeitos colaterais: náuseas, vômitos, constipação intestinal, sedação		
Metadona	2,5 mg (1 vez ao dia)	10 mg (a cada 8 ou 12 horas) - Não necessita de ajuste de dose na insuficiência renal, pois apresenta metabolismo hepático	Aumentar a cada 5-7 dias
	Efeitos colaterais: náuseas, vômitos, sonolência, sedação, depressão respiratória. > 200 mg: risco de prolongamento de QT e arritmia		
Oxicodona	10 mg (2 vezes ao dia)	60 mg	Aumentar 10 mg a cada 7 dias
	Efeitos colaterais: náuseas, vômitos, sedação, constipação e euforia		
Buprenorfina	- No Brasil há apenas a apresentação transdérmica (5, 10 e 20 mg) com troca a cada 7 dias do adesivo	40 mg (2 adesivos de 20 mg)	Aumentar a cada 7 dias
	Efeitos colaterais: constipação, náusea, vômito, boca seca, sonolência, tontura, confusão, coceira e reação no local do adesivo e cefaleia. Também é possível uso no rodízio de outros opioides respeitando a dose equipotente.		

Abreviaturas: TFG = taxa de filtração glomerular.

Terapia multimodal

- Embora o ideal para o idoso fosse o alívio sintomático utilizando apenas um medicamento, a monoterapia raramente oferece o benefício suficiente[34].
- As combinações de terapia farmacológica mais estudadas e satisfatórias são: gabapentina + nortriptilina e gabapentina + morfina[15,37,39,47,48]. Em 2005, Gilron et al. mostrou eficácia superior quando usado gabapentina associada a morfina no tratamento de dor neuropática[39].
- No intuito de reduzir os efeitos colaterais e aumentar a eficácia analgésica através do sinergismo entre as drogas, a terapia multimodal vem sendo utilizada com sucesso na prática clínica.
- Caso não ocorra o controle satisfatório da dor, poder-se-á adicionar outro fármaco de primeira linha.
- Quando a resposta é ineficaz ou intolerável, o fármaco será substituído por um alternativo de primeira linha. No entanto, se estes não forem considerados eficazes ou toleráveis, isolados ou combinados, o tramadol ou outros opioides poderão ser utilizados.

Agentes tópicos

Anestésicos

Lidocaína tópica

- É utilizada na forma de adesivo ou gel a 5%.
- Age através da estabilização dos canais de Na+ nos axônios de neurônios periféricos, bloqueando os impulsos ectópicos de forma dose-dependente.
- Mais eficaz quando o nervo está parcialmente lesado com uma função nociceptiva residual.
- Útil na dor bem definida, pois atua localmente, sendo pouco absorvida para a via sistêmica.
- Cautela nos pacientes que recebem medicações antiarrítmicas de classe I e naqueles com disfunção hepática severa, nos quais uma concentração sanguínea excessiva pode ser possível[11,33,36].

Capsaicina

- Apresentação em creme, gel ou rollon a 0,025 a 0,075%, três vezes ao dia.
- Age através da ação agonista em receptores vaniloides, presentes nos nociceptores primários.
- Nas aplicações iniciais tem ação excitatória e produz hiperalgesia e sensação de queimação. No entanto, aplicações repetidas e prolongadas levam a inativação dos nociceptores[34,35,38].

Outros agentes

- Ácido tióctico: estudos recentes têm demonstrado efetividade no tratamento da polineuropatia diabética. Trata-se de uma droga que age na redução do estresse oxidativo celular. Na dose de 600 mg uma vez ao dia demonstra redução de dor, ardor, parestesias e adormecimento, além de melhora no reflexo aquileu, na sensibilidade ao tato e na neuropatia autonômica cardiovascular do paciente diabético[49]. Porém, tais estudos não se referem especificamente à população idosa.
- Baclofeno: agente GABA – agonista, também pode ser usado no tratamento da dor neuropática, principalmente quando há espasticidade associada, como na esclerose múltipla, lesão medular ou pós-acidente vascular encefálico, porém não é considerada droga de primeira ou segunda linha[48,49]. Alguns estudos mostram que pode ser uma opção efetiva no tratamento da neuralgia do trigêmio[50].
- Mexiletina: é uma droga antiarrítmica, que age como bloqueador de canais de sódio e pode ser usada no tratamento da dor neuropática, na dose de 100 a 200 mg três vezes ao dia, porém não é

recomendada como primeira ou segunda linha de tratamento. Só deveria ser usada em pacientes que obtiveram alívio satisfatório da dor com o uso de lidocaína venosa, preferencialmente naqueles com dor neuropática central ou periférica de etiologia traumática ou diabética[51]. Pouco recomendada para uso em idosos.

- Cobalamina (Cbl): é um agente neurotrófico que tem uma afinidade especial para os tecidos neurais. Pode ajudar a manter o sistema nervoso íntegro, e regenera nervos periféricos[52,53]. A terapia com Cbl em altas doses pode ter efeitos farmacológicos benéficos na função neurológica em diversas patologias. Estudos recentes sugeriram que a administração oral de Cbl é melhor do que a suplementação parenteral[54]. No entanto, para obter a mesma eficácia que a da administração intramuscular na obtenção de respostas neurológicas a curto prazo em indivíduos com deficiência de Cbl, são necessárias doses elevadas e uso a longo prazo de Cbl oral. A experiência clínica demonstrou que há melhora dos sintomas tanto da neuropatia periférica como da disfunção autonômica[55]. Um outro estudo que avaliou a administração de Cbl em pacientes com neuropatia pós-herpética (NPH) concluiu que ela é eficaz em reduzir a dor e o desconforto nesses pacientes[56]. Deste modo, a terapia de primeira linha para NPH deveria incluir o uso de tais agentes neurotróficos.

Quadro 7.2 – Resumo dos principais *guidelines* sobre o tratamento farmacológico da dor neuropática

Guideline	Recomendações de 1ª linha	Recomendações de 2ª linha
The European Federation of Neurological Societies (EFNS)	Pregabalina, gabapentina, ADTs, duloxetina, venlafaxina, lidocaína	Tramadol, opioides, capsaicina
The International Association for the study of pain (IASP)	Pregabalina, gabapentina, ADTs, duloxetina, venlafaxina, lidocaína tópica	Opioides, tramadol
The Canadian Pain Society (CPS)	Pregabalina, ADTs, gabapentina	IRSN, lidocaína tópica

- A seguir, apresentamos um algoritmo simples proposto por Moulin et al. para auxílio no manejo farmacológico da dor neuropática (Figura 7.3).

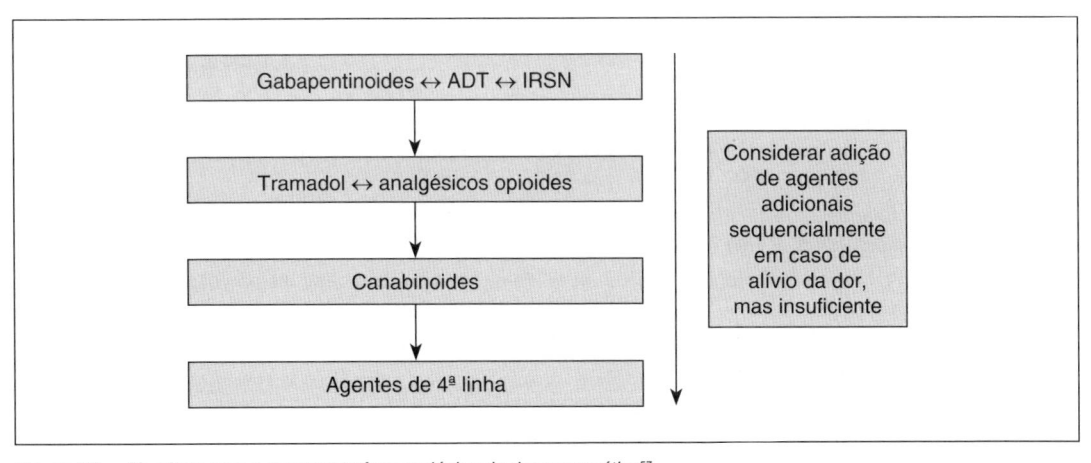

Figura 7.3 – *Algoritmo para o tratamento farmacológico da dor neuropática[57].*

Fonte: Moulin DE et al. Pharmacological management of chronic neuropathic pain: Revised consensus statement from the Canadian Pain Society. Pain Res Manag 2014;19(6):328-35.

ADT = antidepressivo tricíclico; IRSN = inibidores seletivo da recaptação de serotonina e noradrenalina.

Tratamentos invasivos

- Numerosas técnicas cirúrgicas ablativas foram descritas como avulsão, secção nervosa, rizotomia dorsal, tractotomia espinotalâmica, cingulotomia e lobotomia frontal. Porém, tais procedimentos não são recomendados em virtude do dano adicional que podem provocar no sistema nervoso, intensificando a DN.
- A estimulação da medula espinhal tem apresentado resultados positivos em alguns estudos clínicos[49]. Esta técnica assemelha-se à estimulação nervosa elétrica transcutânea.

Considerações finais

- A DN é uma condição crônica com impacto negativo na qualidade de vida do idoso e sua prevalência tende a aumentar com o envelhecimento populacional e maior número de doenças crônicas que cursam com dor. O manejo adequado da DN depende da sua correta identificação e estabelecimento da causa mais provável, para que assim consiga elaborar o melhor tratamento. O tratamento do idoso deve ser individualizado e sempre levar em consideração suas comorbidades, polifarmácia e estado de vulnerabilidade.

Referências bibliográficas

1. Merskey H, Bogduk N. Classification of chronic pain. Seattle: IASP Press, 1994.
2. Treede R-D, Jensen TS, Campbell JN, et al. Neuropathic pain: redefinition and a grading system for clinical and research purposes. Neurology. 2008;70:1630 -1635.
3. Backonja MM. Defining Neuropathic Pain. Anesth Anal 2003;97:785-90.
4. Torrance N, Smith BH, Bennett MI. Medication and treatment use in primary care patients with chronic pain of predominantly neuropathic origin. BMC Family Practice 2007;24:481-485 (7).
5. Herr K. Neuropathic Pain: A Guide to Comprehensive Assessment. Pain Management Nursing 2004;5(4): 9-18 (8).
6. Gilron I, Watson PN, Moulin DE. Neuropathic Pain: a practical guide for the clinician. CMAJ 2006;175(3):265-75.
7. Baron R. Diagnosis and Treatment of Neuropathic Pain. Dtsch Artehl 2006;103(41):2720-30.
8. Dworkin RH. An overwiew of Neuropathic Pain: Syndromes, Symptoms, signs and Several Mechanisms. Clin J Pain 2003;18:343-349.
9. Koltzenburg M. Classification of neuropathic pain. In: Giamberardino M A (ed). Pain 2002 – Un updated review: Refresher Course Syllabus. IASP Press, Seattle, 2002.
10. Bouhassira D, Lanteri-Minet M, Attal N, Laurent B, Touboul C. Prevalence of chronic pain with neuropathic characteristics in the general population. Pain 2008;136:380-7.
11. Hall GC, Carroll D, McQuay HJ. Primary care incidence and treatment of four neuropathic pain conditions: A descriptive study, 2002-2005. BMC Family Pratice 2008;26(9):1-9.
12. McGeeney BE. Pharmacological management of neuropathic pain in older adults: an update on peripherally and centrally acting agents. J Pain Symp Manag 2009; 38(2S): S15-S27.
13. Mailis-Gagnon A, Nicholson K, Yegneswaran B, et al. Pain characteristics of adults 65 years of age and older referred to a tertiary care pain clinic. Pain Res Manag 2008; 13(5): 389-394.
14. Namaka M, Gramlich CR, Ruhlen D, Melanson M, Sutton I,Major J. A Treatment Algorithm for Neuropathic Pain. Clinical Therapeutics 2004;26:951-979.
15. Galluzzi KE. Management of Neuropathic Pain. JAOA 2005;105(9):S12-S19.
16. Moalem G, Tracey DJ. Immune and inflammatory mechanisms in neuropathic pain. Brain research reviews 2006;51:240-264.
17. Vadalouca A, Siafaka J, Vrachnou E. therapeutic Management of Chronic Neuropathic Pain. Ann NY Acad Sci 2006;1088:164-186.

18. Harden RN, Bruehl SP. Diagnostic criteria: The statistical derivation of the four criterion factors. In: Wilson P, Stanton-Hicks M, Harden RN, eds. CRPS: Current Diagnosis and Therapy (Progress in Pain Research and Management, Volume 32). Seattle: IASP Press, 2005:45-58.

19. Torrance N, Smith BH, Bennett MI, Lee AJ. The epidemiology of chronic pain of predominantly neuropathic origin. Results from a general population survey. J Pain 2006;7:281-9.

20. Hans G, Masquelier E, Cock P. The diagnosis and management of Neuropathic Pain in daily practice in Belgium: an observational study. BMC Public Health 2007;170(7):1-13.

21. Chen H, Lamer TJ, Rho RH, Marshall KA, Sitzman BT, Ghazi SM et al. Contemporary Management of Neuropathic Pain for Primary Care Physian. Mayo Clin Proc. 2004;79(12):1533-1545.

22. Baron R, Tölle TR. Assessement and diagnosis of neuropathic pain. Curr Opin Support Palliat Care 2008;2:1.

23. Rasmussen PV, Sindrup SH, Jensen TS, Bach FW. Therapeutic outcome in neuropathic pain: relationship to evidence of nervous system lesion. Euro J Neurology 2004;11:545- 553.

24. Attal N, Cruccu G, Hansson P, Jensen TS, Sampaio C et al. EFNS guidelines on pharmacological treatment of neuropathic pain. Neurology 2006;13:1153-1169.

25. Rasmussen PV, Sindrup SH, Jensen TS, Bach FW. Therapeutic outcome in neuropathic pain: relationship to evidence of nervous system lesion. Euro J Neurology 2004;11:545- 553.

26. Dworkin RH, Backonja M, Farrar JT, Finnerup NB, Jensen TS et al. Pharmacology management of neuropathic pain: Evidence-based recommendations. Pain 2007;132:237- 251.

27. Arstein P. Chronic Neuropathic Pain: Issues in Patient Education. Pain Management Nursing 2004;5(4):31-41.

28. Leo RJ, Latif T. Repetitive Transcranial Magnetic stimulation in Experimentally Induced and Chronic Neuropathic Pain: a Review. J Pain 2007;8(6):453-459.

29. Chong MS, Bajwa ZH. Diagnosis and Treatment of Neuropathic Pain. J Pain Symptom Manage 2003;25:S4-S11.

30. Argoff CE. Comprehensive management of neuropathic pain in older adults: an introduction. J.Pain Sym Manag. 2009; 38(2S): S1-S3.

31. Stillman M. Clinical approach to patients with neuropathic pain. Cleveland Clinic Journal of Medicine 2006;73 (8):726-739.

32. Costa CMC. Dor neuropática. In: Alves Neto O(org) et al. Dor: princípios e prática. Porto Alegre: Artmed, 2009.

33. Dworkin RH, Backonja M, Farrar JT, Finnerup NB, Jensen TS et al. Pharmacology management of neuropathic pain: Evidence-based recommendations. Pain 2007;132:237- 251.

34. Rowbotham MC. Neuropathic pain: from basic science to evidence-based treatment. In: Giamberardino M A (ed). Pain 2002 – Un updated review: Refresher Course Syllabus. IASP Press, Seattle, 2002.

35. Cruccu G, Anand P, Attal N, Garcia-Larrea L, Haanpää M, Jensen TS et al. EFNS guidelines on neuropathic pain assessment. European Journal Neurology 2004;11:153-162.

36. Gilron I, Bailey JM, Holden RR, Weaver DF, Houlden RL. Morphine, Gabapentin, or their combination for Neuropathic Pain. N Engl J Med 2005;352:1324-1334.

37. Rowbotham MC. Neuropathic pain: from basic science to evidence-based treatment. In: Giamberardino M A (ed). Pain 2002 – Un updated review: Refresher Course Syllabus. IASP Press, Seattle, 2002.

38. Schmader KE, Baron R, Haanpää ML, Mayer J et al. Treatment considerations for elderly and frail patients with neuropathic pain. Mayo Clin Proc. 2010 Mar;85(3 Suppl):S26-32.

39. Keskinbora K, Pekel AF, Aydinli I. Gabapentin and an Opioid Combination versus Opioid Alone for the management of neuropathic cancer pain: a randomized open trial. J Pain Symptom Manage 2007;34:183-189.

40. Geber C, Baumgartner U, Schwab R, et al. revised definition of neuropathic pain and its grading system: an open case series illustrating its use in clinical practice. Am J Med 2009; 122(10A): S4-S12.

41. Zhang X, Bao L, Shi TJ, Ju G, Elde R, Hökfelt T. Down-regulation of mu-opioid receptors in rat and monkey dorsal root ganglion neurons and spinal cord after peripheral axotomy. Neuroscience 1998; 82:223-240.

42. Mizoguchi H, Watanabe C, Yonezawa A, Sakurada S. Chapter 19 new therapy for neuropathic pain. International Review of Neurobiology 2009; 85:249.

43. Leng G, Finnegan MJ. Successful use of methadone in nociceptive cancer pain unresponsive to morphine. Palliat Med 1994; 8:153-155.

44. Sandoval JA, Furlan AD, Mailis-Gagnon A. Oral methadone for chronic noncancer pain: A systematic literature review of reasons for administration, prescription patterns, effectiveness, and side effects. Clin J Pain 2005; 21:503-51.

45. Altier N, Dion D, Boulanger A, Choiniere M. Successful use of methadone in the treatment of chronic neuropathic pain arising from burn injuries: A case-study. Burns 2001; 27:771-775.

46. Gagnon B, Almahrezi A, Schreier G. Methadone in the treatment of neuropathic pain. Pain Res Manag 2003; 8:149-154.

47. Cruccu G, Anand P, Attal N, Garcia-Larrea L, Haanpää M, Jensen TS et al. EFNS guidelines on neuropathic pain assessment. European Journal Neurology 2004;11:153-162.

48. Asociacion Latinoamericana de Diabetes. Guia practico para el manejode la polineuropatia diabetica. Revista de La Asociacion Latinoamericana de Diabetes. 2010; 18(S1).

49. Solaro C, Messmer Uccelli M. Pharmacological management of pain in patients with multiple sclerosis. Drugs 2010; 70(10): 1245-54.

50. Fromm GH. Baclofen as an adjuvant analgesic. J Pain Symptom Manage 1994; 9(8): 500-9.

51. Moulin DE et al. Pharmacological management of chronic neuropathic pain: Revised consensus statement from the Canadian Pain Society. Pain Res Manag 2014;19(6):328-35.

52. Dror DK, Allen LH. Effect of vitamin B12 deficiency on neurodevelopment in infants: Current knowledge and possible mechanisms. Nutr Rev 2008;66:250.

53. Okada K, Tanaka H, Temporin K, et al. Methylcobalamin increases Erk1/2 and Akt activities through the methylation cycle and promotes nerve regeneration in a rat sciatic nerve injury model. Exp Neurol 2010; 222:191–203.

54. Duyvendak M, Veldhuis GJ. Oral better than parenteral supplementation of vitamin B12. Ned Tijdschr Geneeskd 2009;153:B485.

55. Butler CC, Vidal-Alaball J, Cannings-John R, et al. Oral vitamin B12 versus intramuscular vitamin B12 for vitamin B12 deficiency: A systematic review of randomized controlled trials. Fam Pract 2006;23:279–85.

56. Xu G, Lv ZW, Feng Y, Tang WZ, Xu GX. A single-center randomized controlled trial of local methylcobalamin injection for subacute herpetic neuralgia. Pain Medicine, vol.14, no. 6, pp.884–894,2013.

57. Moulin DE et al. Pharmacological management of chronic neuropathic pain: Revised consensus statement from the Canadian Pain Society. Pain Res Manag 2014;19(6):328-35.

capítulo 8

Manejo das Síndromes de Dor Central

Jane Érika Frazão Okazaki

Introdução

- O envelhecimento está associado ao aumento da prevalência de diversas doenças, em especial as crônico-degenerativas e cerebrovasculares. Muitas dessas afecções possuem associação com dor e podem evoluir para quadros dolorosos crônicos[1].
- Dentro das afecções no Sistema Nervoso Central (SNC) mais relacionadas com dor crônica em pacientes idosos, destaca-se a central após acidente vascular encefálico (AVE), a qual, por sua vez, pode vir associada a outros tipos de dor, como a síndrome do ombro doloroso do hemiplégico[2].
- Também são relevantes as síndromes dolorosas após traumatismos cranianos com lesão axonal difusa, dor central relacionada a esclerose múltipla e dor na arterite temporal[1,2].

Dor central

Definição

- De acordo com a Associação Internacional para o Estudo da Dor (IASP), a dor central é definida como "dor iniciada ou causada por uma lesão primária ou disfunção no SNC". Posteriormente, a dor neuropática central foi redefinida como "dor que surge como consequência direta de uma lesão ou doença que afeta o sistema somatossensorial". Dessa forma, seria um fenômeno doloroso decorrente de lesões do encéfalo ou da medula espinhal, ou de avulsão de raízes nervosas e lesões neuropáticas centrais[3,4].

Epidemiologia

- Cerca de 8% de todos os pacientes que sofrem AVE serão acometidos por dor central. Devido à alta incidência de AVE, a dor central pós-AVE é a causa mais comum, representando cerca de 90% de todas as síndromes de dor central relacionadas a lesões do sistema nervoso central. Cerca de 20% desses pacientes apresentam lesões talâmicas e para estes o termo "síndrome talâmica" é apropriado. Em todos os outros casos, o termo "dor central pós-AVE" deve ser utilizado[5,6].

- Dentre os pacientes com lesão traumática da medula espinhal, cerca de 35% a 40% irão apresentar dor central[7].
- A incidência de dor central durante o curso da Esclerose Múltipla é de aproximadamente de 30%. A neuralgia do trigêmeo, observada em 5% dos pacientes, pode ser a primeira manifestação da doença e ocorre devido à lesão das vias trigeminais no tronco cerebral, o que, às vezes, pode ocorrer bilateralmente[2].
- Dor é a queixa mais comum de cerca de 40% a 75% dos pacientes portadores de doença de Parkinson. O quadro doloroso não está relacionado somente aos sintomas motores e sim a um processamento central patológico e, portanto, podem ser classificadas como dor central. Clinicamente, esses pacientes frequentemente apresentam dor bilateral, principalmente nas extremidades, embora em geral seja mais intensa no lado onde os sintomas motores apareceram inicialmente ou são mais proeminentes. Essa dor intermitente ou persistente é muitas vezes descrita como difusa, em torção ou ardor. Dor na Doença de Parkinson será mais bem abordada no Capítulo 9[8].

Fisiopatologia

- Lesões do trato espinotalâmico ou dos núcleos talâmicos responsáveis pela transmissão da informação nociceptiva ao córtex cerebral podem produzir a chamada dor central[5,9].
- Diversos estudos em afecções do SNC acompanhadas de dor evidenciam alteração da sensibilidade para temperatura e dor na área dolorosa. Isto aponta a necessidade de lesões nas vias nociceptivas centrais para o desenvolvimento da dor. Entretanto, essas lesões isoladamente não são suficientes para gerar dor central; precisam estar associadas a eventos anatômicos, neuroquímicos e inflamatórios para resultar em quadro crônico[10,11].
- A dor espontânea contínua – que é o sintoma dominante na dor central – e as dores evocadas requerem geração de impulsos ectópicos ou hiperexcitabilidade neuronal nas vias nociceptivas centrais, os quais podem resultar tanto da facilitação patológica quanto da desinibição[2].
- Os mecanismos fisiológicos da dor envolvem, ainda, o conceito de neuroplasticidade na perpetuação da dor, com ação através de mediadores bioquímicos nas vias nociceptivas. A inflamação persistente contribui para a continuidade do ciclo de dor, gerando hipersensibilidade. É possível também estabelecer relações entre a dor e o estresse psicológico, pois este é capaz de induzir aumento de citocinas inflamatórias[10].
- Em 2007, Hains demonstrou que canais de sódio na medula e no tálamo apresentavam expressão aumentada após a lesão da medula espinhal, sendo também evidenciado um aumento nos disparos espontâneos e evocados dos neurônios do núcleo lateral ventroposterior do tálamo[12].
- Estudos recentes sugerem que os neurônios residuais do trato espinotalâmico após lesão medular podem predizer o desenvolvimento de dor central. Semelhante ao que acontece na neuropatia periférica, acredita-se que os processos inflamatórios desencadeados por nervos lesionados podem facilitar a hiperexcitabilidade em fibras vizinhas intactas[13].
- Imagens neuronais do tálamo em pacientes com dor central demonstraram um padrão de descarga alterado em relação aos pacientes sem dor[13].
- O desenvolvimento de descargas ectópicas também pode ser devido a desinibição patológica da atividade neuronal, normalmente suprimida. Lesões no núcleo medial ventral posterior do tálamo, por exemplo, se apresentam como hipoestesia fria e provocam a desinibição do córtex cingulado anterior, tendo como consequência a sensação desagradável de ardor[14].

Características clínicas

- O quadro clínico da dor central tem muitas características da dor neuropática e varia consideravelmente de acordo com a etiologia e com o paciente acometido, trazendo sintomas bastante individuais[2].

- A dor central pode variar significativamente em severidade e localização, podendo ser constante ou intermitente e de leve a excruciante[15].
- Diferentes tipos de estímulos como frio, movimento, toque leve e até mesmo sofrimento emocional podem ser capazes de desencadear o quadro. A dor pode ser desencadeada por estresse ou até mesmo por ruídos[15].
- Assim como acontece na dor neuropática periférica, a dor espontânea e as dores evocadas são frequentemente encontradas em síndromes de dor central. A dor costuma ser descrita como queimadura ou picadas[2].
- Mais de 70% dos pacientes com dor pós-AVE sofrem de alodinia[6].
- Hiperalgesia fria é encontrada em cerca de 23% dos pacientes que sofreram AVE e 14% dos pacientes com esclerose múltipla e hiperalgesia quente, que tipicamente indica sensibilização de aferentes periféricos, raramente é vista na dor central[6].
- O surgimento da dor é caracteristicamente tardio ao início da lesão central. Siddall publicou um estudo longitudinal sobre dor após lesão medular e relatou um tempo médio para início de 1,8 anos. No AVE, a maioria dos pacientes desenvolve dor nos primeiros 3 a 6 meses, apesar de intervalos mais longos de até vários anos também serem descritos[16,17].
- O início da dor central muitas vezes coincide ou acontece logo após o retorno da sensibilidade que foi perdida de forma transitória ou prejudicada por uma lesão que afeta as vias somatossensoriais. Além disso, pode ocorrer mesmo após uma lesão cerebral que não deixou nenhuma perda sensorial clinicamente detectável[2].
- Assim, a dor central está tipicamente localizada em um local de sensibilidade anormal correspondente à lesão central e o tamanho da área dolorosa, por sua vez, costuma ser menor que o tamanho desse local. Portanto, dor em apenas um dimidio é frequentemente vista após lesões talâmicas, enquanto dor em membros inferiores bilateral é muitas vezes encontrada na lesão medular[18].

Diagnóstico

- Na avaliação inicial da dor de provável origem central, é necessário um histórico médico completo e análise dos sintomas e de suas características clínicas[5].
- Não é incomum que os pacientes usem termos estranhos e vagos para descrever o que estão sentindo. Em geral, os doentes relatam sensações disestésicas, isto é, sensações dolorosas que podem estar mal localizadas e podem variar dramaticamente de um dia para o outro[15].
- Na maioria dos casos, a dor se apresenta simultaneamente como superficial e profunda, é constante em 85% dos pacientes e ocorre em lados alternados em cerca de 7% dos casos[15].
- O componente de queimor é uma das características mais relatadas, porém picadas e dores lancinantes também são descritas[15].
- Esses pacientes podem ter alodinia, disestesia e parestesias[15].
- As manifestações especiais incluem radiação anormal da dor, má localização e discriminação prejudicada. Temporalmente, os pacientes podem experimentar uma variedade complexa de sensações, com latências anormais a partir do ponto de estimulação[8].
- Para o diagnóstico é necessário que a dor esteja em uma distribuição neuroanatômica compatível com uma lesão prévia do SNC, a qual deve ser documentada por exames complementares[1].
- É importante realizar o diagnóstico diferencial com neuropatia periférica e dor nociceptiva. O Questionário de Dor Neuropática com quatro questões (DN4), o Neuropathic Pain Symptom Inventory (NPSI) e o The Leeds Assessment of Neuropathic Symptoms and Signs (LANSS) são ferramentas confiáveis para avaliar dor neuropática e existem na versão em português. Existe, ainda, uma escala mais abrangente para a avaliação da dor neuropática e dor não neuropática, a Pain

Quality Assessment Scale (PQAS), ou Escala de Avaliação de Qualidade de Dor (EAQD). A EAQD já foi traduzida e adaptada transculturalmente para o Brasil pelo Grupo de Pesquisa em Dor do Hospital Universitário Presidente Dutra da Universidade Federal do Maranhão (UFMA)[19].

- Os sintomas de alodinia relacionados a temperatura referidos pelo paciente devem ser verificados com testes específicos. Teste de frio pode ser feito à beira do leito usando peças de metal liso com álcool. Cubos de gelo também podem ser utilizados e proporcionam um estímulo mais intenso[15].
- Para análises quantitativas detalhadas de déficits sensoriais, tais como alodinia e hiperalgesia, pode ser utilizado o teste quantitativo sensorial (QST), o qual consiste em uma abordagem psicofísica utilizada para quantificar a função somatossensorial em resposta a estímulos controlados[11].
- O diagnóstico de síndromes de dor central requer a demonstração por exames complementares de uma lesão dentro do SNC que pode ser relacionada anatomicamente ao desenvolvimento dos sintomas. Também é importante avaliar alteração de sensibilidade na área dolorosa[2,20].
- O Quadro 8.1 resume as possíveis correlações entre lesões medulares e a área com alteração da sensibilidade correspondente.

Quadro 8.1 – Correlações anatômicas para avaliação da sensibilidade em lesões medulares

Coluna cervical	C2	Protuberância occipital por trás da orelha
	C3	Fossa supraclavicular
	C4	Articulação acromioclavicular
	C5	Borda lateral da fossa antecubital
	C6	Superfície dorsal da falange proximal do polegar
	C7	Superfície dorsal da falange proximal do dedo médio
	C8	Superfície dorsal da falange proximal do dedo mínimo
Coluna torácica	T1	Borda medial da fossa antecubital
	T2	Ápice da axila
	T3	Terceiro espaço intercostal
	T4	Linha medioclavicular, quarto espaço intercostal, linha mamilar
	T5	Quinto espaço intercostal
	T6	Nível do processo xifoide
	T7	Sétimo espaço intercostal
	T8	Rebordo costal
	T9	Nono espaço intercostal
	T10	Cicatriz umbilical
	T12	Virilha, linha média do ligamento inguinal
Coluna lombossacra	L2	Porção anteromedial da coxa
	L3	Côndilo medial do fêmur
	L4	Maléolo medial
	L5	Porção proximal do hálux
	S1	Superfície externa do calcanhar
	S2	Linha média da fossa poplítea
	S4	Tuberosidade isquiática
	S4 e S5	Área perianal

Adaptado de Schoenen J. Clinical anatomy of the spinel cord. Neurol Clin. 1991; 3: 503-532[21].

- As técnicas de imagem, como a ressonância magnética e a neurofisiologia clínica, os potenciais somatossensitivos e motores evocados, são técnicas eficazes na identificação de uma lesão dentro do SNC. No entanto, a neurofisiologia convencional só dá informações indiretas, já que, apesar das fibras mielinizadas serem testadas, não é feita avaliação da função das vias nociceptivas. Os potenciais evocados por laser, por outro lado, permitem conclusões sobre a função da fibra A nociceptiva, mas devido à sua complexidade essa técnica é utilizada apenas em pesquisa[11].

Etiologias relacionadas a dor central

- A dor central não só se desenvolve após o AVE, mas também pode ser uma complicação de vários outros distúrbios centrais, conforme exemplificado na Tabela 8.2[22,23].

Quadro 8.2 – Possíveis causas de dor central

Lesões vasculares no cérebro e medula espinhal
Infarto
Hemorragia
Malformação vascular
Esclerose Múltipla
Outras doenças autoimunes com acometimento cerebral e da medula espinhal (ex.: lúpus eritematoso sistêmico)
Lesão traumática cerebral
Lesão traumática da medula espinhal
Siringomielia e seringobulbia
Cordotomia
Tumores cerebrais ou na medula espinhal
Infecções virais ou bacterianas na medula espinhal
Epilepsia
Doença de Parkinson

Adaptado de Wasner G. Central pain syndromes. 2010[2].

Dor central após acidente vascular encefálico

- A distribuição da dor central após AVE pode variar desde uma área pequena, como a mão, até todo o hemicorpo, sendo esta a dor mais frequente nas síndromes talâmicas. É comum haver combinação de hipossensibilidade com hiperalgesia[2].
- Localiza-se tipicamente dentro da área de distúrbios sensoriais relacionados à área lesionada[2,15].
- É geralmente secundária a lesões isquêmicas ou hemorrágicas no trato espinotalâmico ou no tálamo, porém o córtex somatossensorial e a ínsula também podem estar envolvidas no aparecimento da síndrome[1,2].
- A dor na síndrome de dor central após AVE pode ser espontânea ou evocada e pode piorar com estímulos térmicos de calor ou frio e ser atenuada com o descanso e a distração do paciente. Normalmente, é caracterizada como quente ou fria, em aperto, cortante ou em facada. Pode vir acompanhada de prurido local, interferir no sono e na reabilitação e prejudicar a qualidade de vida a ponto de desencadear ideação de morte[1].
- A prevalência da síndrome varia de acordo com o local acometido, sendo mais comum após infarto lateral medular (síndrome de Wallenberg) ou lesão na porção do tálamo (síndrome de Déjérine-Roussy)[1,24].

- Na língua inglesa, os sintomas característicos da dor central podem ser identificados pelo acrônimo "MD HAS CP", conforme explicado na Tabela 8.3[25].

Quadro 8.3 – Acrônimo "MD HAS CP"

Muscle pains (dores musculares)	As dores musculares são descritas como câimbras, constrição e sensação de esmagamento, e podem ser incapacitantes.
Dysesthesias (disestesias)	As disestesias são as sensações anormais mais comuns experimentadas por indivíduos com dor central pós-AVE. As sensações características anormais, desagradáveis e mal localizadas são extremamente angustiantes para o paciente, pois não transmitem informações sensoriais discriminativas úteis.
Hyperpathia (hiperpatia)	A hiperpatia, devido à desinibição do SNC, envolve uma resposta aumentada aos estímulos nocivos (dor evocada). Acredita-se que lesão dentro do trato espinotalâmico dê origem a esses fenômenos sensoriais patológicos.
Allodynia (alodinia)	Alodinia é uma marca registrada clássica da dor central e está presente em mais de 50% dos pacientes com dor pós-acidente vascular encefálico. Envolve a interpretação de estímulos não dolorosos (por exemplo, térmica, táctil) como sendo dolorosos ou a sensação de dor em um local diferente da área tátil.
Shooting/ lancinating pain (dor lancinante)	A dor lancinante é uma dor intermitente com características discriminativas sensoriais claras. Um paciente com esta apresentação tem pouca dificuldade em identificar a localização da dor, ao contrário do paciente com disestesia.
Circulatory pain (dor circulatória)	A dor circulatória é descrita como uma dor semelhante àquela causada por lesão provocada por pinos e agulhas, assim como picadas, ou como sensação de andar em vidro quebrado. Esta dor pode ser confundida com neuropatia periférica ou com resultado de má circulação.
Peristaltic/visceral (peristáltica/ visceral)	A dor peristáltica/visceral pode ser expressa como inchaço ou plenitude da bexiga, bem como dor ardente com urgência urinária.

Adaptado de mchenry KW. Lessons from my central pain. Pain Clinical Updates. International Association for the Study of Pain 2002 Sept;10(3). Available at http://www.lasp-pain.org/PCU02-3.html[25].

Dor facial neuropática central

- Afeta 0,5% a 8% das vítimas de AVE[26].
- Lesões em qualquer nível do SNC – desde o núcleo do trigêmeo ou corno dorsal da medula até o córtex cerebral – tem o potencial para causar dor neuropática facial central[27].
- O risco de desenvolver dor central é maior quando as vias espinotalâmicas são afetadas, quando em comparação com lesões supratalâmicas[27].
- A terceira edição da Classificação Internacional das Desordens Cefálicas (International Classification of Headache Disorders – ICHD-3) reconhece duas entidades principais como causa de dor facial de origem central[27,28]. São elas:
  - Dor neuropática central secundária a esclerose múltipla;
  - Dor central após AVE.
- A dor facial neuropática central pós-AVE é descrita como dor unilateral facial ou de cabeça, com apresentação variável, envolvendo parte ou toda a região craniocervical e associada a alterações da sensibilidade. Não pode ser explicada por uma lesão do nervo trigêmeo periférico ou outros nervos cranianos[26].
- A dor é atribuída a uma lesão envolvendo as projeções ascendentes dos núcleos trigeminais, com possível envolvimento das vias cervicais espinotalâmicas e processamento cortical. Dependendo do local específico da lesão, o tronco ipsilateral e / ou membros podem ser afetados[6,26].

- A dor é geralmente persistente, mas também pode ser paroxística. O seu início pode ocorrer meses ou mesmo anos após o AVE[6].
- A intensidade da dor pode variar e geralmente é intensificada pelo estresse físico ou emocional, assim como pode ser aliviada pelo relaxamento[6,26].
- Segundo o ICHD-3, o diagnóstico de dor facial neuropática central requer[28]:
  o Dor facial e/ou de cabeça;
  o Ocorrência de AVE isquêmico ou hemorrágico;
  o Evidência de causalidade demonstrada por:
    – A dor desenvolveu-se dentro de seis meses após o acidente vascular cerebral;
    – A imagem (normalmente a ressonância magnética) demonstrou lesão vascular em um local apropriado.
  o Dor não pode ser mais bem explicada por outro diagnóstico do ICHD-3.

Dor neuropática central atribuída a esclerose múltipla

- É descrita como dor craniocervical unilateral ou bilateral, de apresentação variada, com ou sem alterações sensoriais associadas, e atribuída a lesão desmielinizante das ligações centrais do nervo trigêmeo ou das raízes cervicais superiores em um indivíduo com esclerose múltipla[28].
- Pode ser contínua ou paroxística e pode vir associada a distúrbios sensitivos, como disestesia, hipoestesia, anestesia, hipoalgesia e parestesia[28].
- O diagnóstico, de acordo com o ICHD-3, requer:
  o Dor facial e/ou de cabeça;
  o Diagnóstico de esclerose múltipla com a demonstração de uma lesão desmielinizante no tronco encefálico ou projeções ascendentes dos núcleos trigeminais através de ressonância magnética;
  o Dor tem relação temporal com a lesão desmielinizante ou levou à sua descoberta;
  o Dor não pode ser explicada por outro diagnóstico do ICHD-3.

Dor central após lesão medular

- A IASP classifica a dor central após lesão medular de acordo com o nível neurológico, o qual é definido como o segmento mais caudal com função normal[29]:
  o A dor abaixo do nível da lesão é consequência direta do dano da medula espinhal;
  o Dor no nível de lesão pode ser causada por dano da medula espinhal ou das raízes nervosas ou por uma combinação de ambos;
  o A dor neuropática após as compressões nervosas periféricas pode ocorrer acima do nível da lesão[29].

Manejo da dor central

- O manejo das síndromes de dor central é desafiador, pois existem poucos ensaios clínicos controlados para o tratamento dessa condição[1].
- Sempre que possível, a doença subjacente deve ser tratada, o que pode resultar em alívio significativo da dor[2].
- Até o momento, não há nenhuma terapia para prevenir o desenvolvimento de dor central[2].
- O tratamento sintomático inclui abordagens farmacológicas e não farmacológicas de forma interdisciplinar, com associação de fisioterapia, terapia ocupacional e terapias cognitivo-comportamentais[30].

- As medidas não farmacológicas estão sempre indicadas e visam melhorar a dor e reduzir o consumo de analgésicos, de forma a evitar maiores efeitos adversos, além de promover bem-estar emocional e capacidade adaptativa, objetivando sempre a manutenção das atividades de vida diária. Esse manejo compreende desde intervenções educativas, adaptação do ambiente e autogerenciamento da dor, até acupuntura e uso de órteses[30].

Tratamento farmacológico

- Em geral, institui-se a terapia multimodal, que consiste na associação de várias classes de fármacos com ações diferentes, porém sinérgicas e aditivas, em doses menores, com o objetivo de obter o melhor efeito analgésico com menos efeitos colaterais para o paciente[1].
- Nos idosos, é necessário atentar para a farmacocinética e farmacodinâmica das drogas, pois estes apresentam alterações na metabolização de grande parte dos fármacos, de forma que são mais susceptíveis a eventos adversos, especialmente em um contexto de polifarmácia[30].
- Não há grandes diferenças no tratamento farmacológico das diferentes etiologias de dor central. Dentre as exceções, temos a neuralgia do trigêmeo na esclerose múltipla, a qual tem como droga de primeira escolha a carbamazepina[2].
- As opções terapêuticas costumam ser divididas nas seguintes categorias:
  - Drogas antidepressivas;
  - Drogas que reduzem a atividade do SNC (anticonvulsivantes, benzodiazepínicos, baclofeno);
  - Neuromodulação ou neuroestimulação.
- Os antidepressivos tricíclicos seriam a primeira escolha (dentre estes, a amitriptilina é a droga mais estudada para dor neuropática central), seguidos pela gabapentina e pregabalina. No entanto, em idosos, a amitriptilina deve ser usada com cautela pelo alto potencial de efeitos adversos. Portanto, nesse grupo de pacientes, a gabapentina e pregabalina seriam as drogas de primeira linha[31].
- Os opioides costumam aparecer nos algoritmos como a terceira escolha, especialmente para populações mais jovens e com maior risco de dependência. Essas drogas são abordadas com detalhes no Capítulo 4 deste livro[31].
- No caso de falha terapêutica com as medicações descritas acima alguns autores sugerem avaliar o uso de outras drogas menos estudadas para este fim, tais como: fenitoína, clonazepam, valproato ou baclofeno. A quetamina pode ser tentada nos casos refratários de dor[19].
- O tratamento pode variar de acordo com a etiologia da dor central, apesar das evidências serem ainda insuficientes e muitas vezes controversas, de forma que as escolhas são muitas vezes baseadas na opinião de especialistas[2].
- Na dor central após AVE, a amitriptilina e a lamotrigina foram as únicas medicações que mostraram eficácia em estudos randomizados controlados[32].
- Nas dores paroxísticas neurálgicas, especialmente no caso de neuralgia do trigêmeo associada a esclerose múltipla, a carbamazepina é a droga de escolha e para neuralgia do trigêmeo associada a isquemia pontina (AVE) alguns autores também recomendam o uso de carbamazepina[33].
- A seguir, serão descritas brevemente as drogas mais utilizadas. A Tabela 8.1 resume essas recomendações[19].

Antidepressivos tricíclicos

- Estão dentre as classes de drogas mais estudadas no manejo da dor crônica, no entanto, pelos seus efeitos anticolinérgicos, são em geral consideradas inapropriadas para idosos e, portanto, devem ser utilizadas com cautela nesse grupo de pacientes[2,30].

- Além da eficácia, são drogas interessantes pelo baixo custo[34].
- O seu uso é bem estabelecido no tratamento da dor neuropática, incluindo a dor central, com resultados positivos para dor pós-AVE e controversos nos casos de lesão da medula espinhal[30,35].
- Tem como representante principal a amitriptilina. Dose inicial recomendada: 10 a 25 mg à noite, com aumentos progressivos, se necessário, até a dose de 100 a 125 mg em jovens[33].
- Em idosos, avaliar a troca ou associação de outras medicações a partir de 75 mg por dia, pois raramente é bem tolerada e segura acima dessa dose[2,30].
- Efeitos colaterais mais comuns: boca seca, cansaço, retenção urinária, ganho de peso, sedação, constipação, taquicardia, palpitações, hipotensão ortostática e visão borrada (relacionados com as propriedades anticolinérgicas)[32].
- Tem como contraindicações: bloqueios do nó atrioventricular, glaucoma e hiperplasia prostática benigna[2].

Inibidores seletivos da recaptação de serotonina e noradrenalina

- Os inibidores seletivos da recaptação da serotonina e noradrenalina, tais como venlafaxina e duloxetina, não foram amplamente testados especificamente em síndromes de dor central[2].
- Demonstram eficácia em estudos de dor neuropática e, tipicamente, tem menos efeitos colaterais do que os antidepressivos tricíclicos, com perfil de segurança melhor para o uso em idosos[2,30].

Anticonvulsivantes

- Gabapentina e pregabalina são opções efetivas no tratamento de diferentes etiologias de dor central[36,37].
- São drogas comumente bem toleradas cujos efeitos colaterais principais são tontura e sonolência[30].
- Deve-se iniciar à noite e em doses baixas, com aumento gradual, se necessário, e orientar os pacientes acerca desses efeitos colaterais, sobretudo com relação ao risco de quedas[36,37].

Gabapentina

- Dose recomendada: 300 mg à noite[32].
- Em pacientes com histórico de baixa tolerância por efeitos colaterais, podemos iniciar com doses menores, de até 150 mg[30].
- Devem ser realizados aumentos progressivos até alívio da dor ou aparecimento de reações adversas[1].
- Em geral, o alívio da dor só é alcançado com uso de 900 a 2.400 mg divididas em 3 doses diárias. Em pacientes jovens e mais tolerantes é possível chegar em doses tão altas quanto 3.600 mg por dia. Em idosos, especialmente naqueles mais vulneráveis, costuma-se recomendar dose máxima total diária de 1.800 mg[2].
- Efeitos colaterais mais comuns: sonolência, diarreia, alterações do humor, ataxia, fadiga, náusea e tontura[38].

Pregabalina

- Dose inicial recomendada em idosos é 25 a 50 mg, podendo chegar ao total de 300 mg por dia dividido em 2 doses[32].
- O aumento da dose deve ser realizado paulatinamente[30].
- Efeitos colaterais mais comuns: tontura, sonolência, boca seca e ganho de peso[39].

Lamotrigina

- Mostrou efeito analgésico significativo e boa tolerância em pacientes com dor central pós-AVE, porém o mesmo efeito não foi observado em outras etiologias de dor central[40].
- Dose inicial recomendada: 25 mg, com posterior aumento progressivo da dose conforme eficácia e tolerância, até a dose máxima de 100 mg a 200 mg[40].
- O aumento da dose deve ser realizado da seguinte maneira: 25 mg nas duas primeiras semanas, 50 mg por mais duas semanas, 100 mg na quinta semana[30].
- Efeito colateral mais comum é o *rash* cutâneo. Caso apareça, está indicado a descontinuação da droga, pois reações de hipersensibilidade como Síndrome de Stevens-Johnson e necrólise epidérmica tóxica podem ocorrer[32,40].

Carbamazepina

- É indicada nos casos de neuralgia do trigêmeo ou dor central secundária a esclerose múltipla[41].
- Tem sua eficácia questionável no contexto de dor central em geral, apesar de poder ser realizada uma prova terapêutica nos casos de crises de dor lancinante[2].
- Costuma ter mais efeitos colaterais que as outras drogas citadas anteriormente, sendo a hiponatremia e reações alérgicas as mais comuns[26].
- Outras reações adversas são: agranulocitose, anemia aplásica, alteração de enzimas hepáticas, síndrome de Stevens-Johnson e Necrólise Epidérmica Tóxica. Estas duas últimas complicações, quando ocorrem, são mais comuns nas primeiras 8 semanas de terapia e em pacientes com predisposição por alteração de HLA (Antígeno Leucocitário Humano), a qual é mais prevalente em populações asiáticas[32,39].
- Para paciente com neuralgia facial atribuída a esclerose múltipla a dose inicial recomendada é de 100 a 200 mg por dia. Essa dose deve ser aumentada paulatinamente se necessário, podendo chegar a um máximo de 1.200 mg por dia em doses divididas[30].

Tabela 8.1 – Drogas mais estudadas no manejo da dor central

Medicação	Indicação	Dose inicial (mg/dia)	Posologia	Dose alvo* (mg/dia)	Dose máxima (mg/dia)
Amitriptilina (primeira escolha na população geral)	Dor central após AVE e dor central após lesão medula espinhal	10-25	0-0-1	50-75	150
Pregabalina (primeira escolha na população idosa)	Dor central após lesão medula espinhal	25-75	1-0-1	150	600
Gabapentina	Dor central após lesão medula espinhal	100-300	1-1-1	1.200-2.400	3.600
Lamotrigina	Dor central após AVE	25	1-0-1	100-200	400
Carbamazepina	Dor central secundária a esclerose múltipla	100-200	1-0-1	600-1.200	1400
Tramadol	Dor central após lesão medula espinhal	50	1-1-1	Muito variável	400

Adaptado de Wasner G. Central pain syndromes. Curr Pain Headache Rep. 2010;14(6):489-496[2].

*A dose alvo é em geral a dose máxima tolerada em idosos.

Neuromodulação

- Casos selecionados de pacientes com dor central refratária podem se beneficiar de tratamentos com neuromodulação, a qual pode ser realizada através de estimulação nervosa elétrica transcutânea ou estimulação magnética transcraniana[42].
- Também são possíveis tratamentos mais invasivos como estimulação direta da medula espinhal ou do córtex, porém estas indicações devem ser individualizadas para paciente com dor intensa e com grande prejuízo das atividades de vida diária, sendo uma medida de exceção[42,43].

Dor em outras afecções do sistema nervoso central

Arterite temporal

- Também chamada de arterite de células gigantes, é uma vasculite sistêmica granulomatosa que ocorre preferencialmente na carótida e cuja idade média de acometimento é de 72 anos[1].
- É uma doença tipicamente de idosos, pois nunca ocorre antes da quinta década de vida[1].
- É duas vezes mais comum em mulheres[1].
- Sinais e sintomas mais característicos: cefaleia temporal intensa de início recente, hipersensibilidade na região da carótida acometida, grande aumento das provas de atividade inflamatória, particularmente a velocidade de hemossedimentação (VHS), febre, astenia e perda de peso[1].
- Pode ocorrer sensibilidade do couro cabeludo à palpação, perda visual, mialgia, astenia, anorexia e claudicação de mandíbula. A artéria temporal pode estar normal no exame de inspeção e palpação, porém algumas vezes apresenta-se dolorosa, tortuosa, com nodulações e sem pulso perceptível[44].
- O diagnóstico definitivo é realizado através de biópsia da artéria temporal, a qual evidencia um processo inflamatório com presença de granulomas e células gigantes. No entanto, devido ao acometimento segmentar, a sensibilidade do método é de 50% a 80%. Por este motivo, é recomendado realizar biópsias com 3 a 5 cm e a análise de toda a extensão da amostra[1].
- Em caso de forte suspeita clínica, corticoterapia (prednisona na dose de 60 a 80 mg/dia, por um a dois meses, com posterior desmame lento), deve ser instituída imediatamente. A resposta a este tratamento é dramática[44].
- Complicação mais temida: amaurose súbita e irreversível, secundária à isquemia do nervo óptico. A presença de manifestações oculares como diplopia ou amaurose transitória deve sempre ser sinal de alerta. Outros mecanismos possíveis para a perda visual são: oclusão da artéria central da retina e infarto dos lobos occipitais[44].

Complicações dolorosas após AVE

- O AVE é uma importante causa de morbimortalidade na população geral, sendo a principal causa de incapacidade a longo prazo na população idosa. Uma parcela significativa dos sobreviventes cursa com sequelas neurológicas e complicações secundárias à doença. Dentre elas, podem ser citadas a dor e espasticidade. As complicações pós-AVE estão relacionadas com a idade, o grau de dependência prévia, presença de outras morbidades, tempo de internação hospitalar e de imobilidade[1,39].

Síndrome do ombro doloroso do hemiplégico

- A dor do ombro hemiplégico é uma condição clínica comum após o AVE, com prevalência que varia de 34% a 84%[1].
- Principais fatores de risco: idade, alterações na tonicidade dos músculos após a AVE e hemiparesia[1].

- Amplitude de movimento previamente reduzida, alterações degenerativas da articulação acromio-clavicular e fossa glenoidal e calcificações dos tendões podem agravar a condição de dor[1].
- É uma causa importante de perda de funcionalidade e autonomia, impactando negativamente na qualidade de vida e prejudicando a reabilitação motora e psicológica[1].
- Tem início típico dois a três meses após o evento, porém pode ocorrer nas primeiras duas semanas após o AVE[1].
- A sua ocorrência também está associada a maior tempo de permanência hospitalar[1].
- Dentre os mecanismos envolvidos na síndrome podemos ter: subluxação do ombro, espasticidade, ombro congelado e anormalidades do manguito rotador[45].
- A limitação de rotação externa no ombro hemiplégico pela espasticidade do músculo subescapular parece ser o fator mais intimamente ligado à gênese da síndrome do ombro doloroso[1].
- A síndrome ocorre quando há incongruência mecânica entre as superfícies da articulação glenoumeral[1].
- Ao exame físico percebe-se uma diferença palpável entre o acrômio e a cabeça do úmero[1].
- O diagnóstico é realizado através da história clínica e do exame físico, sendo complementado com exames de imagem. Nota-se uma diferença palpável entre o acrômio e a cabeça do úmero. A radiografia é o método de escolha inicial, pela facilidade e baixo custo. No entanto, muitas vezes são necessários a realização de ultrassom, tomografia ou ressonância magnética[45].
- Durante o período inicial após um AVE, o risco dessa síndrome é alto devido à flacidez e hipotonia, de forma que os músculos do ombro se tornam incapazes de fixar a cabeça do úmero dentro da cavidade glenoide. O risco inicial também está relacionado ao período de adaptação à nova condição do paciente, no qual em geral ocorrem transferências inadequadas[1].
- Para prevenção da síndrome é fundamental aderir aos exercícios que visam aumentar a amplitude de movimento, de forma a evitar a imobilidade, a espasticidade e a contratura. A não realização de fisioterapia motora e terapia ocupacional contribuem para a ocorrência dessas complicações[1].
- A incidência de lesão do manguito rotador em pacientes hemiplégicos é cerca de 33% e 40%. Este é formado pelos grupos musculares subescapular, supraespinhal, infraespinhal e redondo menor. O grupo muscular mais afetado é o supraespinhal, devido à compressão pelo acrômio. A área da junção glenoumeral, especialmente na fase flácida da hemiplegia, fica suscetível ao trauma devido a tração na articulação, movimentação passiva incorreta e efeitos da gravidade[45]. O tratamento envolve, desde fisioterapia e adaptação, até analgesia, órteses e cirurgia. A eficácia é maior quando realizada abordagem multidisciplinar e acompanhamento em conjunto com a ortopedia para definição de indicações de imobilização e cirurgia[45].

Considerações finais

- A dor associada a afecções do sistema neurológico em idosos é comum e grande causadora de dependência e perda da qualidade de vida, tanto pela dor crônica em si quanto pelas limitações impostas pela própria doença de base. Seu adequado manejo é fundamental para o controle álgico e para evitar maiores perdas da funcionalidade.

Referências bibliográficas

1. Santos C. Força-tarefa na Dor nas Doenças Cerebrais nos Idosos; 2014.
2. Wasner G. Central pain syndromes. Curr Pain Headache Rep. 2010;14(6):489-496. doi:10.1007/s11916-010-0140-8.
3. Merskey H, Bogduk N. Classification of Chronic Pain.; 1994. doi:10.1002/ana.20394.
4. Treede RD, Jensen TS, Campbell JN, et al. Neuropathic pain: Redefinition and a grading system for clinical and research purposes. Neurology. 2008;70(18):1630-1635. doi:10.1212/01.wnl.0000282763.29778.59.

5. Klit H, Finnerup NB, Jensen TS. Central post-stroke pain: clinical characteristics, pathophysiology, and management. Lancet Neurol. 2009;8(9):857-868. doi:10.1016/S1474-4422(09)70176-0.

6. Andersen G, Vestergaard K, Ingeman-Nielsen M, Jensen TS. Incidence of central post-stroke pain. Pain. 1995;61(2):187-193. http://www.ncbi.nlm.nih.gov/pubmed/7659428.

7. Siddall PJ, McClelland JM, Rutkowski SB, Cousins MJ: A longitudinal study of the prevalence and characteristics of pain in the first 5 years following spinal cord injury. Pain 2003, 103:249–257.

8. Wasner G, Deuschl G: Pain in Parkinson's disease. In Pain: Handbook of Clinical Neurology, vol 81. Edited by Jensen TS, Cervero F. Amsterdam: Elsevier; 2006:747–760.

9. Woolf CJ, Bennett GJ, Doherty M, et al. Towards a mechanism-based classification of pain? Pain. 1998;77(3):227-229. http://www.ncbi.nlm.nih.gov/pubmed/9808347.

10. Finnerup NB, Johannesen IL, Fuglsang-Frederiksen A, Bach FW, Jensen TS. Sensory function in spinal cord injury patients with and without central pain. Brain. 2003;126(1):57-70. doi:10.1093/brain/awg007.

11. Ducreux D, Attal N, Parker F, Bouhassira D. Mechanisms of central neuropathic pain: A combined psychophysical and fMRI study in syringomyelia. Brain. 2006;129(4):963-976. doi:10.1093/brain/awl016.

12. Wu G, Ringkamp M, Hartke T V, et al. Early onset of spontaneous activity in uninjured C-fiber nociceptors after injury to neighboring nerve fibers. J Neurosci. 2001;21(8):RC140. http://www.ncbi.nlm.nih.gov/pubmed/11306646.

13. Wasner G, Lee BB, Engel S, McLachlan E. Residual spinothalamic tract pathways predict development of central pain after spinal cord injury. Brain. 2008;131(Pt 9):2387-2400. doi:10.1093/brain/awn169.

14. Craig AD: Mechanisms of thalamic pain. In Central Neuropathic Pain: Focus on Poststroke Pain. Edited by Henry JL, Panju A, Yashpal K. Seattle: IASP Press; 2007:81–100.

15. Lu I. Central Pain: Mechanisms, Semiology. 2009:79-92.

16. Siddall PJ, Middleton JW. Spinal cord injury-induced pain: mechanisms and treatments. Pain Manag. 2015;5(6):pmt.15.47. doi:10.2217/pmt.15.47.

17. Siddall PJ, McClelland JM, Rutkowski SB, Cousins MJ. A longitudinal study of the prevalence and characteristics of pain in the first 5 years following spinal cord injury. Pain. 2003;103(3):249-257. http://www.ncbi.nlm.nih.gov/pubmed/12791431.

18. Greenspan JD, Ohara S, Sarlani E, Lenz FA. Allodynia in patients with post-stroke central pain (CPSP) studied by statistical quantitative sensory testing within individuals. Pain. 2004;109(3):357-366. doi:10.1016/j.pain.2004.02.002.

19. Carvalho AB, Garcia JBS, Silva TKM, Ribeiro JVF. Traduçao e adaptação transcultural da Pain Quality Assessment Scale (PQAS) para versão brasileira. Rev Bras Anestesiol. 2016;66(1):94-104. doi:10.1016/j.bjan.2013.10.016.

20. Garcia-Larrea L, Convers P, Magnin M, et al. Laser-evoked potential abnormalities in central pain patients: the influence of spontaneous and provoked pain. Brain. 2002;125(Pt 12):2766-2781. http://www.ncbi.nlm.nih.gov/pubmed/12429603.

21. Schoenen J. Clinical anatomy of the spinel cord. Neurol Clin. 1991; 3: 503-532.

22. Yezierski RP, Burchiel KJ, eds: Spinal Cord Injury Pain: Assessment, Mechanisms, Management. Progress in Pain Research and Management, vol 23. Seattle: IASP Press; 2002.

23. Henry JL, Panju A, Yashpal K, eds. Central Neuropathic Pain: Focus on Poststroke Pain. Seattle: IASP Press; 2007.

24. Dejerine J, Roussy G: Le syndrome thalamique. Rev Neurol 1906, 14:521–532.

25. McHenry KW. Lessons from my central pain. Pain Clinical Updates. International Association for the Study of Pain 2002 Sept;10(3). Available at http://www. iasp-pain.org/PCU02-3.html.

26. Nicholson BD. Evaluation and treatment of central pain syndromes. Neurology. 2004;62(5 Suppl 2):S30-6. http://www.ncbi.nlm.nih.gov/pubmed/15007162.

27. Boivie J CK. Central pain in the face and head. In: Olesen, J (Eds) LW and W, ed. The Headaches. Philadelphia; 2006:p.1063.

28. Olesen J. The International Classification of Headache Disorders, 3rd edition. Cephalagia. 2013;33(9):629-808. doi:10.1177/0333102413485658.

29. Siddall PJ, Yezierski RP, Loeser JD: Taxonomy and epidemiology of spinal cord injury pain. In Spinal Cord Injury Pain: Assessment, Mechanisms, Management. Progress in Pain Research and Manage- ment, vol 23. Edited by Yezierski RP, Burchiel K. Seattle: 200.

30. Ickowicz E. Pharmacological management of persistent pain in older persons. J Am Geriatr Soc. 2009;57(8):1331-1346. doi:10.1111/j.1532-5415.2009.02376.x.

31. Leijon G, Boivie J. Central post-stroke pain--a controlled trial of amitriptyline and carbamazepine. Pain 1989; 36:27.

32. Mulla SM, Wang L, Khokhar R, et al. Management of central poststroke pain: Systematic review of randomized controlled trials. Stroke. 2015;46(10):2853-2860. doi:10.1161/STROKEAHA.115.010259.

33. Crayton H, Heyman RA, Rossman HS. A multimodal approach to managing the symptoms of multiple sclerosis. Neurology 2004; 63:S12.

34. Iasp. Guia para o Tratamento da Dor em Contextos de Poucos Recursos. Iasp. 2010:401.

35. Rintala DH, Holmes SA, Courtade D, Fiess RN, Tastard LV, Loubser PG. Comparison of the Effectiveness of Amitriptyline and Gabapentin on Chronic Neuropathic Pain in Persons with Spinal Cord Injury. Arch Phys Med Rehabil. 2007;88(12):1547-1560. doi:10.1016/j.apmr.2007.07.038.

36. Vranken JH, Dijkgraaf MG, Kruis MR, et al.: Pregabalin in patients with central neuropathic pain: a randomized, double- blind, placebo-controlled trial of a flexible-dose regimen. Pain 2008, 136:150–157.

37. Finnerup NB, Otto M, McQuay HJ, Jensen TS, Sindrup SH. Algorithm for neuropathic pain treatment: An evidence based proposal. Pain. 2005;118(3):289-305. doi:10.1016/j.pain.2005.08.013.

38. Backonja M, Glanzman RL. Gabapentin dosing for neuropathic pain: evidence from randomized, placebo--controlled clinical trials. Clin Ther. 2003;25(1):81-104. http://www.ncbi.nlm.nih.gov/pubmed/12637113.

39. Frese A, Husstedt IW, Ringelstein EB, Evers S. Pharmacologic treatment of central post-stroke pain. Clin J Pain. 2006;22(3):252-260. doi:10.1097/01.ajp.0000173020.10483.13.

40. Vestergaard K, Andersen G, Gottrup H, et al. Lamotrigine for central poststroke pain: a randomized controlled trial. Neurology 2001, 56:184–190.

41. Österberg A, Boivie J, Thuomas KÅ. Central pain in multiple sclerosis – Prevalence and clinical characteristics. Eur J Pain. 2005;9(5):531-542. doi:10.1016/j.ejpain.2004.11.005.

42. Rasche D, Ruppolt M, Stippich C, et al. Motor cortex stimulation for long-term relief of chronic neuropathic pain: a 10 year experience. Pain 2006, 121:43–52.

43. Norrbrink C: Transcutaneous electrical nerve stimulation for treatment of spinal cord injury neuropathic pain. J Rehabil Res Dev 2009, 46:85–93.

44. Buttgereit F, Dejaco C, Matteson EL, Dasgupta B. Polymyalgia Rheumatica and Giant Cell Arteritis: A Systematic Review. JAMA. 2016;315(22):2442-2458. doi:10.1001/jama.2016.5444.

45. Klotz T, Borges HC, Monteiro VC, Chamlian TR. Tratamento fisioterapêutico do ombro doloroso de pacientes hemiplégicos por acidente vascular encefálico. Revisão da Literatura Physiotherapy treatment in hemiplegic shoulder pain in stroke patients-Literature Review. Am J Phys. 2006:12-16.

capítulo 9

Dor na Doença de Parkinson

Ana Laura de Figueiredo Bersani
Leonardo Brandão de Oliva
Niele Silva de Moraes

Introdução

- A Doença de Parkinson (DP) é uma doença degenerativa do sistema nervoso central, crônica e progressiva, causada por uma intensa diminuição da produção de dopamina na substância negra.
- A dopamina é um neurotransmissor que ajuda na realização dos movimentos voluntários do corpo de forma automática e na falta dela o controle motor do indivíduo é perdido.
- A prevalência da DP aumenta com o avançar da idade, acometendo 1% da população acima de 55 anos e 3% da população com mais de 75 anos[1-3].
- A DP cursa com sintomas motores como tremor de repouso, rigidez entre articulações do punho, cotovelo, ombro, coxa e tornozelo, bradicinesia e desequilíbrio, além de outros sintomas não motores, como dor, redução da motivação, apatia, depressão, ansiedade, demência, fadiga, distúrbio do sono, distúrbios autonômicos, constipação e alteração olfatória[2-4].
- A dor é um dos principais sintomas não motores da DP, porém com frequência é subdiagnosticada, subvalorizada e não recebe abordagem adequada.
- A fisiopatologia da dor na DP ainda é incerta, mas tem relação com a degeneração dos neurônios dopaminérgicos.
- Entre 40% e 75% dos pacientes com DP, podem apresentar dor com características variadas e em diferentes estágios da doença[5-7].
- Sensações dolorosas frequentemente acompanham os sintomas motores, principalmente a rigidez e bradicinesia. Entretanto, a dor pode ocorrer mesmo quando estas alterações motoras são mínimas ou ausentes, podendo, inclusive, precedê-las, manifestando-se meses antes do aparecimento dos primeiros sintomas[6,8].
- Por vezes, a dor pode ser mais incapacitante que os sintomas motores, acarretando importante prejuízo na qualidade de vida destes indivíduos. Assim, é fundamental que os profissionais de saúde sejam capacitados para o diagnóstico e controle adequados da dor na DP[6,9,10].

Causas da dor na doença de Parkinson

- São múltiplas as causas de dor na DP, podendo estar relacionadas às comorbidades associadas, como diabetes, osteoporose, doenças reumáticas e artrites degenerativas; às síndromes sensitivas primárias; às complicações da DP; ou ao próprio tratamento[6,8,9].
- Existem evidências sugerindo a possibilidade de fatores genéticos estarem associados a dor[11].

Avaliação da dor na doença de Parkinson

- A escala KPPS (King's Parkinson's Disease Pain Scale), publicada em 2015, é o primeiro instrumento para avaliação global da dor na DP e permite classificar localização, intensidade e frequência da dor, relação com flutuações motoras e o sofrimento envolvido nos seus diversos fenótipos. Ainda não existe tradução e validação para o Brasil[15].

Tipos de dor associada à doença de Parkinson

- O Quadro 9.1 resume os tipos de dor na DP.

Quadro 9.1 – Tipos de dor na DP

Dor musculoesquelética (associada a rigidez e deformidade esquelética)
Dor neuropática-radicular (associada a lesão de raiz, focal ou neuropatia periférica)
Dor distônica (relacionada ao tratamento da DP)
Dor central (sintoma específico da doença)
Acatisia
Outras causas

Adaptado de Ford B. Pain in Parkinson's Disease. Movement Disorders, Vol. 25, Suppl. 1, 2014.

Dor musculoesquelética

- Forma mais comum de dor associada à DP, com frequência entre 45%-90% dos indivíduos com DP que relatam dor[6].
- Descrita como dolorimento, cólica ou aperto, mais frequentemente no pescoço, extremidades superiores ou musculatura paraespinhal.
- Associação com dores articulares é comum, principalmente em ombros (frequentemente associada à presença de ombro congelado)[16], quadril, joelhos e tornozelos[14,17].
- Pode estar relacionada à rigidez, acinesia, anormalidades posturais e distonia.
- É mais pronunciada no lado onde os sintomas motores são mais proeminentes e tende a aumentar durante os períodos de piora do parkinsonismo[14,16,17].

Dor no ombro

- É uma queixa comum em indivíduos com DP, apresentando-se geralmente como artralgia, tendinopatia e dor do tipo radiculopática.
- Pode ser o primeiro sintoma da doença ou aparecer durante sua evolução.
- Existem duas formas principais de dor nos ombros na DP: a dor secundária a lesões degenerativas que aparece ou piora com a evolução da doença e a dor pseudo reumática, diretamente relacionada com os sintomas neurológicos da DP.

- Inatividade muscular associada a sintomas motores e subsequente disfunção do ombro são sugeridas como as causas principais deste tipo de dor[6,17].
- No exame físico, alguns pacientes referem dor à palpação do músculo e do tendão no ombro. A mobilização passiva é normal e pode haver limitação às manobras de contraposição de força ocasionada pela rigidez.
- Os exames radiológicos não evidenciam anormalidades, corroborando para o diagnóstico de dor causada pela DP[6].

Dor no pescoço

- Ocorre principalmente nos estágios mais avançados da doença e parece ser causada por lesões degenerativas das primeiras vértebras cervicais, associada à hiperflexão da coluna cervical.
- Rigidez dolorosa em face, queixo e mandíbula pode ocorrer no estágio inicial da DP.

Dorsalgia

- É bastante frequente, sendo as alterações na postura, rigidez e redução da flexibilidade da coluna os principais fatores que contribuem para essa situação[18].

Deformidades em mãos e pés

- São conhecidas como mãos e pés estriatais, podem ser observadas em alguns indivíduos com DP e podem ocasionar dor intensa.
- Nas mãos apresentam-se como flexão das articulações metacarpofalangianas, extensão das articulações interfalangianas proximais e desvio ulnar. Diferenciam-se da artrite reumatoide, por ocorrer unilateralmente, sem nenhuma inflamação local e pela ausência de padrão erosivo na radiografia.
- Em pés são provavelmente causadas por distonia, definida como contração muscular sustentada entre músculos agonistas e antagonistas, desencadeando uma postura distônica, causada pela baixa concentração de levodopa[18-20].

Dor radicular neuropática

- Caracteriza-se por dor contínua, em queimação, ardência, frio ou choque no dermátomo correspondente.
- Pode estar associada à sensação de formigamento, adormecimento, coceira, agulhada e alfinetada, além de parestesias, hiperalgesia e/ou alodinia.
- Resultam de deformidades posturais e compressão por lesões degenerativas, ocasionando radiculopatia ou mielopatia[18,21].
- Para o diagnóstico, além da avaliação clínica, devem ser solicitados eletroneuromiografia e exames de neuroimagem, e investigar deficiências nutricionais, exposição a toxinas, alterações metabólicas e outras causas de neuropatias periféricas.
- Sensações parestésicas de frio, entorpecimento, e formigamento podem ser erradamente atribuídas à síndrome de dor central, enquanto investigação adicional revela compressão da raiz ou lesão nervosa[14,18,19].

Dor distônica

- A terapia com levodopa causa melhora significativa no quadro motor da DP, porém está associada a complicações que apresentam importante impacto negativo na qualidade de vida dos pacientes.

- Estudos recentes relataram surgimento de até 50% de complicações motoras em dois anos de tratamento com levodopa.
- As flutuações motoras consistem em oscilações do desempenho motor, onde se tem um período sob o efeito da levodopa (período *On*) e um período em que a medicação não age; ocorrendo uma deterioração da capacidade motora (período *Off*)[18-20].
- O aparecimento das discinesias (coreia ou distonia) no período *On* é decorrente da estimulação dopaminérgica pulsátil. As baixas concentrações ou redução da eficácia da dopamina estriatal estão associadas com o aparecimento dos sintomas parkinsonianos durante final de dose e encurtamento de dose (*wearing-off*), coreia (bifásica), distonia (distonia matutina) e fenômeno *On-Off* imprevisível[20,21].
- A distonia é um movimento anormal, preferencialmente encontrado no período *Off*. Caracteriza-se por movimentos de forte torção devido contrações musculares sustentadas de agonistas e antagonistas, que levam a movimentos repetitivos, posturas anormais e deformidades.
- Espasmos distônicos estão entre os sintomas mais dolorosos experimentados por pacientes com DP. Estes podem ser paroxísticos, espontâneos ou desencadeados por movimentos, sejam de curta ou longa duração[20,22,23].
- A distonia nos membros inferiores pode causar marcha distônica, sendo muito comum no pé do lado mais afetado pela DP, podendo evoluir para deformidades fixas.
- A distonia de membros superiores pode ser tão intensa que pode ocasionar luxação do ombro.
- Podem ser observadas distonias dolorosas na face e na mandíbula.
- Alguns pacientes apresentam aumento gradual da distonia conforme a progressão da DP, sugerindo síndrome parkinsoniana atípica subjacente, como a degeneração nigroestriatal[19,20].
- A avaliação das distonias requer consideração cuidadosa da sua relação com a medicação dopaminérgica. Distonia pode ocorrer durante a manhã, como manifestação de deficiência dopaminérgica, ou no final do dia ou meio da noite, como fenômeno *wearing off*[20-22].
- As discinesias são movimentos involuntários distônicos, coreoatetóticos, balísticos ou mioclônicos que também podem desencadear dor. Dentre as discinesias do período *On* (período sob o efeito da levodopa), a mais comum é chamada de pico de dose, pois ocorre no pico máximo de concentração plasmática da levodopa. As discinesias bifásicas surgem após a tomada de levodopa, são seguidas por melhora motora, e reaparecimento da discinesia, seguida pelo período *Off*[21,22].

Dor central

- Definida como aquela produzida pelo funcionamento anormal do sistema nervoso central. Na DP é presumida como sendo consequência direta da própria doença, e não como resultado de distonia, rigidez ou causa musculoesquelética[21,22].
- Caracteriza-se como dor vaga, difusa e geralmente descrita como uma sensação de desconforto acompanhada por outros sintomas sensoriais.
- Costuma ser descrita de formas variadas, como coceira, ardência, formigamento, entorpecimento, calor, frio ou formigamento.
- Predomina nos músculos proximais e axiais, não se exacerba com a pressão e tende a melhorar com o movimento.
- Pode aparecer na forma de ataques com duração de minutos a poucas horas.
- Geralmente, acompanham os distúrbios motores e frequentemente predominam no lado afetado pela rigidez, piorando durante o período *Off*, onde há maior restrição ao movimento causando intenso desconforto. Em cerca de 10% a 30% dos pacientes, essas queixas podem preceder os sintomas motores[5,21-23].

- Existem relatos de síndromes dolorosas incomuns na DP envolvendo face, cefaleia, abdômen, pelve, reto e genitália, áreas nas quais a distonia dolorosa e condições musculoesqueléticas são incomuns ou não plausíveis.
- A "síndrome dolorosa oral ou síndrome da boca queimada" manifesta-se como sensação crônica de queimação na gengiva, mandíbula, dentes e língua[22,23].

Acatisia

- Definida como uma sensação subjetiva de necessidade constante de mover-se ou mudar de posição.
- É observada frequentemente em indivíduos com DP e deve ser distinguida da necessidade de mover-se devido alterações motoras, discinesias, ansiedade, depressão e claustrofobia[6,20,24].
- Sugere-se que acatisia resulta de deficiência dopaminérgica envolvendo vias mesocorticais, que se originam da área tegmental ventral, conhecida como sendo a área afetada na DP[8,20,23].
- Pode ser um quadro severo, já que indivíduos com estes sintomas podem ser incapazes de permanecer sentados, dirigir ou realizar atividades sociais.
- Frequentemente, os pacientes descrevem sensações de queimação e formigamento, devendo ser investigada dor neuropática.
- Em torno de 50% dos casos relatados de acatisia em indivíduos com Parkinson, os sintomas flutuam com esquemas de dosagem da levodopa e são frequentemente aliviados pelo tratamento dopaminérgico adicional[5,6,21,24,25].

Outras causas de dor na DP

- Dores gastrointestinais são comuns na DP. A mais frequente é a dor abdominal causada por constipação que ocorre devido lentificação do peristaltismo[7,17].
- Sintomas esofagianos, como disfagia, pirose e dor torácica também podem ocorrer na DP. Esses sintomas podem ser exacerbados por várias medicações, principalmente levodopa-carbidopa e agonistas dopaminérgicos (causam náuseas, distensão abdominal e cólicas)[7,17].
- Cefaleia occipital e dor cervical podem ser relatadas por indivíduos com hipotensão ortostática, condição comumente observada na DP[8,16].
- Síndrome das Pernas Inquietas, que se caracteriza por desconforto nas pernas em repouso, aliviada por movimentos ou estímulos nas pernas, como andar, massagear ou bater nas pernas e tomar banho quente, pode ocorrer em indivíduos com DP. É descrita como sensação desagradável, dolorosa, incapacitante, ou esporadicamente como formigamento, que predomina em um dos membros inferiores, principalmente na panturrilha. Surge no período de transição entre sono e vigília. Também ocorre em indivíduos que não tem DP, estando nestes casos frequentemente associada à deficiência de ferro[8,18,24,25].
- A instabilidade postural, aliada à bradicinesia e rigidez, pode acarretar quedas frequentes e, como consequência, fraturas, luxações e traumatismos das partes moles que também desencadeiam dor nos pacientes com DP[8,18].

Tratamento da dor na doença de Parkinson

- Devido à falta de Ensaios Clínicos, o tratamento da dor relacionada à doença de Parkinson atualmente se baseia em relatos de casos e opiniões de especialistas[24,25].
- O tratamento é composto principalmente por abordagens farmacológicas, entretanto ele deve fazer parte de um conceito de tratamento interdisciplinar, associado a regimes não farmacológicos,

como a fisioterapia, a terapia ocupacional e a terapia cognitivo comportamental. Além disso, existem tratamentos invasivos, tais como a Estimulação Cerebral Profunda (DBS - do inglês *Deep Brain Stimulation*) e a injeção de toxina botulínica, que podem ajudar no alivio da dor[24,26].

- Diferenciar os diversos tipos de dor relacionados à DP é fundamental para seu tratamento efetivo. Para auxiliar neste sentido, os pacientes devem manter um diário com o registro da intensidade da dor em paralelo com os sintomas motores. Desta forma, pode-se identificar a dor relacionada a flutuações *on-off* (característica de dor responsiva a agentes dopaminérgicos) e relacionada à atividade física (dor nociceptiva) em oposição à dor constante (tipicamente neuropática)[24]. Entretanto, a otimização da terapia antiparkinsoniana deve ser o primeiro passo do tratamento, independente do tipo de dor, já que geralmente há uma resposta ao ajuste das medicações[24,26].
- Entre as opções terapêuticas estão a levodopa combinada com inibidores periféricos da descarboxilase, agonistas dopaminérgicos, inibidores da COMT, anticolinérgicos, inibidores da MAO-B e amantadina[27-30]. A Rotigotina transdérmica também pode trazer benefícios no tratamento da dor, parcialmente atribuído a melhora na função motora e nos distúrbios do sono[31].

Dor nociceptiva

- A dor nociceptiva, tipo musculoesquelética ou tipo cutânea, deve ser tratada com analgésicos, anti-inflamatórios não hormonais e opioides de acordo com a sua intensidade[24].
- Deve-se evitar o uso prolongado de anti-inflamatórios pelo risco cardiovascular, gastrointestinal e renal. Para mais detalhes sobre opções e dosagens consultar o Capítulo 4.
- Fisioterapia e terapia ocupacional são muito importantes para o tratamento e devem incluir exercícios para prevenir contraturas e aumentar a amplitude de movimento.
- A toxina botulínica pode ser utilizada caso haja associação da dor com distonia e pode ainda ser necessário utilizar cirurgias ortopédicas e DBS[14,24].
- Na dor visceral, o aumento da ingestão de fibras e água e o uso de estimulantes do trato gastrointestinal podem ser benéficos[24].

Dor neuropática e dor central associadas à DP

- O tratamento da dor neuropática periférica e da dor central associada ao Parkinson deve incluir adjuvantes, como gabapentina, pregabalina, lamotrigina ou carbamazepina.
- O uso de antidepressivos tricíclicos, como amitriptilina e nortriptilina, pode ser tentado, optando-se pelo último, especialmente em idosos, pela menor chance de efeitos anticolinérgicos adversos. Opção ainda melhor seria o uso de inibidores seletivos de recaptação de serotonina e noradrenalina (IRSN), como a venlafaxina e a duloxetina.
- Estudos iniciais apontam que vias relacionadas aos opioides estão envolvidas na dor central, sendo esta classe de medicação uma opção no tratamento, principalmente o tramadol e a metadona. Cuidado é necessário, entretanto, já que doses altas de opioides podem piorar a acinesia. Em casos extremos é necessário utilizar-se de tratamento neurocirúrgico invasivo[14,24].

Dor relacionada à distonia

- Quadros de dor relacionados à distonia que ocorrem pela manhã costumam melhorar com movimentação ou pouco após a primeira dose da medicação dopaminérgica.
- Em alguns pacientes, distonia do início da manhã é tão severa que pode ser necessária injeção subcutânea de apomorfina, cujo início de ação ocorre em minutos.

- Estes quadros podem ocorrer também ao longo do dia, nos períodos *off* da medicação, e devem ser tratados com modificação do esquema antiparkinsoniano, incluindo levodopa de ação prolongada e agonistas dopaminérgicos.
- A distonia pode estar relacionada ainda ao pico de concentração sérica de levodopa, estando, portanto, indicado a redução da dose deste fármaco[5,14].
- Em casos de distonia focal, a toxina botulínica pode também ajudar no tratamento.
- Outra forma efetiva de tratar a dor relacionada à distonia é DBS, tanto no núcleo subtalâmico, quanto no globo pálido interno[14].

Dor causada por acatisia e síndrome das pernas inquietas

- A principal forma de tratamento é o ajuste de drogas antiparkinsonianas, sendo observado melhora evidente do tratamento com levodopa[5].
- Para evitar piora no quadro de pernas inquietas, agonistas dopaminérgicos devem ser utilizados e as deficiências de ferro devem ser corrigidas. Opioides, clonidina e anticonvulsivantes podem ainda ser efetivos[24].

Tabela 9.1 – Resumo dos tipos de dor na DP, frequência, características, diagnósticos e tratamentos específicos

Tipo de dor	Frequência	Características	Diagnóstico	Tratamento
Musculoes-quelética	45%-74%	• Dolorimento, cólica ou aperto • Pescoço, extremidades superiores ou musculatura paraespinhal • Dor articular em ombro, quadril, joelho e tornozelo • Associada a rigidez, acinesia, anormalidades posturais e distonia • Mais pronunciada no lado onde os sintomas motores são mais proeminentes e aumenta durante períodos de piora do parkinsonismo	- Anamnese - Exame físico - Avaliação funcional	- Otimizar terapia dopaminérgica - Usar escada da dor da OMS: - Analgésicos simples - AINEs - Opioides - Toxina botulínica - Cirurgia ortopédica - Fisioterapia - Terapia ocupacional
Dor neuropática-radicular	5%-20%	• Decorrente de deformidades posturais e compressão por lesões degenerativas (radiculopatia, mielopatia) • Dor contínua, em queimação, ardência, frio ou choque no dermátomo correspondente • Sensação de formigamento, adormecimento, coceira, agulhada e alfinetada • Parestesias, hiperalgesia e/ou alodinia	• Eletroneuromio-grafia • Neuroimagem • Afastar outras causas de neuropatia periférica (deficiência nutricional, alteração metabólica, toxinas, etc.)	• Otimizar terapia dopaminérgica • Adjuvantes (anticonvulsivantes, antidepressivos tricíclicos e IRSN) • Opioides • Neurocirurgia
Dor distônica	8%-47%	• Distonia (mais comum no período da manhã - deficiência dopaminérgica) ou no final do dia/meio da noite (fenômeno wearing off) • Melhora da dor com levodopa	- Avaliação clínica - Diário da dor	• Otimizar terapia dopaminérgica • Rotigotina transdérmica • Toxina botulínica • DBS

Continua...

Tabela 9.1 – Resumo dos tipos de dor na DP, frequência, características, diagnósticos e tratamentos específicos – continuação

Tipo de dor	Frequência	Características	Diagnóstico	Tratamento
Dor central	10%-12%	• Consequência direta da própria DP • Dor vaga, difusa, sensação desconforto + sintomas sensoriais: coceira, ardência, formigamento, calor ou frio • Músculos axiais e proximais no lado mais acometido da DP (raramente bilateral) • Melhora com movimento • Aparece como ataques (minutos ou poucas horas) • Piora durante período off	- Avaliação clínica	- Otimizar terapia dopaminérgica - Adjuvantes (anticonvulsivantes, antidepressivos tricíclicos e IRSN) • Opioides
Acatisia		• Queimação, formigamento • Incapazes de permanecer sentados, dirigir ou realizar atividades sociais		• Otimizar terapia dopaminérgica • Opioide • Anticonvulsivantes

- A abordagem clínica da dor relacionada à DP deve incluir o reconhecimento e tratamento apropriado de quadros depressivos, já que a depressão é bastante prevalente na DP, e pode dificultar o tratamento das síndromes dolorosas. Duloxetina ou Venlafaxina devem ser utilizadas preferencialmente, já que possuem, além do poder antidepressivo, um efeito benéfico no tratamento de dor crônica e central. Tricíclicos podem ainda ser utilizados, pois possuem efeito semelhante, entretanto com maior risco de efeitos adversos[14,24].

Considerações finais

- A dor é uma manifestação frequente na DP, apesar de subdiagnosticada e subvalorizada. A abordagem efetiva deste problema é capaz de melhorar tanto a funcionalidade quanto a qualidade de vida dos pacientes. Isso inclui otimizar o tratamento da DP e realizar tratamento específico para cada tipo de dor.

Referências bibliográficas

1. Lau LM, Breteler MM. Epidemiology of Parkinson's disease. Lancet Neurol 2006;5:525-35.
2. Tolosa E, Wenning G, Poewe W. The diagnosis of Parkinson's disease. Lancet Neurol 2006; 5:75.
3. Ahlskog JE. Diagnosis and differential diagnosis of Parkinson's disease and parkinsonism. Parkinsonism Relat Disord 2000; 7:63.
4. Hughes AJ, Daniel SE, Kliford L, Lees AJ. Accuracy of clinical diagnosis of idiopathic Parkinson's disease: a clinic-pathological study of 100 cases. J Neurol Neurosurg Psychiatry 1992;55:181.
5. Fil A, Cano-de-la-Cuerda R, Munoz-Hellin E, Vela L, Ramiro-Gonzalez M. Pain in Parkinson's disease: A review of the literature. Parkinsonism and Related Disorders 2013; 19: 285-94.
6. Ford B. Pain in Parkinson's disease. Clin Neurosci 1998;5:63-72.
7. Defazio G, Berardelli A, Fabbrini G, Martino D, Fincati E, Fiaschi A, et al. Pain as non motor symptom of Parkinson's disease. Evidence of case control study. Arch Neurol 2008;65:1191-4.
8. Quinn NP, Lang AE, Koller WC, Marsden CD. Painful Parkinson's disease. Lancet 1986;1:1366-1369.
9. Tinazzi M, Del Vesco C, Fincati E, et al. Pain and motor complications in Parkinson's disease. J Neurol Neurosurg Psychiatr 2006;77:822–825.

10. Nègres-Pagès L, Regragui W, Bouhassira D, Grandjean H, Rascol O. Chronic pain in Parkinson's disease: The cross-sectional French DoPaMiP survey. MovDisord 2008;23:1361-9.

11. Bartolo M, Chiò A, Ferrari S, Tassorelli C, Tamburin S, Avenali M, et al. Italian Consensus Conference on Pain in Neurorehabilitation (ICCPN). Assessing and treating pain in movement disorders, amyotrophic lateral sclerosis, severe acquired brain injury, disorders of consciousness, dementia, oncology and neuroinfectivology. Evidence and recommendations from the Italian Consensus Conference on Pain in Neurorehabilitation. Eur J Phys Rehabil Med 2016;52:841-54.

12. Fil A. et al. Parkinsonism and Related Disorders. Elsevier, 19 (2013) 285-294.

13. Howard SS. Definition and pathogenesis of chronic pain. Up to date, version 12.0, 2012.

14. Ford B. Pain in Parkinson's Disease. Movement Disorders, Vol. 25, Suppl. 1, 2010.

15. Chaudhuri KR et al. King's Parkinson's disease pain scale, the first scale for pain in PD: An international validation. Mov Disord. 2015 Oct;30(12):1623-31.

16. Riley D, Lang AE, Blair RDG, Birnbaum A, Reid B. Frozen shoulder and other shoulder disturbances in Parkinson's disease. J NeurolNeurosurgPsychiatr 1989;52:63–66.

17. Vasserman-Lehuédé N, Vérin M. Shoulder pain in patients with Parkinson's disease. RevRhum [Engl Ed] 1999;66:220-223.

18. Serratrice G, Michel B. Pain in Parkinson's disease patients. Rev Rhum [Engl Ed] 1999;66:331-338.

19. Charcot JM. Lectures on diseases of the nervous system. London: The New Syndenhan Society, 1877;1:137.

20. Waseem S; Gwinn-Hardy K. Pain in Parkinson's disease: common yet seldom recognized symptom is treatable. Postgrad Med 2001;110:33-46.

21. Goetz CG, Tanner CM, Levy M, Wilson RS, Garron DC. Pain in Parkinson's disease. MovDisord 1986;1:45–49.

22. Ford B, Pfeiffer RF (2005). Pain syndromes and disorders of sensation. In: Parkinson's Disease and nonmotor dysfunction. Pfeiffer RF and Bodis-Wollner I (Eds). Humana Press, Totowa, New Jersey. Pps. 255-270.

23. Drake DF, Harkins S, Qutubuddin A (2005) Pain in Parkinson's disease: Pathology to treatment, medication to deep brain stimulation. NeuroReb 20:335 341.

24. Wasner G, Deuschl G. Pains in Parkinson disease – many syndromes under one umbrella. Neurology 2012; 8:284-94.

25. Truini A, Frontoni M, Cruccu G. Parkinson's disease related pain: a review of recent findings. J Neurol 2013; 260: 330-34.

26. Kurtis MM, Rajah T, Delgado LF, Dafsari HS. The effect of deep brain stimulation on the non-motor symptoms of Parkinson's disease: a critical review of the current evidence. npj Parkinson's Disease (2017) 2, 16024.

27. Olanow CW, Watts RL, Koller WD. An algorithm (decision tree) for the management of Parkinson's disease (2001): Treatment Guidelines. Neurology 2011; 56(5): 1-88.

28. Fahn S. Parkinson's Disease and related disorders. In: Halter JB, Ouslander JG, Tinetti ME, Studenski S, High KP, Asthana S. Hazzard's Geriatric medicine and Gerontology. 6th ed. [S.I.]: McGraw Hill Professiona;2009. p.813-22.

29. Pinheiro JES. Doença de Parkinson e outros transtornos do Movimento. In: de Freitas EV, Py L. Tratado de Geriatria e Gerontologia. 3ª Ed. Rio de Janeiro: Guanabara Koogan; 2011. p. 285-91.

30. Tarsy D, Hurtig HI, Dashe JF. Motor fluctuations and dysknesia in Parkinson disease. UpToDate 2017 [acesso em 22/04/17]. Disponível em: www.uptodate.com.

31. Kassubek et al.: Rotigotine transdermal system and evaluation of pain in patients with Parkinson's disease: a post hoc analysis of the RECOVER study. BMC Neurology 2014 14:42.

capítulo 10

Manejo da Dor
Oncológica no Idoso

Polianna Mara Rodrigues de Souza
Karina Rodrigues Romanini Subi

Câncer

- Problema de saúde pública que tende a aumentar com o envelhecimento populacional.
- Afeta indivíduos de todas as faixas etárias, porém é mais prevalente em idosos. Segundo a Organização Mundial de Saúde (OMS), mais da metade dos casos de câncer no mundo são diagnosticados em indivíduos com 60 anos ou mais e cerca de 70% das mortes por câncer ocorrem nesta faixa etária[1,2].
- Segundo estimativas da OMS, ocorrem cerca de 14 milhões de novos casos e aproximadamente 8 milhões de mortes por câncer ao ano no mundo[1].
- Segundo dados do Instituto Nacional de Câncer José Alencar Gomes da Silva (INCA), para o biênio 2016-2017, ocorrerão cerca de 600 mil casos novos no Brasil. Excetuando-se o câncer de pele não melanoma (aproximadamente 180 mil casos novos), serão cerca de 420 mil casos novos de câncer[2].

Dor

- Principal sintoma relacionado ao câncer.
- É um sintoma complexo e que afeta os aspectos físico, funcional, emocional e social do indivíduo.
- Cerca de um terço dos pacientes com câncer apresenta dor no momento do diagnóstico, mais de 50% sentem dor em algum momento da doença e quase 90% na fase avançada, e, nesses casos, cerca de dois terços dos doentes classificam sua dor como moderada a intensa[3-5].
- Na maioria dos casos, é possível obter analgesia satisfatória com medidas relativamente simples, utilizando-se medicações por via oral. No entanto, cerca de 25% dos pacientes com câncer morrem com quadro doloroso não controlado, provavelmente por inadequado conhecimento sobre a dor e seu tratamento, preocupação excessiva com os possíveis efeitos colaterais das drogas utilizadas, insegurança dos pacientes e familiares e despreparo dos médicos quanto ao correto uso de medicamentos, como os opioides[4-6].

Dor total

* Pacientes com doenças graves e fora de possibilidades reais de cura enfrentam grande sofrimento. O processo de adoecer nesses pacientes não causa somente a dor física, causa também a dor emocional, social e espiritual, relacionada à consciência da fragilidade humana e proximidade da morte.
* O conceito de dor total, introduzido por Cicely Saunders, na década de 1960, abrange os componentes físico, emocional, social e espiritual, reforçando a necessidade da avaliação multidimensional para controle adequado da dor.

Principais etiologias da dor oncológica

* 60% a 65% dos pacientes com câncer avançado terão dor diretamente relacionada ao tumor (dores devido à inflamação tumoral induzida por mediadores, infiltração ou invasão tumoral de estruturas adjacentes, compressão extrínseca de adjacentes, obstrução visceral, ulceração cutânea e fraturas patológicas);
* 0% a 25% dos casos serão relacionados aos procedimentos diagnósticos e ao tratamento (síndromes dolorosas pós-biópsias, cirurgias ou punções; neuropatias e mucosites induzidas por quimioterapia e lesões pela radioterapia);
* 10% a 15% por outras razões, que não a patologia oncológica e suas consequências[7].
* A maioria dos pacientes apresenta um destes tipos de dor, porém, a medida que a doença avança, podem estar presentes duas ou mais causas.

Quadro 10.1 – Exemplos de dor oncológica aguda

Diretamente relacionada com neoplasia	Associada ao tratamento antitumoral (quimioterapia, radioterapia, hormonioterapia e imunoterapia)
• Hemorragia tumoral	• Mucosite oral
• Fratura patológica	• Neuropatia induzida pela quimioterapia
• Obstrução/Perfuração	• Plexopatia pela radiação
	• Proctite e enterite pela radioterapia

Quadro 10.2 – Exemplos de dor oncológica crônica

• Dor somática relacionada ao tumor
• Dor óssea multifocal
• Dor em tecidos moles
• Dor visceral relacionada ao tumor
• Dor neuropática relacionada ao tumor
• Síndrome paraneoplásica
• Plexopatia
• Radiculopatias
• Neuralgia
• Metástase leptomeníngea
• Mononeuropatia periférica
• Cefaleia
• Dor relacionada às drogas antitumorais
• Neuropatia relacionada a quimioterapia

Tratamento da dor oncológica

Não farmacológico

- A dor oncológica também pode ser aliviada com o uso de terapias não medicamentosas, assim como outras condições geradoras de dor crônica.
- O uso de intervenções como fisioterapia, terapia ocupacional, psicoterapia e outras deve ser adotado.
- Informação e educação sobre a dor e suas causas assim como participação ativa nas discussões do plano terapêutico e das metas para o tratamento auxiliam no sucesso do mesmo[7].

Farmacológico

- O ponto primordial do tratamento da dor no câncer é que deve ser sempre multimodal e norteado pela escada analgésica da OMS.
- Estudos recentes indicam uma tendência ao suprimento do segundo degrau da escada analgésica, além da inclusão de um quarto degrau para locar as opções de intervenção (Escada analgésica modificada – Figura 10.1), flexibilizando o uso de opioides fortes em doses baixas na dor oncológica moderada[8,9].
- Outras medidas como radioterapia analgésica e o próprio tratamento da doença oncológica devem ser avaliados e ponderados para que se obtenha adequado controle.
- Princípios da OMS para o tratamento da dor oncológica[7]:
  - Preferência por via oral ou transdérmica, permitindo ao paciente maior grau de independência e conforto;
  - Prescrição de doses fixas que respeitem o tempo de ação de cada droga, permitindo controle constante da dor;
  - Respeitar a escada analgésica da OMS, guiando-se pela intensidade da dor, porém considerar que atualmente há evidências para a possibilidade de flexibilização da mesma;
  - Para o indivíduo, considerando suas necessidades e permitindo controle adequado da dor com os mínimos efeitos adversos;
  - Com atenção aos detalhes e reavaliações frequentes, adequando o tratamento aos hábitos e rotinas do paciente e prevenindo efeitos colaterais previsíveis.

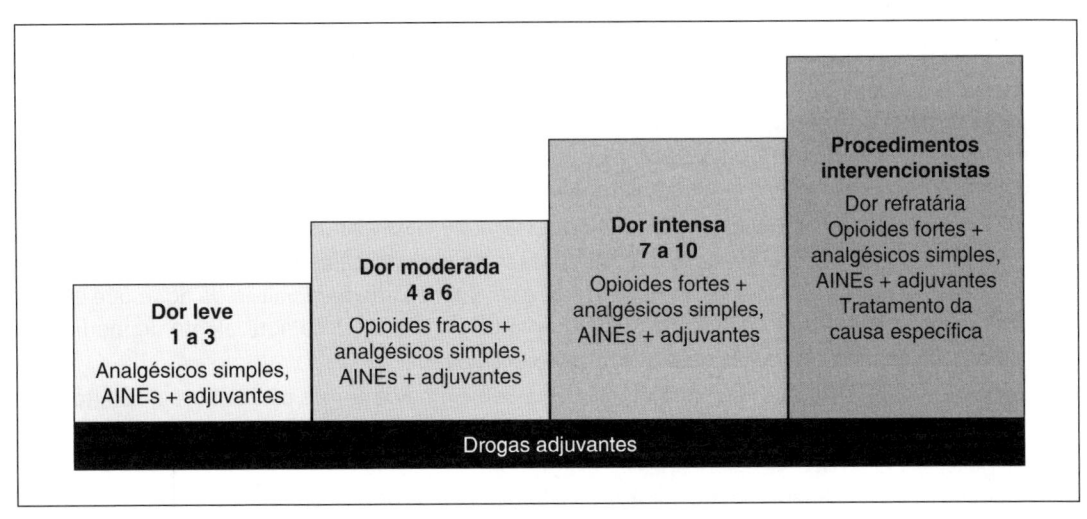

Figura 10.1 – *World Health Organization. WHO' s Pain Ladder for Adults, 1998.*

Analgésicos não opioides

- Usados isoladamente para tratamento da dor leve ou associados aos opioides para tratamento da dor moderada ou severa.
- As medicações desta classe estão detalhadas na Tabela 10.1[7].

Tabela 10.1 – Analgésicos não opioides[10-14]

Analgésicos e AINES	Doses recomendadas	Dose máxima diária	Observações
Dipirona	500 a 1.000 mg – 6/6 h	6 g	Reduz risco de tolerância aos opioides
Paracetamol	500 a 1.000 mg – 4/6 h	4 g	Risco de hepatotoxicidade no uso crônico
Tenoxican	20 a 40 mg – 24 h	40 mg	Indicados quando há componente somático, principalmente lesões e inflamações dos tecidos e em esquemas analgésicos multimodais em dores viscerais e neuropáticas[9,11,14]
Cetoprofeno	50 a 100 mg – 8 h	400 mg	
Piroxican	20 a 40 mg – 24 h	40 mg	
Nimesulida	50 a 100 mg – 12 h	200 mg	
Meloxican	7,5 a 15 mg – 12/24 h	30 mg	Cuidado em idosos e pacientes com insuficiência renal, cardiopatia e risco gastrointestinal
Eterocoxib	60 a 90 mg – 24 h	90 mg	
Celecoxibe	100 a 400 mg – 24 h	400 mg	

Analgésicos opioides

- São essenciais no tratamento da dor oncológica, principalmente de moderada a forte intensidade.
- São divididos em opioides fracos e fortes e suas particularidades podem ser observadas nas Tabelas 10.4 e 10.5.
- Importante frisar que apresentam resposta bastante variável, devendo suas doses ser cautelosamente tituladas e individualizadas, sendo a dose ideal aquela que controla a dor com mínimos efeitos adversos.
- Deve-se avaliar a equipotência analgésica entre opioides sempre que houver necessidade de rotação.
- Considerar rodízio quando não houver controle satisfatório da dor apesar da titulação adequada da dose, na presença de manifestações tóxicas refratárias ao tratamento sintomático ou quando houver necessidade de troca da via de administração.
- Para realização do rodízio de opioides de forma segura, deve-se calcular a dose total do opioide em uso nas 24 horas, incluindo as doses de resgate e utilizar tabelas de equivalência analgésica para cálculo da dose do novo opioide, reduzindo em 20% a 30% a dose correspondente total para evitar tolerância cruzada. Deve-se estabelecer as doses de manutenção, dividindo a dose total calculada do novo opioide pelo intervalo de administração, prescrevendo doses fixas.
- Nunca suspender um opioide abruptamente pelo risco de causar síndrome de abstinência[13-16].
- Sempre prescrever, associadas às doses fixas, doses de resgate para controle de escapes de dor, que podem ser realizadas até de 1/1 hora, até que se obtenha adequado alívio da dor e que correspondem de 1/10 a 1/6 da dose diária total do opioide em uso ou dose equivalente de morfina de ação rápida, quando do uso de opioides de ação prolongada.
- Dentre os efeitos colaterais mais comuns desta classe de medicamentos estão náusea, vômito, prurido, tontura, xerostomia, obstipação, sonolência, euforia, dependência física e psíquica, tolerância, mioclonias e depressão respiratória.
- A meperidina é formalmente contraindicada para tratamento da dor oncológica, pelo risco de acúmulo de metabólitos tóxicos que podem causar convulsões e arritmias, além do alto risco de dependência[7].

Tabela 10.2 – Opioides fracos, particularidades, vias de administração, dosagens e titulação[7,19]

Opioides fracos	Particularidades	Vias disponíveis	Dose habitual	Dose máxima	Equipotência a morfina oral
Codeína	Passa por conversão hepática em morfina. 10% da população não produz enzima hepática responsável por essa conversão: ausência de respostas analgésicas. Potente ação antitussígena. Causa obstipação importante e sonolência[18].	VO	30-60 mg 4/4h	360 mg/dia	1/10
Tramadol	Ação dual, com ativação de receptores μ e inibição da recaptação de serotonina e noradrenalina. Reduzir a dose ou prolongar intervalo de administração quando insuficiência hepática ou renal. Risco de redução do limiar convulsivo, evitar uso em indivíduos com tumores cerebrais. Causa menos constipação e menor risco de depressão respiratória e dependência.	VO, IV	50-100 mg 6/6h	400 mg/dia	1/5
Tapentadol	Liga-se ao receptor μ e inibe a recaptação de noradrenalina[19].	VO, IV	50-100 mg 4/4h	500 mg/dia	1/ 2,5

VO = via oral; IV = intravenoso; h = hora; mg = miligrama.

Tabela 10.3 – Opioides fortes, particularidades, apresentações e titulações[20-24]

Opioides fortes	Particularidades	Apresentações disponíveis	Equipotência a morfina oral	
Morfina	Droga de escolha para introdução e titulação de dose, na apresentação de liberação rápida. Metabólitos de eliminação renal, reduzir dose total e aumentar intervalo de administração na presença de insuficiência renal. Pode ser usada por via oral, subcutânea, endovenosa, espinhal e retal.	VO de liberação rápida (10 e 30 mg e 10 mg/mL) 4/4h VO de liberação controlada (30, 60 e 100 mg) 12/12h IV/ SC (2 mg/mL e 10 mg/mL)	VO: 1 SC: 1/ 2 EV: 1/3	
Fentanil	Sem metabólitos ativos. Opção adequada em pacientes com insuficiência renal. Via transdérmica não indicada para titulação analgésica, apenas para pacientes com dor já controlada e dose ajustada. Causa menos constipação que a morfina. Pode ser usado por via espinhal e transmucosa.	Transdérmica (12,5; 25; 50 e 100 mcg/h) 72/72h IV/ SC (50 mcg/mL, apm de 2,5 e 10 mL)	100 a 150	
Metadona	Potente opioide agonista μ, com ação antagonista de NMDA. Opção preferencial em dor neuropática. Meia-vida errática, entre 12-12 h, com risco de acúmulo e toxicidade. Cuidado na presença de arritmias: aumenta intervalo QT. Excreção intestinal e hepática, seguro na insuficiência renal.	VO (5 e 10 mg) SC IV (amp. 10 mg/mL)	Depende da dose equivalente de morfina	
			Dose diária de morfina oral (mg)	Razão de conversão
			<100 mg	3:1
			100-300	5:1
			300-600	10:1
			600-800	12:1
			800-1000	15:1
			>1000	20:1

Continua...

Tabela 10.3 – Opioides fortes, particularidades, apresentações e titulações[20-24] – continuação

Opioides fortes	Particularidades	Apresentações disponíveis	Equipotência a morfina oral	
Oxicodona	Agonista μ, delta e Kappa, tendo boa indicação para dor visceral. Meia-vida aumentada em insuficiência hepática e renal.	VO liberação rápida (indisponível no Brasil) VO de liberação controlada (10, 20 e 40 mg) IV (indisponível no Brasil)	2:1	
Hidromorfona (indisponível no Brasil)	Melhor opioide para administração SC. Metabolização hepática. Possui metabólitos neurotóxicos, sendo inadequado para infusão contínua.	VO liberação rápida (líquido) VO de liberação controlada (1 ×/dia) Retal IV/SC		
Hidrocodona (indisponível no Brasil)	Similar à morfina. Depende de metabolização hepática e polimorfismo enzimático pode alterar sua eficácia.	VO de liberação controlada VO de liberação rápida em associação com paracetamol ou ibuprofeno	1:1	
Oximorfona (indisponível no Brasil)	Agonista μ semissintético. Mais lipossolúvel que a morfina. Meia-vida em torno de 8 h, prolongada em insuficiência hepática e renal. Excreção renal.	VO de liberação controlada (2 ×/dia) VO de liberação rápida (6/6 h)	1.2:1	
Levorfanol	Agonista μ, delta e kappa e antagonista NMDA. Meia-vida mais previsível que metadona, com melhor perfil para idosos.	VO de liberação rápida (2 mg) IV, IM, SC (2 mg/mL)	Dose diária de morfina oral (mg) <100 mg 100-300 300-600 >600	Razão de conversão 12:1 15:1 20:1 25:1
Buprenorfina	Agonista parcial μ. Uso limitado em dor oncológica, podendo ser usado como 4ª Linha. Seguro para uso em insuficiência renal e hepática.	SL IV Transdérmica (5, 10 e 20 mg) 7/7 dias		

VO = via oral; IV = intravenoso; IM = intramuscular; SC = subcutâneo; SL = sublingual; mcg = micrograma; mg = miligrama; mL = mililitro; h = hora; amp = ampola.

Adjuvantes

- São drogas cujo efeito primário não consiste em analgesia, mas, quando associadas às medicações analgésicas, melhoram o efeito de controle da dor.
- Tem como objetivo aumentar a eficácia, prevenir e tratar sintomas concomitantes que exacerbam a dor e colaborar com o manejo da dor neuropática.
- Agem potencializando as vias inibitórias de dor, estabilizando a membrana neuronal, ativando o sistema inibitório GABA ou inibindo o sistema excitatório do glutamato.
- Podem ser usados em todos os degraus da escada analgésica da OMS[7,25,26] (Tabela 10.4).

Tabela 10.4 – Medicações adjuvantes na dor

Drogas	Particularidades	Dose habitual	Dose máxima
Gabapentina	Iniciar de 150 a 300 mg ao dia ou a cada 12h e aumentar conforme tolerância até o alvo. Titular dose com escalonamento gradual para melhor adaptação aos efeitos adversos e melhor adesão. Reduzir doses em idosos e em insuficiência renal. Efeitos adversos: sonolência, tontura e lentidão de raciocínio (cede em poucos dias com a manutenção de dose regular).	300 a 1.200 mg VO de 8/8 hs ou 300 a 900 mg VO de 6/6h	3.600 mg/d
Pregabalina	Iniciar 50 a 75 mg ao dia Titular dose com escalonamento gradual. Reduzir doses em idosos e em insuficiência renal. Efeitos adversos semelhantes aos da gabapentina.	75 - 300 mg VO 12/12h	600 mg/d
Amitriptilina	Efeitos adversos comuns: boca seca, constipação, retenção urinária, embaçamento visual, sedação, prejuízo cognitivo, hipotensão ortostática. Evitar em pacientes com antecedentes de isquemia cardíaca e/ou arritmias.	25 - 150 mg VO à noite	150 mg/d
Nortriptilina	Semelhante à amitriptilina e preferível em idosos.	10 - 150 mg VO à noite	150 mg/d
Duloxetina	Antidepressivo dual Efeitos adversos comuns: constipação ou diarreia, náusea, sonolência, tontura e embaçamento visual.	60 a 120 mg VO 1 ×/dia	120 mg/d
Venlafaxina	Antidepressivo dual Efeitos adversos comuns: constipação ou diarreia, náusea, sonolência, tontura, embaçamento visual e sudorese excessiva. Evitar em pacientes com hipertensão arterial não controlada.	37,5 a 225 mg VO 1 ×/dia	225 mg/d
Clorpromazina	Ação sobre afetividade, agindo na modulação da dor, alterando sua percepção.	1 a 2 mg duas a três vezes ao dia	400 mg/d
Cetamina	Antagonista do receptor NMDA e é recomendado para casos refratários às demais medidas. Doses subanestésicas (< 1 mg/kg) produzem analgesia e reduzem a sensibilização central e a tolerância ao opioide.	*Avaliada caso a caso	
Corticosteroides	Reduzem liberação de substâncias quimiotáticas e vasoativas e inibem síntese de prostaglandinas, reduzindo inflamação e edema inflamatório. Indicados para: hipertensão intracraniana, compressões, metástases ósseas, dor por síndromes paraneoplásicas, obstrução intestinal e visceromegalias.	Dexametasona (primeira escolha) 2 a 4 mg VO, SC, IV até a cada 6h	16 mg/d
Bisfosfonatos	Dor secundária a metástases ósseas, prevenção de morbidades esqueléticas (fraturas e/ou dor) a longo prazo e hipercalcemia.	Pamidronato (60 a 90 mg EV) e o Ácido Zolendrônico (4 mg IV)[29]	

VO = via oral; SC = subcutâneo; IV = intravenoso; mg = miligrama; d = dia; h = hora; ×/dia = vez ao dia.

Considerações finais

- Nos próximos anos, o número de idosos com neoplasia aumentará, e assim os profissionais devem se preparar para a abordagem adequada e eficiente de uma demanda complexa.
- O reconhecimento adequado da dor oncológica em indivíduos idosos e seu pronto tratamento com estabelecimento de um plano de cuidados individualizado e com a escolha da terapia mais adequada é fundamental. Deve-se ter cautela na decisão terapêutica, com relação às particularidades dos idosos e às diferentes opções de drogas disponíveis para seu tratamento, seja opioides ou adjuvantes.
- Assim, acredita-se ser possível aliviar a dor e consequentemente o sofrimento e melhorar a qualidade de vida desses idosos.
- Os idosos com câncer devem ser continuamente avaliados durante todo o curso da doença oncológica.

Referências bibliográficas

1. WHO. World cancer report 2014. Lyon, 2014 (ISBN 978-92-832-0443-5).
2. Instituto Nacional de Câncer José Alencar Gomes da Silva - Coordenação de Prevenção e Vigilância. Estimativa 2016: incidência de câncer no Brasil. Rio de Janeiro, 2015.
3. Greco M T, Roberto A, Corli O, et al. Quality of Cancer Pain Management: An Update of a Systematic Review of Undertreatment of Patients With Cancer. J Clin Oncol. 2014; 32:4149-4154.
4. Deandrea S, Montanari M, Moja L, et al. Prevalence of undertreatment in cancer pain. A review of published literature. Annals of Oncology. 2008; 19 (12):1985-1991.
5. Hui D, Bruera E. A Personalized Approach to Assessing and Managing Pain in Patients with Cancer J Clin Oncol. 2014; 32:1640-1646.
6. Kwon JH. Overcoming Barriers in Cancer Pain Management. J Clin Oncol. 2014; 32:1727-1733.
7. Silva FRD, Moraes NS, Bersani ALF. Abordagem da dor oncológica. In: Santos FC, Souza PMR. Força-tarefa na dor em idosos. São Paulo: Grupo Editorial Moreira Jr., 2011:31-44.
8. Carlson CL. Effectiveness of the World Health Organization cancer pain relief guidelines: an integrative review. J Pain Res. 2016; 9: 515–534.
9. Vargas-Schaffer G. Is the WHO analgesic ladder still valid? Twenty-four years of experience. Can Fam Physician. 2010; 56(6): 514-7.
10. Larson AM, Polson J, Fontana RJ, et al. Acetaminophen-induced acute liver failure: results of a United States multicenter, prospective study. Hepatology. 2005 Dec;42(6):1364-72.
11. Rosenquist EWK, Aronson MD, Crowley M. Overview of the treatment of chronic non-cancer pain. UpToDate, 2017. Disponível em: https://www.uptodate.com/index.html#!/contents/overview-of-the-treatment-of-chronic--non-cancer-pain?source=search_result&search=Overview%20of%20the%20treatment%20of%20chronic%20pain&selectedTitle=1~150. Acesso em 05/05/2017.
12. Helme RD, Gibson SJ. Pain in the elderly. In: Jensen TS, Turner JA, editors. Prodeedings of the 8th World Congress on Pain. Seatle: IASP Press 1997; 919-944.
13. Arthur JA, Haider A, Edwards T, et al. Aberrant Opioid Use and Urine Drug Testing in Outpatient Palliative Care Journal of Palliative Medicine. Jun 2016, 19(7): 778-782.
14. Portenoy RK, Dhingra RK. Overview of cancer pain syndromes. UpToDate, 2017. Disponível em: https://www.uptodate.com/index.html#!/contents/overview-of-cancer-pain-syndromes?source=search_result&search=dor%20oncol%C3%B3gica&selectedTitle=2~150. Aceso em 05/05/2017.
15. Broglio K, Portenoy RK. Pain assessment and management in the last weeks of lifePain assessment and management at the last weeks of life. UpToDate, 2017. Disponível em: https://www.uptodate.com/index.html#!/contents/pain-assessment-and-management-in-the-last-weeks-of-life?source=search_result&search=pain%20end%20of%20life&selectedTitle=1~150. Acesso em 05/05/2017.
16. Bajwa ZH, Warfield CA. Pharmacologic therapy of cancer pain. In: UpToDate, Basow, DS (Ed), UpToDate, Waltham, MA, 2009.

17. Bandieri E, Romero M, Ripamonti CI, et al. Randomized Trial of Low-Dose Morphine Versus Weak Opioids in Moderate Cancer Pain. J Clin Oncol. 2016 Feb 10;34(5):436-42.

18. Kirchheiner J, Schmidt H, Tzvetkov M, et al. Pharmacokinetics of codeine and its metabolite morphine in ultra--rapid metabolizers due to CYP2D6 duplication. Pharmacogenomics J. 2007 Aug;7(4):257-65.

19. Mercadante S, Porzio G, Ferrera P, et al. Tapentadol in cancer pain management: a prospective open-label study. Curr Med Res Opin. 2012 Nov;28(11):1775-9.

20. Adams MP, Ahdieh H. Pharmacokinetics and Dose-Proportionality of Oxymorphone Extended Release and Its Metabolites: Results of a Randomized Crossover Study. Pharmacotherapy. 2004; 24(4):468-476.

21. Murtagh FE, Chai MO, Donohoe P, et al. The use of opioid analgesia in end-stage renal disease patients managed without dialysis: recommendations for practice. J Pain Palliat Care Pharmacother. 2007;21(2):5-16.

22. Chau DL, Walker V, Pai L, et al. Opiates and elderly: Use and effects. Clinical Interventions in Aging. 2008, 3; 273-277.

23. Bruera E, Sweeney C. Methadone use in cancer patients with pain: a review. Journal of Palliative Medicine. 2002;5(1):127-138.

24. McNulty JP. Can levorphanol be used like methadone for intractable refractory pain? J Palliat Med. 2007 Apr;10(2):293-6.

25. Dahl JB, Kehlet H. The value of pre-emptive analgesia in the treatment of postoperative pain. Br J Anesth. 1993;70:434-439.

26. Lunn MP, Hughes RA, Wiffen PJ. Duloxetine for treating painful neuropathy or chronic pain. 2009; 7(4):550-568.

27. Bredlau AL, Thakur R, Korones DN, et al. Ketamine for pain in adults and children with cancer: a systematic review and synthesis of the literature. Pain Med. 2013 Oct;14(10):1505-17.

28. Nikolajen L, Hansen CL, Neilsen J, Keller J, Ardendt-Nielsen L, Jensen TS. The effect of Ketamine on phantom pain: a central neuropathic disorder maintained by peripheral input. Pain 1996; 67: 69-77.

29. Poternoy RK, Ahmed E, Keilson YY. Cancer pain management: adjuvants analgesics (coanalgesics). Uptodate 2017. Disponível em: https://www.uptodate.com/index.html#!/contents/cancer-pain-management-adjuvant--analgesics-coanalgesics?source=search_result&search=dor%20%C3%B3ssea%20metast%C3%A1tica&selectedTitle=1~150. Acesso em 05/05/2017.

capítulo 11

Abordagem da Dor Associada a Transtornos de Ansiedade no Idoso

Kate Adriany da Silva Santos

Introdução

- A dor é um fenômeno multidimensional e multifatorial com profundo impacto do ponto de vista psicológico. A relação entre dor crônica e ansiedade nem sempre é linear e de fácil interpretação. Em idosos, é frequente o binômio dor e ansiedade, e inclusive podem exacerbar-se mutuamente[1].
- A coexistência de transtornos psiquiátricos com queixa de dor crônica é alta e mostrou nesse grupo de pacientes ter pior evolução clínica, maior uso de serviços médicos e aumento dos gastos com assistência à saúde[2-4].
- Estudos mostram que o medo de intensificar a dor através do movimento e da catastrofização prevê um quadro mais intenso e mais incapacitante, com aumento de sintomas físicos e mentais. E no contexto da ansiedade, a percepção da dor pode ser ampliada[4,5].

Definição

- A ansiedade pode ser definida como uma sensação vaga, indefinida e difusa. Um estado emocional caracterizado por sensações de perigo iminente e sentimentos antecipatórios, desagradáveis e desproporcionais à representação da ameaça.

Manifestações clínicas

- Diversas manifestações físicas e cognitivas podem estar presentes em quadros de ansiedade: tensão muscular, dificuldade de concentração, insônia, respiração curta, palpitações, sudorese fria, palidez, boca seca, tremores, fadiga, tonturas, parestesias, cefaleia, náuseas, diarreia e polaciúria[6,7].

Diagnóstico

- Com base na classificação DSM-5, os transtornos de ansiedade incluem transtorno de ansiedade generalizada, transtorno do pânico, quadros fóbicos: agorafobia, fobia social/específica e ansiedade induzida por substâncias ou outra condição médica[8] (Quadro 11.1).

Quadro 11.1 – Classificação de transtornos de ansiedade conforme DSM-5

Tipos de ansiedade	Características
Transtorno de ansiedade generalizada (TAG)	Ansiedade generalizada que envolve preocupação persistente, excessiva e evasiva acerca de vários domínios, acompanhando sintomas físicos ou mentais de ansiedade e causando prejuízo no funcionamento diário do indivíduo.
Transtorno de pânico	Ataques de pânico inesperados, recorrentes, representados por um medo ou desconforto intenso que atinge um pico em poucos minutos, associados a sintomas como: palpitação, taquicardia, sudorese, coração acelerado.
Agorafobia	Apreensão e ansiedade acerca de duas ou mais das seguintes situações: usar transporte público, lugares abertos, sair de casa ou situações em que o auxílio não é disponível caso desenvolva sintomas de pânico ou sintomas constrangedores. Indivíduos com agorafobia evitam situações sociais.
Fobia específica	Presença de medo excessivo e relacionado com uma situação ou objeto específico, podendo ser desenvolvida a partir de um evento traumático. Por exemplo: fobia do tipo animal (p. ex.: aranhas, cães, cobras).
Fobia social	O indivíduo é ansioso ou se esquiva de interações e situações sociais que envolvem a possibilidade de ser avaliado. Inclui situações sociais como encontrar com pessoas que não são familiares ou ser observado comendo/bebendo.
Transtorno de ansiedade induzido por substância/ outra condição médica	O transtorno de ansiedade induzido por substância envolve ansiedade devido a intoxicação ou abstinência de substância ou a um tratamento medicamentoso. No transtorno de ansiedade devido a outra condição médica, os sintomas de ansiedade são consequência fisiológica de outra condição médica.

Adaptado de American Psychiatric Association. DSM-5: manual diagnóstico e estatístico de transtornos mentais. 5. ed. Porto Alegre: Artmed, 2014. 992p[8].

Relação da dor e ansiedade

- As alterações da serotonina e/ou noradrenalina, como consequência da psicopatologia, estão envolvidas no aumento da sensibilidade a dor. A resposta ao uso de antidepressivos fornece suporte adicional para essa premissa, em especial os agentes de dupla ação, capazes de produzir uma resposta analgésica entre os que padecem de dor associada a qualquer transtorno de ansiedade ou de humor.

- Tem-se proposto que certos fatores psicológicos, tais como estratégias pobres de *coping*, catastrofização, auto eficácia e fatores relacionados à personalidade, medeiam a relação entre a dor e sua psicopatologia[9,10]. *Coping* é um conjunto de estratégias utilizadas pelos indivíduos que facilitam a adaptação a nível individual ou a circunstâncias adversas do meio frente a um agente estressor como a dor. No caso de dor é a forma como o paciente lida com ela, desde sua percepção, avaliação de sua experiência dolorosa, expectativas quanto ao tratamento e adesão à terapêutica. As estratégias de *coping* utilizadas pelos pacientes com dor crônica dependem das suas características individuais, da origem e cronicidade da dor, da avaliação das experiências dolorosas anteriores e de outros fatores.

- Tanto a ansiedade quanto a depressão atuam em níveis centrais como facilitadores das referências dolorosas, participando da patogênese da dor, compartilhando os mesmos neurotransmissores (serotonina, noradrenalina e glutamato) e dividindo áreas comuns na ativação cerebral[11].

- A ansiedade produz reações que podem resultar em um maior sofrimento do paciente, tornando o manejo da dor mais difícil. Além disso, há evidências de que a exposição a situações de estresse, tanto em animais quanto em seres humanos, induz a alterações na resposta nociceptiva[12].

- Estudos demonstraram que a ansiedade experimental modula o processamento da dor aguda através da amplificação hipocampal. O hipocampo desempenha um papel fundamental na modulação da percepção sensorial através da amplificação de sensações somáticas (dor) de diferentes estados antecipatórios. Por conseguinte, é ativado conforme a situação: se o caso é altamente preditivo de perigo, o hipocampo deve responder ao evento aversivo e amplificar a representação neural, mas esta amplificação deve ser corretamente inibida em repouso. Nos casos de más adaptações, se observa uma resposta excessiva em alto estado de ansiedade e insuficiente inibição de resposta, mesmo em estado de baixa ansiedade[13].

- Estudos de prevalência de transtornos de humor associados a dor crônica alcançaram porcentagens entre 30% e 87% dos casos. Entre os quadros ansiosos, que chegam a 50% dos casos, os mais frequentes são transtorno do pânico e transtorno de ansiedade generalizada. Como sintoma, a ansiedade está presente em 56% dos casos[14].
- A percepção da dor pode ser ampliada no contexto de ansiedade e, também, no contexto de depressão, e em tais sentidos, pesquisa em pacientes com lombalgia crônica demonstrou que o medo de exacerbações dolorosas por movimentos ou pela presença de catastrofização ("inadaptações emocionais"), conduz a quadros dolorosos mais severos e a maiores incapacidades[15].
- Elbinoune et al.[16] demonstraram que a depressão e ansiedade foram prevalentes nos indivíduos com dor cervical crônica, e que esses transtornos relacionaram-se com a intensidade da dor.
- Stubbs et al.[17] identificaram que qualquer tipo de dor nas costas e, ainda, a dor crônica naquela mesma região estão associadas a maior risco de ansiedade, e também de depressão e distúrbio do sono.
- Há uma correlação positiva entre intensidade de dor e sintomas de ansiedade e depressão, sugerindo que, em pacientes com dores mais intensas, a intervenção terapêutica para os sintomas de ansiedade e depressão pode ser necessária[15].

Tratamento

- Ensaios clínicos de tratamento com antidepressivos mostraram eficácia para alcançar a remissão em pacientes ansiosos e em pacientes com dor crônica. A abordagem combinada entre psicoterapia e tratamento medicamentoso oferece uma terapêutica mais completa para alívio dos sintomas[7].
- Os agentes de escolha para o tratamento de transtornos de ansiedade são os antidepressivos, destacando-se os inibidores da recaptação da serotonina e norepinefrina (IRSN), antidepressivos tricíclicos (ADT) e inibidores seletivos da recaptação da serotonina (ISRS)[18,19].
- Tanto os ADT quanto os IRSN possuem qualidades analgésicas enquanto os ISRS possuem evidência mais fraca nesse quesito. Vários estudos mostraram que os antidepressivos ADT e IRSN fornecem eficaz alívio da dor neuropática, fibromialgia e lombalgia crônica.
- Os antidepressivos podem proporcionar alívio da dor independentemente do seu efeito antidepressivo, e o efeito analgésico dos antidepressivos parece ocorrer antes (aproximadamente após 1 semana) e em doses mais baixas do que seu efeito antidepressivo ou ansiolítico.
- Entre os ISRS, a paroxetina, a sertralina, o citalopram e o escitalopram são os antidepressivos com maior número de estudos favoráveis para o tratamento do transtorno de ansiedade. Um grande ensaio clínico comparou a paroxetina em duas doses fixas (20 e 40 mg/dia) com placebo, em pacientes com transtorno de ansiedade generalizada. Após oito semanas, ambas as dosagens de paroxetina foram eficazes na redução dos sintomas de ansiedade em comparação ao placebo. Os principais efeitos colaterais dos ISRS são a disfunção sexual, anormalidades gastrointestinais (náuseas e diarreia) e sintomas de abstinência após a retirada da medicação[20,21].
- Os IRSN, como a duloxetina e venlafaxina, têm eficácia no tratamento da dor e ansiedade. A duloxetina melhora tanto os sintomas de ansiedade quanto os sintomas de dor[22]. A venlafaxina XR em suas doses mais elevadas (75 e 150 mg/dia) demonstrou eficácia no tratamento da ansiedade em comparação ao placebo em todos os desfechos primários. Seus principais efeitos colaterais são náuseas, tontura, insônia, sedação, constipação e sudorese. A venlafaxina pode aumentar a pressão arterial em doses mais elevadas[23].
- As doses terapêuticas de ISRS e IRSN para transtorno de ansiedade são semelhantes ao tratamento de transtorno depressivo. Sugere-se iniciar com a menor dose necessária para minimizar efeitos

colaterais, podendo aumentar a cada duas semanas até que seja observada melhora suficiente ou até a dose máxima recomendada[21]. Após a remissão dos sintomas, a farmacoterapia deve ser mantida por 6 a 12 meses e por mais tempo nos casos em que a interrupção do medicamento leve a ansiedade recorrente. Não obstante, constatou-se que uma parcela significativa de 30 a 40% dos pacientes não são responsivos a essas medicações de primeira linha[24].

- Dentre os ADT, os seus principais agentes são amitriptilina e nortriptilina, sendo este último preferível em idosos. Eles aumentam a concentração sináptica de serotonina e/ou norepinefrina no sistema nervoso central, e permitem uma maior disponibilidade destes neurotransmissores na fenda sináptica, reduzindo a sinalização dolorosa e auxiliando no tratamento da ansiedade. Todavia, devem ser iniciados em doses baixas e com aumento gradual, pois possuem alto risco de interação medicamentosa e de cardiotoxicidade[6,19]. Seus principais efeitos colaterais são relacionados à sua ação anticolinérgica: sonolência, confusão mental, hipotensão postural, retenção urinária e boca seca. São contraindicados em pacientes com glaucoma de ângulo fechado, prostatismo e bloqueio de condução, devendo ser evitados em idosos.

- Novos antidepressivos, como a vortioxetina, estão sendo testados para o transtorno de ansiedade. Este é um antidepressivo multimodal, com ação inibidora da recaptação da serotonina, agonista do receptor 5HT1a, antagonistas 5HT3 e 5HT7 e agonista parcial 5HT1b, aprovado para uso na depressão maior. Apresentou eficácia ansiolítica em estudos pré-clínicos e tem sido avaliado para o tratamento de pacientes com transtorno de ansiedade generalizada (TAG)[25].

- Em pacientes com resposta parcial do tratamento do transtorno de ansiedade com ISRS ou IRSN, pode-se tentar anticonvulsivantes (pregabalina), benzodiazepínicos ou antipsicóticos (quetiapina) como adjuvantes.

- Os anticonvulsivantes são úteis para tratar a dor neuropática, bem como atenuar oscilações de humor. A pregabalina é uma medicação anticonvulsivante muito utilizada para o tratamento de quadros de dor crônica, fibromialgia e também já é aprovada para o tratamento de TAG. Atua como ligante da unidade 2 dos canais de cálcio em neurônios pré-sinápticos hiperexcitados, reduzindo assim, a liberação de neurotransmissores excitatórios, como o glutamato[6]. De acordo com estudos de segurança e tolerabilidade, a pregabalina é uma droga bem tolerada na faixa de dose considerada terapêutica, de 75 a 300 mg/dia. Um ensaio clínico avaliou a eficácia da pregabalina associada a ISRS ou IRSN em pacientes com TAG, e mostrou resultado positivo. Tontura e sonolência foram os efeitos colaterais mais comumente citados[20,23].

- O uso de benzodiazepínicos é comum em pacientes com dor crônica, distúrbio do sono e para alívio dos sintomas de ansiedade. O uso crônico de benzodiazepínicos (lorazepam, clonazepam) pode resultar no desenvolvimento de dependência, maior risco de queda e piora cognitiva, motivo pelos quais não são recomendados no tratamento da ansiedade em idosos. Em casos específicos, deve-se usar por períodos breves e na menor dose possível[7].

- Dentre os antipsicóticos, a quetiapina tem sido utilizada para TAG, mas não foi aprovada para esse transtorno pelo FDA (Food and Drug Administration) dos EUA. A quetiapina mostrou eficácia em dois ensaios clínicos controlados em associação a ISRS ou IRSN[24]. Essa substância pode ser considerada em casos refratários ou intolerantes às medicações de primeira linha. As dosagens utilizadas para o TAG são inferiores aquelas utilizadas para efeito antipsicótico. Os efeitos adversos incluem sedação, sintomas extrapiramidais, discinesia tardia, ganho de peso e elevação dos níveis de glicose e lipídios[21].

- As dosagens e efeitos colaterais das medicações indicadas para tratamento da dor associada a transtornos de ansiedade encontram-se na Tabela 11.1.

- A Terapia Cognitivo-Comportamental (TCC) não é apenas um tratamento estabelecido para a ansiedade, sendo também utilizada para o manejo da dor crônica. Os terapeutas ajudam os pacientes a desenvolverem habilidades de enfrentamento, capacitando-os no gerenciamento da dor ao invés de se vitimizarem pela mesma[26].

Tabela 11.1 – Medicações para tratamento da dor associada a transtornos de ansiedade, doses de início e doses máximas, risco de interação medicamentosa e respectivos efeitos colaterais

Medicação	Dose inicial	Dose máxima	Risco de interação medicamentosa	Efeitos colaterais
Inibidores seletivos da receptação da serotonina (ISRS)				
Citalopram	10 mg	40 mg	Baixo	Alterações gastrointestinais, disfunção sexual, leve ganho de peso, prolongamento do intervalo QT, hiponatremia, SIADH
Escitalopram	5 mg	20 mg	Baixo	Alterações gastrointestinais, disfunção sexual, leve ganho de peso, prolongamento do intervalo QT, hiponatremia, SIADH
Fluoxetina	10 mg	40 mg	Alto	Insônia, leves efeitos anticolinérgicos, efeitos extrapiramidais, alterações gastrointestinais, disfunção sexual, hiponatremia, SIADH
Sertralina	25 mg	200 mg	Baixo	Alterações gastrointestinais, disfunção sexual, leve ganho de peso, efeitos extrapiramidais, hiponatremia, SIADH
Paroxetina	5-10 mg	40 mg	Moderado	Alterações gastrointestinais, disfunção sexual, moderado ganho de peso, hiponatremia, SIADH, efeitos anticolinérgicos, sintomas de abstinência
Inibidores de receptação da serotonina e noradrenalina (IRSN)				
Duloxetina	30 mg	90 mg	Baixo	Alterações gastrointestinais, boca seca, dor de cabeça, fadiga, hesitação urinária, sonolência, hiponatremia, SIADH
Venlafaxina XR	37,5 mg	225 mg	Alto	Alterações gastrointestinais, leve sedação, dor de cabeça, disfunção sexual, síndrome serotoninérgica, SIADH, sintomas de abstinência, efeitos adrenérgicos, hipertensão dose-dependente, arritmia, alterações eletrocardiográficas, hiponatremia, efeitos extrapiramidais
Antidepressivo tricíclico (ADT)				
Nortriptilina	10 mg	75-100 mg	Alto	Efeitos anticolinérgicos moderados, hipotensão, sedação, disfunção sexual, constipação, leve ganho de peso
Anticonvulsivante				
Pregabalina	50 mg	300 mg	Leve	Efeitos sedativos, letargia, tontura, sintomas de abstinência, disfunção sexual, alterações gastrointestinais
Benzodiazepínico				
Lorazepam	0,25 mg	2 mg	Alto	Tontura, sonolência, fraqueza muscular, confusão mental, depressão, alucinações
Clonazepam	0,25 mg	2 mg		

SIADH: Síndrome da secreção inapropriada do hormônio antidiurético. Adaptado de Bruce GP, Philipi G, Thushanthi B, Tood PS. Psychoactive drug therapy. In: Hazzard WR, et al. (Eds.) Geriatric medicine and gerontology, 7th ed. New York: McGraw-Hill. 2017. p. 951-967[21].

Considerações finais

- A dor crônica e os sintomas psiquiátricos podem ser reforçados mutuamente, resultando em uma espiral descendente de piora do quadro doloroso e deterioração da saúde mental, além de prejuízos na qualidade de vida.
- No contexto da dor crônica em idosos, diagnosticar ansiedade pode revelar-se um instigante desafio aos profissionais da saúde. O acesso à avaliação da dor e dos distúrbios de ansiedade, bem como aos seus tratamentos, tornam-se imperativos éticos, direitos do doente e deveres dos profissionais que lhes assistem.

Referências bibliográficas

1. Castro MMC, Quarantini LC, Daltro C, Pires-Caldas M, Koenen KC, Kraychete DC et al. Comorbidade de sintomas ansiosos e depressivos em pacientes com dor crônica e o impacto sobre a qualidade de vida. Rev. psiquiatr. clín. 2011; 38(4):126-129.
2. Brasil ISPS, Pondé MP. Sintomas ansiosos e depressivos e sua correlação com intensidade da dor em pacientes com neuropatia periférica. Rev. psiquiatr. 2009; 31(1): 24-31.
3. Asmundson GJ, Katz J. Understanding the co-occurrence of anxiety disorders and chronic pain: state-of-the-art. Depress Anxiety 2009;26:888–901.
4. Gerrits MM, Vogelzangs N, Van Oppen P, van Marwijk HW, van der Horst H, Penninx BW. Impact of pain on the course of depressive and anxiety disorders. Pain. 2012; 153(2):429-436.
5. Khan R, Ahmed K, Blakeway E, Skapinakis P, Nihoyannpoulos L, Macleod K, & Sevdalis N. Catastrophizing: a predictive factor for postoperative pain. The Am J Surg. 2011 201:122-131.
6. Huang D, Wun E, Stern A. Current treatments and advances in pain and anxiety management. Dent Clin North Am. 2011; 55(3):609-618.
7. Capela C, Marques AP, Assumpção A, Sauer JF, Cavalcante AB, Chalot SD. Associação da qualidade de vida com dor, ansiedade e depressão. Fisioter. Pesqui. 2009;16(3): 263-268.
8. American Psychiatric Association. DSM-5: manual diagnóstico e estatístico de transtornos mentais. 5. ed. Porto Alegre: Artmed, 2014. 992p.
9. Williams LS, Pasco JA, Jacka FN, Dodd S, Berk M. Pain and the relationship with mood and anxiety disorders and psychological symptoms. J Psychosom Res. 2012; 72(6):452-456.
10. Knaster P, Karlsson H, Estlander A, Kalso E. Psychiatric disorders as assessed with SCID in chronic pain patients: the anxiety disorders precede the onset of pain General Hospital Psychiatry 2012, 34 (1):46-52. Arq Neuropsiquiatr. 2009;67(4):982-5.
11. Katz J, Rosenbloom BN, Fashler S. Chronic Pain, Psychopathology, and DSM-5 Somatic Symptom Disorder. Can J Psychiatr. 2015;60(4):160-7.
12. Torres, ILS, Vasconcellos AP, Cucco SNSS, Dalmaz C. Effect of repeated stress on novelty-induced antinociception in rats. Bras. J. Med. Biol. Res 2001 34: 241-244.
13. Gondo M, Moriguchi Y, Kodama N, Sato N, Sudo N, Kubo C, Komaki G. Daily physical complaints and hippocampal function: An fMRI study of pain modulation by anxiety. Neuroimage 2012; 63(3):1011-1019.
14. Pinheiro RC, Uchida RR, Mathias LAST, Perez MV, Cordeiro Q. Prevalência de sintomas depressivos e ansiosos em pacientes com dor crônica. J. bras. psiquiatr 2014; 63(3):213-219.
15. Pereira LV, Vasconcelos PP, Souza LAF, Pereira GA, Nakatani AYK, Bachion MM. Prevalência, intensidade de dor crônica e autopercepção de saúde entre idosos: estudo de base populacional. Rev. Latino-Am. Enfermagem 2014;22(4):662-9.
16. Elbinoune I, Amine B, Shyen S, Gueddari S, Abougal R, Hassouni NH. Chronic neck pain and anxiety-depression: prevalence and associated risk factors. The Pan African Medical Journal 2016;24:89.
17. Stubbs B, Koyanagi A, Thompson T, Veronese N, Carvalho AF, Mugisha MSJ, et al. The epidemiology of back pain and its relationship with depression, psychosis, anxiety, sleep disturbances, and stress sensitivity: Data from 43 low- and middle-income countries. General Hospital Psychiatry 2016;43:63-70.

18. James TH, Jean E, Ph.D., Susan GK, Christer A, Madelaine MW, James MR, David GSP, Janelle SE, Implications of Pain in Generalized Anxiety Disorder: Efficacy of Duloxetine. Prim Care Companion J Clin Psychiatry. 2008; 10(3): 197–204.

19. Beesdo K, Hartford J, Russell J, Spann M, Ball S, Wittchen HU. The short and long term effect of duloxetine on painful physical symptoms in patients with generalized anxiety disorder: results from three clinical trials. J Anxiety Disord 2009;23: 1064–1071.

20. Alexander B, Murray BS, Richard H. Pharmacotherapy for generalized anxiety of chronic pain. Up to date, version 30.0, 2017.

21. Bruce GP, Philipi G, Thushanthi B, Tood PS. Psychoactive drug therapy. In: HAZZARD, W. R. et al (Eds.) Geriatric medicine and gerontology, 7th ed. New York: McGraw-Hill. 2017. p. 951-967.

22. James TH, Jean E, Ph.D., Susan GK, Christer A, Madelaine MW, James MR, David GSP, Janelle SE, Implications of Pain in Generalized Anxiety Disorder: Efficacy of Duloxetine. Prim Care Companion J Clin Psychiatry. 2008; 10(3): 197–204.

23. Kasper S, Herman B, Nivoli G, et al. Efficacy of pregabalin and venlafaxine-XR in generalized anxiety disorder: results of a double-blind, placebo-controlled 8-week trial. Int Clin Psychopharmacol 2009; 24:87.

24. Marina DM. Atualizações do tratamento farmacológico do transtorno de ansiedade generalizada. Rev debates em psiquiatria. 2015:14-18.

25. Bidzan L, Mahableshwarkar AR, Jacobsen P, Yan M, Sheehan DV. Vortioxetine (Lu AA21004) in generalized anxiety disorder: results of an week, multinational, randomized, double- blind, placebo-controlled clinical trial. Eur Neuropsychopharmacol. 2012;22:847-57.

26. Castro M, Kraychete D, Daltro C, Lopes J, Menezes R, Oliveira I. Comorbid anxiety and depression disorders in patients with chronic pain. Arq Neuropsiquiatr. 2009; 67(4):982-985.

capítulo 12

Abordagem da Dor Associada a Transtornos Depressivos no Idoso

Carla Bezerra Lopes Almeida
Guilherme Liausu Cherpak
Maria Carolyna Fonseca Batista Arbex

Introdução

- O indivíduo idoso com frequência é portador de múltiplas doenças e, dentre estas, a dor crônica pode ser uma delas, caracterizada como um quadro persistente por pelo menos 3 a 6 meses. Embora seja um problema extremamente comum nos idosos, sua prevalência é difícil de ser mensurada, podendo variar de 50% a 80% dos idosos que vivem em instituições de longa permanência (ILPs)[1].
- Outra classe de doenças crônicas bastante comum nessa população, são as afecções mentais, como a depressão, que é o transtorno psiquiátrico mais comum em idosos. Estima-se que 15% dos idosos da comunidade tenham depressão maior e até 20% apresentem sintomas depressivos[2]. Em ILPs os índices ficam em torno de 40%[3].
- A dor predispoe o indivíduo a transtornos depressivos. E, nestes, as redes sociais e capacidades funcionais estão mais relacionadas ao surgimento de sintomas depressivos do que a intensidade da dor em si[4].
- A experiência dolorosa vem associada a vários sintomas emocionais como ansiedade e depressão. Dentre os sintomas depressivos, a tristeza é o mais ligado a casos de dor prolongada[5].
- Ideação suicida ocorre com o dobro de frequência em pacientes com dor crônica deprimidos, do que em pacientes com dor sem depressão[6].
- A depressão também se associa a uma piora dos sintomas dolorosos, assim como maior duração destes e maior dificuldade para sua resolução.
- Dor e depressão também se relacionam na medida em que uma aumenta a frequência e gravidade da outra, com grande impacto negativo em qualidade de vida e funcionalidade, levando ao absenteísmo e prejudicando a empregabilidade[7]. Estima-se que 13% dos idosos irão simultaneamente apresentar as duas condições, principalmente mulheres[8,9].

Dor *versus* depressão

- Apesar da fisiopatologia pouco esclarecida, sabe-se que existe uma forte relação entre a doença depressão e dor, tanto em idosos como em adultos jovens[10,11].

- Estudos levam a crer que possa haver fatores neurodegenerativos, com lesões neuronais que causam alterações no transporte de neurotransmissores, como a serotonina[12]. A depleção desse neurotransmissor, classicamente ligado a síndrome depressiva também leva a um aumento da transmissão nociceptiva proveniente da medula espinhal[11,12].
- A secreção aumentada de glicocorticoides decorrente da dor crônica pode levar a um aumento do consumo mesencefálico de serotonina, levando por fim a uma insuficiência serotoninérgica relativa. O estado de elevação crônica de glicocorticoides pode também fazer com que núcleos no tronco cerebral integrem estímulos dolorosos ao sistema límbico, levando a uma disfunção desse circuito importante para a manifestação emocional.
- A depressão, por sua vez, parece ter influência na percepção dolorosa subjetiva, com diminuição dos limiares de tolerância. Esse padrão de resposta é conhecido como "alodinia comportamental".
- O Quadro 12.1 mostra as hipóteses de interdependência entre a doença e o sintoma, variando conforme indivíduos e influência de fatores externos[11].

Quadro 12.1 – Relação dor e depressão

Antecedente	Depressão precede a dor
Consequência	Depressão sucede a dor
Cicatriz	Depressão prévia deixa o indivíduo propenso a dor crônica e novos episódios depressivos
Mediação cognitiva	Fatores psicológicos favorecem interação entre dor e sintoma
Independente	Apesar de compartilhar mecanismos patogênicos, são condições distintas

Avaliação da dor associada à depressão

- A depressão deve ser diagnosticada com base nos critérios definidos pelo *Manual Diagnóstico e Estatístico de Transtornos Mentais*, 5ª edição (DSM-5), e pela *Classificação Estatística Internacional de Doenças e Problemas Relacionados à Saúde*, 10ª edição (CID-10). De acordo com essas diretrizes, é necessária a presença de humor deprimido ou perda do interesse/prazer[13]. Em geral, utiliza-se mais o primeiro grupo de critérios[14].
- Idosos geralmente podem apresentar quadros depressivos menos clássicos, com manifestações neurológicas, como diminuição da capacidade funcional, perda de velocidade de processamento e de funções executivas[10], assim como modificações corporais como hipercortisolismo, aumento de gordura abdominal com maior risco de diabetes e hipertensão. Há um menor índice de reconhecimento e tratamento do quadro. Isto se deve, provavelmente, a uma equivocada interpretação de que sintomas depressivos fazem parte do envelhecimento natural, ou ainda pelo fato do quadro ser menos exuberante[15,16].
- Uma das escalas bastante utilizadas para rastreio de síndrome depressiva ou acompanhamento de sintomas é a Escala de Depressão Geriátrica (*Geriatric Depression Scale* – GDS). Esta é uma escala validada e bastante difundida, com desenvolvimento focado em pacientes idosos. Consta-se de 30 perguntas, na versão original, do tipo sim ou não. No entanto a versão mais utilizada é a curta, com 15 questionamentos[15].
- As escalas mais utilizadas para avaliação de dor conseguem quantificar apenas sua dimensão sensório-discriminativa (avaliar a intensidade propriamente dita), com a visual analógica (EVA) e a numérica verbal (ENV). Estes instrumentos falham em quantificar e qualificar os domínios cognitivos, emocionais e socioculturais da dor[17]. A abordagem incorreta do sintoma implica em manejo inadequado ou ineficaz.
- Com o objetivo de solucionar o problema da mensuração multidimensional, foi criada uma ferramenta já traduzida, adaptada transculturalmente e validada no Brasil chamada GEAP (*Geriatric*

Psychosocial Assessment of Pain-induced Depression)[18] (Figura 12.1). Esta ferramenta permite avaliar tanto as dimensões físicas como psicológicas da dor, sendo comparada ao GPM (Geriatric Pain Measurement) e ao GDS[19], sugere-se: 0-5 pontos, pouca ou nenhuma depressão dor-induzida; 5-9 moderada depressão dor-induzida; e 10 ou mais grave depressão dor-induzida.

Pergunta	Sim	Não
1. A dor deixou você com incapacidade física?		
2. Por causa da dor, você se isolou de outras pessoas?		
3. O custo do tratamento da dor é excessivo para você?		
4. A dor mudou seus hábitos de sono?		
5. A dor afetou o seu apetite?		
6. A dor o impede de fazer as atividades que você gostava de fazer?		
7. A dor impede você de relaxar?		
8. Você acredita que a sua dor não tem mais solução?		
9. Ser fisicamente ativo só lhe causa mais dor?		
10. A dor faz você se sentir como se não pudesse continuar vivendo?		
11. A dor não deixa você planejar o futuro?		
12. A dor faz você se sentir inútil?		
13. A dor é uma punição por coisas más que você fez para os outros no passado?		
14. A dor leva às coisas ruins na sua vida?		
15. A dor vai impedir você de jamais ser feliz novamente?		
16. Você não controla o que sente por causa da dor?		
17. Você nunca mais será capaz de fazer alguma coisa por você por causa da dor?		
18. Você se queixa de dor constantemente?		
19. Contar para o médico sobre a sua dor só faz as coisas piorarem?		
20. Você lida com a dor apenas ficando na cama?		
21. Você para de fazer tudo quando sente dor?		
22. Você nunca entenderá o que causa a sua dor?		
23. A sua família te diz que com a dor fica difícil a convivência com você?		
24. Os seus pais nunca conversaram sobre dor física?		
25. Você conversa com os seus amigos sobre a sua dor?		

Figura 12.1 – *GEAP-b – Versão traduzida e adaptada transculturalmente para o Brasil.*

Terapêutica da dor associada à depressão
Tratamento não farmacológico

- O tratamento não farmacológico da dor e depressão deve ser rotineiramente empregado, tendo em vista que promove redução de dose e número de medicações, e que previne polifarmácia e iatrogenias (Quadro 12.2).
- Dentre os tratamentos disponíveis, a terapia cognitivo-comportamental (TCC) é uma excelente opção, com melhora de qualidade de vida e manutenção da melhora a médio prazo[20-24]. A TCC pode ser aplicada, inclusive, em pacientes com declínio cognitivo leve a moderado[22].

- Outro tipo de intervenção efetiva é a promoção da atividade física, principalmente por melhorar funcionalidade e bem-estar psicológico. A atividade física também estimula a convivência e o engajamento social, de modo a preservar funções cognitivas e autoestima[20,25].
- Acupuntura e outras técnicas da medicina tradicional chinesa funcionam como adjuvantes do tratamento da dor e da depressão, através de modulações neurais, com menos efeitos adversos e poucas contraindicações[26,27].

Quadro 12.2 – Opções terapêuticas não farmacológicas

Terapia cognitivo-comportamental	Acupuntura
Atividade física	Meios físicos de controle da dor

Tratamento farmacológico

- Não existe um fármaco ideal para controle da dor e depressão, devendo a escolha levar em conta os possíveis efeitos colaterais, contraindicações, segurança, comorbidades prévias, custo, interações medicamentosas e posologia[28].

Antidepressivos

- Antidepressivos têm sido utilizados no tratamento da dor crônica há cerca de 50 anos. Inicialmente foram empregados para este fim os antidepressivos tricíclicos (ADT), com posterior utilização dos inibidores de receptação de serotonina e noradrenalina (IRSN), também conhecidos como duais. Já os inibidores seletivos de receptação de serotonina (ISRS) não demonstraram bom efeito no controle da dor associada à depressão, embora seja uma classe de medicação bastante tolerada pelos idosos.

Antidepressivos tricíclicos

- Agem nos sistemas serotoninérgico, noradrenérgico e dopaminérgico.
- As drogas disponíveis são a amitriptilina, nortriptilina, imipramina e clomipramina.
- Têm os efeitos anticolinérgicos como principal efeito adverso (boca seca, constipação, retenção urinária, *delirium*, hipotensão ortostática).
- Também podem alterar o intervalo QT, levando a arritmias[15,29].
- Seu perfil de efeitos adversos limita bastante o uso em idosos, no entanto não o proíbe.
- Dentre os ADT, a droga com menor risco de efeitos adversos é a nortriptilina.
- Outras contraindicações são glaucoma de ângulo fechado e arritmia prévia.
- São indicados no tratamento de dores neuropáticas, como polineuropatias dolorosas, neuropatia pós-herpética, neuropatia pós-traumática e síndrome dolorosa pós-acidente vascular cerebral[30].

Inibidores da recaptação de serotonina e noradrenalina

- Agem em receptores serotoninérgicos e adrenérgicos[31,32].
- Sua ação moduladora das vias dolorosas no cérebro e medula espinhal permite a redução do limiar doloroso e da sensibilização central[31,32].
- As principais drogas dessa classe com ação em dor são a venlafaxina e a duloxetina[31,32].
- A venlafaxina é segura para uso em idosos. Seus principais efeitos adversos são: cefaleia, sintomas gastrointestinais, distúrbios do sono, cansaço, boca seca e elevação dos níveis de pressão arterial[33].

A dose varia de 37,5 mg a 225 mg ao dia, com efeito analgésico a partir dos 75mg/dia. Efeitos antidepressivos ocorrem com doses mais elevadas[34].

- A duloxetina é bastante eficaz e muito bem tolerada com poucos efeitos adversos, sendo estes semelhantes aos da venlafaxina. Há estudos demonstrando eficácia no tratamento da dor neuropática, fibromialgia e lombalgia crônica, além de boa ação na dor crônica decorrente de osteoartrose de joelhos[26,31]. Sua dose varia de 30 a 120 mg/dia.

Estabilizadores de humor

- Estabilizadores de humor são drogas utilizadas no controle adjuvante da depressão recorrente.
- Em geral tem algum efeito no controle da dor crônica, no entanto em geral tem perfil de efeitos adversos maior em idosos, o que limita seu uso.
- Drogas pertencentes a esta classe são o lítio e anticonvulsivantes, como a carbamazepina, ácido valpróico, gabapentina, lamotrigina e fenitoína[36].

Antipsicóticos

- Antipsicóticos atípicos têm sido utilizados como adjuvantes no tratamento de depressão e transtorno afetivo bipolar[37,38]. Este efeito é decorrente de sua ação serotoninérgica, noradrenérgica e dopaminérgica[39].
- Sua ação como adjuvantes na analgesia é motivo de controvérsia, porém alguns estudos têm utilizado antipsicóticos atípicos, como a quetiapina, olanzapina e risperidona, com bons resultados[40].
- Algumas indicações são: cefaleia crônica ou cefaleia crônica refratária, fibromialgia, dor musculoesquelética, lombalgia, dor na AIDS, pós-herpes-zoster, dor facial crônica e neuropatia diabética.

Anticonvulsivantes

- São utilizados no tratamento da depressão por seu efeito estabilizador do humor, e como adjuvantes dos antidepressivos[41-44].
- São bastante utilizados há longo tempo no tratamento da dor neuropática, especialmente a neuralgia do trigêmeo.
- Para outras síndromes dolorosas, o valproato também é uma opção por melhor perfil de efeitos adversos[43].

Escolha do analgésico

- A escolha do melhor tratamento passa pelos objetivos de remissão completa dos sintomas depressivos (como em qualquer depressão), no entanto com a necessidade adicional de controlar adequadamente a dor crônica, uma vez que esta pode estar associada a depressões graves, pior autopercepção da saúde e menor eficácia do tratamento antidepressivo[10].
- É fundamental escolher uma medicação antidepressiva que adicionalmente tenha impacto no tratamento da dor.
- É importante ratificar que a dose necessária para controle de dor e depressão com frequência são diferentes. A amitriptilina, por exemplo, tem efeito antidepressivo acima de 75 mg ao dia, enquanto sua ação analgésica é perceptível com doses de 12,5 a 25 mg/dia[10]. A venlafaxina costuma ter resposta analgésica a partir de 75 mg/dia, enquanto sua ação antidepressiva é mais bem evidenciada acima de 150 mg/dia. O objetivo do tratamento deve ser atingir dose que trate ambas as condições.

Quadro 12.3 – Opções terapêuticas farmacológicas

Medicamento	Exemplos	Peculiaridades	Doses/faixa terapêutica
Antidepressivos tricíclicos	Nortriptilina, amitriptilina, imipramina, clomipramina	Alta potência, com perfil de efeitos adversos desfavorável. • Nortriptilina: eficaz no tratamento de neuropatias e outras condições dolorosas; baixas doses utilizadas para o tratamento de estados dolorosos (25-50 mg) podem ser insuficientes para o tratamento de depressão (50-150 mg/d)	• Nortriptilina: começar com 10 mg, VO, ao deitar. Pode-se aumentar a dose em 1 semana. Dor: 25-50 mg/d Depressão: 50-125 mg/d
Antidepressivos Duais	Venlafaxina, duloxetina	Boa potência antidepressiva e analgésica. Ação serotoninérgica e noradrenérgica • Duloxetina: eficaz para neuropatias dolorosas, dor lombar, fibromialgia e dor musculoesquelética causada por Osteoartrite; (evitar em Cl Cr < 30 mL/min ou insuficiência hepática) • Venlafaxina: eficaz em várias polineuropatias dolorosas, não para neuralgia pós-herpética; importante monitorização de pressão arterial	• Duloxetina: começar com 30 mg/d, VO. Pode-se aumentar para 60 mg após 1 semana. Máximo: 120 mg/d • Venlafaxina: começar com 37,5 mg, VO. Pode-se aumentar a dose em 7 dias ou mais. Máximo de 225 mg/d
Antipsicóticos	Quetiapina, Olanzapina e risperidona	Utilização controversa, em geral como adjuvantes ou potencializadores dos antidepressivos em casos de depressão refratária.	• Quetiapina: doses de 25 a 400 mg/d • Risperidona: até 3 mg/d
Estabilizadores do humor	Lítio	Adjuvante no tratamento antidepressivo, seja para potencializar o efeito ou como terapia de manutenção em depressão recorrente. Perfil de efeitos adversos desfavorável; pequena janela terapêutica.	• Lítio: 300-600 mg/d; para maiores de 80 anos, frágeis deve manter faixa de 150-300 mg/d e com pouca frequência ultrapassar 450 mg/d
Anticonvulsivantes	Pregabalina lamotrigina carbamazepina gabapentina oxcarbazepina valproato.	Uso como adjuvante, ação estabilizadora do humor. Perfil de efeitos adversos bastante variável na classe. • Carbamazepina: primeira escolha para neuralgia do trigêmio. • Pregabalina e Gabapentina: eficaz no tratamento de neuropatias e outras condições dolorosas (Síndrome das Pernas Inquietas e fibromialgia); cuidado em pacientes com disfunção renal.	• Pregabalina: começar com 25- 50 mg, VO, ao deitar (se necessário manipular a fórmula). Pode-se aumentar a dose diária depois de 7 dias ou mais. Dar em doses divididas – máximo de 300 mg/d (Cl Cr ≥ 60 mL/min) • Gabapentina: começar com 100-300 mg, VO, ao deitar (manipular a fórmula se necessário). Pode-se aumentar a dose em 7 dias ou mais, administrar em doses divididas cada 8-12h. Dose máxima: 3.600 mg/d (Cl Cr ≥ 60 mL/min)

VO = via oral; mg = miligrama; d = dia; Cl cr = *clearance* creatinina.

Quadro 12.4 – Comorbidades que interferem na escolha do tratamento de dor crônica em idosos

Comorbidades	Considerações
Constipação	• Para a maioria dos pacientes, prescrever um estimulante quando iniciar opioides
Edema de extremidades Hipertensão Insuficiência cardíaca congestiva Isquemia cardíaca Doença péptica ulcerosa Insuficiência renal Insuficiência hepática Delirium	• Essas condições podem ser exacerbadas por AINEs
Obesidade	• Alguns medicamentos como gabapentina, pregabalina e antidepressivos tricíclicos podem contribuir com o ganho de peso
Distúrbios do sono	• A dor pode perturbar o sono ADT, mirtazapina e trazodona podem ser boas opções nesses casos (mais detalhes no Capítulo 13)

Considerações finais

• Idosos são indivíduos que com frequência apresentam dor crônica e depressão. A inter-relação entre essas condições não somente é prevalente como potencializa os sintomas de ambas. Adicionalmente, quadros depressivos em idosos frequentemente passam despercebidos ou são subestimados.

• Adequados testes de rastreio que detectem estas condições nos idosos são necessários para evitar complicações da dor crônica e depressão, que levam a prejuízo significativo da qualidade de vida, funcionalidade e do convívio social.

• A interdependência entre as condições cria uma situação em que o tratamento deve abordar este binômio dor-depressão, favorecendo um tratamento mais eficaz de ambas as condições simultaneamente.

Referências bibliográficas

1. The management of chronic pain in older patient: AGS Panel on Chronic Pain in Older Persons. American Geriatrics Society. J Am Geriatr Soc. 1998 May:46(5):635-51.

2. Kaplan HI, Sadock BJ, Grebb JA. Contribuicoes das Ciencias Sociais para o comportamento humano. In: Kaplan HI, Sadock BJ, Grebb JA (editores). Compêndio de Psiquiatria: ciências do comportamento e psiquiatria clinica. 7a ed. Porto Alegre, RS: Artes Médicas; 1997.

3. Ames D. Depression among elderly residentes of local-authority residential homes. Its nature and the efficacy of intervention. Br J Psychiatry. 1990 May; 156:667-75.

4. Iliffe S, Kharicha K, Carmaciu C, et al. The relationship between pain intensity and severity and depression in older people: exploratory study. BMC Fam Pract. 2009;10:54.

5. Grashorn W, Sprenger C, Forkmann K, et al. Age-dependent decline of endogenous pain control: exploring the effect of expectation and depression. PLoS One. 2013;8(9):e75629.

6. Meeks TW, Dunn LB, Kim DS, et al. Chronic pain and depression among geriatric psychiatry inpatients. Int J Geriat Psychiatry. 2008;23:637-42.

7. Tian H, Robison RL, Sturm R. Labor market, financial, insurance, and disability outcomes among near elderly Americans with depression and pain. J Ment Health Policy Econ. 2005;8:219-28.

8. Zis P, Daskalaki A, Bountouni I, Sykioti P, Varrassi G, Pladini A. Depression and chronic pain in the elderly: links and management challenges. Clinical Interventions in Aging 2017:12 709–720.

9. Descriptions of chronic pain syndromes and definitions of pain terms. Prepared by the International Association for the Study of Pain, Subcommittee on Taxonomy. Pain Suppl. 1986;3:S1–S226.

10. Albuquerque CV, Karnakis T. Depressão e dor no idoso. In: Fraguas JR, Figueiro JAB, Melo Santos D. Depressao e dor. Sao Paulo: Atheneu; 2012.

11. Blackburn-Munro G, Blackburn-Munro RE. Chronic pain, chronic stress and depression: coincidence or consequence? J Neuroendocrinol. 2001;13:1009-23.

12. Gudmundsson P, Skoog I, Waern M, et al. Is there a CSF biomarker profile related to depression in elderly women? Psychiatry Res. 2012;176:174-8.

13. Alexopoulos GS. Depression in the elderly. Lancet. 2005;365:1961-70.

14. American Psychiatry Association. Diagnostic and Statistical Manual of Mental disorders - DSM-5. 5th.ed. Washington: American Psychiatric Association, 2013.

15. Frank MH, Rodrigues NL. Depressao, ansiedade, outros transtornos afetivos e suicidio. In: Freitas EV, Py L (editoras). Tratado de geriatria e gerontologia. 3a ed. Rio de Janeiro: Guanabara Koogan; 2001. p. 314-26.

16. Bair MJ, Robinson RL, Katon W, et al. Depression and pain comorbidity: a literature review. Arch Intern Med. 2003;163:2433-45.

17. Santos FC, Souza PMR. Envelhecimento e a dor óssea em idosos. In: Souza PMR, Filho CMA. Força-tarefa na dor óssea em idosos. 1a ed. Sao Paulo: Grupo Editorial Moreira Jr.; 2011. p. 15-8.

18. Almeida CBL. Depressão dor-induzida em idosos: Validação das propriedades psicométricas da versão brasileira do "Geriatric Emotional Assessment of Pain" – GEAP-b [Dissertação]. São Paulo, Brasil: Universidade Federal de São Paulo, 2016.

19. Wilson JE. A geriatric psychosocial assessment of pain-induced depression [dissertation]. Minneapolis, EUA: Walden University; 2011.

20. Guidance on the management of pain in older people.Age Ageing. 2013;42:i1-57.

21. Karlin BE, Brown GK, Trockel M, et al. National dissemination of cognitive behavioral therapy for depression in the department of veterans affairs health care system: therapist and patient-level outcomes. J Consult Clin Psychol. 2012;80(5):707-18.

22. Reid MC, Papaleontiou M, Ong A, Wethington E, Pilemer K, et al. Self-management strategies to reduce pain and improve function among older adults in community settings: a review of the evidence. Pain med. 2008 May-Jun;9(4):409-24.

23. DeRubeis RJ, Hollon SD, Amsterdam JD, et al. Cognitive therapy vs. medications in the treatment of moderate to severe depression. Arch Gen Psychiatry. 2005;62:409-16.

24. Castro MMC, Daltro C, Kraychete DC, et al. The cognitive behavioral therapy causes an improvement in quality of life in patients with chronic musculoskeletal pain. Arq Neuropsiquiatr. 2012;70(11):864-8.

25. Teixeira CM, Raposo JV, Fernandes HM, et al. Physical activity, depression and anxiety among the elderly. Soc Indic Res. 2013;113:307-18.

26. Meng CF, Wang D, Ngeow J, et al. Acupuncture for chronic low back pain in older patients: a randomized, controlled trial. Rheumatology. 2003;42:1508-17.

27. Schnyer RN. Commentary on the Cochrane Review of acupuncture for depression. Explore (NY). 2011;7(3):193-7.

28. Watson CPN, Gilron I, Sawynok J, et al. Nontricyclic antidepressant analgesics and pain: are serotonin norepinephrine reuptake inhibitors (SNRIs) any better? Pain. 2011;152:2206-10.

29. Ciraulo DA, Evans JA, Qiu WQ, et al. Antidepressant treatment of geriatric depression. In: Ciraulo DA, Shader RI. Pharmacotherapy of depression. 2nd ed. Boston, USA: Humans Press; 2011. p. 125-83.

30. Souza PMR, Dibb TAA. Abordagem da dor neuropatica. In: Santos FC, Souza PMR. Forca-tarefa na dor em idosos. Sao Paulo, SP: Grupo Editorial Moreira Jr.; 2011. p. 45-56.

31. Raya SA, Raya AA, Helmii M. Duloxetine for the management of pain in older adults with knee osteoarthritis: randomized placebo-controlled trial. Age Ageing. 2012;41:646-52.

32. Raskin J, Wiltse CG, Siegal A, et al. Efficacy of duloxetine on cognition, depression, and pain in elderly patients with major depressive disorder: an 8-week, double-blind, placebo-controlled trial. Am J Psychiatry. 2007;164:900-9.

33. Enguix SC, Baldomero EB, Calvo CG, et al. Depression in primary care: effectiveness of venlafaxine extended--release in elderly patients; Observational study. Arch Gerontol Geriatr. 2004;38(3):271-80.

34. Begre S, Traber M, Gerber M, et al. Change in pain severity with open label venlafaxine use in patients with a depressive symptomatology: an observational study in primary care. Eur Psychiatry. 2008;23:178-86.

35. Wise TN, Wiltse CG, Iosifescu DV, et al. The safety and tolerability of duloxetine in depressed elderly patients with and without medical comorbidity. Int J Clin Pract. 2007;61(8):1283-93.

36. Gareri P, Falconi U, De Fazio P, et al. Conventional and new antidepressant drugs in the elderly. Prog Neurobiol. 2000;61:353-96.

37. Valenstein M, McCarthy JF, Austin KL, et al. What happened to lithium? Antidepressant augmentation in clinical settings. Am J Psychiatry. 2006;163:1219.

38. Nelson C. Unipolar depression in adults: treatment with second-generation antipsychotics. In: Up To Date, Basow, DS (Ed), UpToDate, Waltham; 2013.

39. Nelson JC, Papakostas GI. Atypical antipsychotic augmentation in major depressive disorder: a meta-analysis of placebo-controlled randomized trials. Am J Psychiatry. 2009;166:980.

40. Seidel S, Aigner M, Ossege M, et al. Antipsychotics for acute and chronic pain in adults. J Pain Symptom Manage. 2010;39(4).

41. Post RM. Bipolar disorder in adults: maintenance treatment. In: Up To Date, Basow, DS (Ed), UpToDate, Waltham, MA, 2013.

42. Wiffen J, Collins S, McQuay H, et al. Anticonvulsant drugs for acute and chronic pain. Cochrane Database Syst Rev. 2010;(1):CD001133.

43. Gill D, Derry S, Wiffen PJ, et al. Valproic acid and sodium valproate for neuropathic pain and fibromyalgia in adults. Cochrane Database Syst Rev. In: The Cochrane Library, Issue 6, Art. No. CD009183. DOI: 10.1002/14651858. CD009183.pub10

44. Wiffen PJ, Derry S, Moore RA, et al. Carbamazepine for acute and chronic pain in adults. Cochrane Database Syst Rev. 2011:19.

capítulo 13

Abordagem da Dor Associada a Distúrbios do Sono em Idosos

Ricardo Humberto de Miranda Félix
Márcia Valéria de Andrade Santana
Ana Laura de Figueiredo Bersani

Introdução

- Distúrbios do sono e dor crônica são dois problemas de saúde pública que geram importantes impactos funcionais e sociais na população idosa[1].

- Dor, doenças crônicas, enfermidades psiquiátricas, uso de múltiplas medicações e doenças primárias do sono são muito prevalentes em idosos, resultando em perda da qualidade do sono[2,3]. As consequências desse processo são redução da funcionalidade e de condicionamento físico, depressão, isolamento social, fadiga e aumento do uso de serviços de saúde[4-6].

- A prevalência de transtornos do sono em indivíduos com dor crônica varia de 50% a 88%[7]. O sono de má qualidade pode reduzir o limiar doloroso, da mesma forma que a dor, de forma independente, pode afetar o sono[2,7].

- Muitos pacientes e familiares acreditam que a dor seja um sintoma natural do envelhecimento e relutam em falar sobre o assunto por medo de procedimentos, possibilidades diagnósticas e dos efeitos adversos do tratamento[5]. O arsenal terapêutico para o controle da dor e dos transtornos do sono é considerável, porém o rastreamento de ambos pelos profissionais de saúde é pouco efetivo, o que leva ao subdiagnóstico[7].

- O processo de envelhecimento ocasiona mudanças do sono, como redução da duração, maior período de latência, menor eficiência, despertar precoce pela manhã, fragmentação do sono, maior número de cochilos diurnos, diminuição das ondas lentas e do sono REM, aumento dos estágios I e II do sono NREM[4]. Contudo, tais alterações não acarretam necessariamente distúrbios do sono[5].

- A maioria dos distúrbios do sono nos idosos não é secundária à idade propriamente dita, mas sim a doenças crônicas que cursam com dor, problemas psiquiátricos como depressão e ansiedade, uso de medicação, alteração do ritmo circadiano e distúrbios primários do sono, como insônia, síndrome da apneia do sono e síndrome das pernas inquietas. Essas condições são tratáveis e, portanto, devem ser prontamente diagnosticadas.

Dor crônica e distúrbio do sono: um ciclo vicioso

- O distúrbio do sono é muito importante no idoso com dor, pois enquanto o quadro doloroso iso-ladamente pode afetar o sono, evidências científicas mostram que a perda de sono pode reduzir o limiar de dor, gerando um ciclo vicioso[3].
- Os mecanismos neurobiológicos que ligam a dor e o sono tem o envolvimento de interleucinas e neurotransmissores, além de compartilharem um substrato anatômico.
- Uma das principais interleucinas envolvidas é a IL-6 que apresenta níveis mais elevados em pacien-tes com dor crônica e com comprometimento da quantidade e qualidade do sono[8]. Outras citocinas pró-inflamatórias, tais como a interleucina-1β (IL1β) e o fator de necrose tumoral α (TNFα), parecem ter papel semelhantes neste processo[9,10].
- Dentre os neurotransmissores, destaca-se a serotonina, que é responsável por uma via nociceptiva inibitória descendente, que é alterada nos estados de dor crônica. Consequentemente, há uma menor supressão de estímulos álgicos e redução do limiar da dor. Desregulação na sinalização serotoninérgica também está associada à insônia de longa duração[10].
- Uma outra teoria seria que a modulação da dor se dá durante o sono e a vigília pelos neurônios ativos no núcleo magno da rafe do tronco cerebral, proporcionando um substrato neural potencial para a relação recíproca de dor crônica e distúrbios do sono[11].
- Atrofia do hipocampo e ativação do sistema límbico também têm sido relatadas. Na dor crônica, o estímulo da atividade límbica leva ao aumento do componente emocional da dor e também à insônia e ao sono mais superficial[10].

Avaliação dos distúrbios do sono

- A polissonografia e os questionários autorreferidos são as abordagens padrão utilizadas para ava-liação dos distúrbios do sono.
- Os questionários autorreferidos costumam ser muito utilizados devido ao baixo custo, facilidade de aplicação e serem uma forma de padronizar a análise em estudos.
- A seleção do questionário a ser utilizado depende dos objetivos clínicos, que podem variar de rastreio e diagnóstico a monitoramento da eficácia das intervenções terapêuticas. Deve-se levar em consideração que o instrumento se ajuste a dinâmica do local de atendimento e aos recursos disponíveis de cada serviço[12].
- Construtos para avaliação de sono e dor em idosos são escassos, apesar de muito importan-tes. Até há pouco não se dispunha de nenhum instrumento desenhado especificamente para avaliação dos distúrbios do sono em idosos com dor, mas recentemente foi criado e validado, no Brasil, uma ferramenta para o rastreio de distúrbios do sono em idosos com dor. Trata-se do "Instrumento de Avaliação do Sono em Idosos com Dor" – IASID (Figura 13.1), que contém 7 questões com repostas dicotômicas do tipo sim/não, com análise de sete dimensões do sono (início, manutenção, conforto físico, adequação, auto percepção do sono, sonolência diurna e uso de medicamentos sedativos)[13].
- Na análise de polissonografias de idosos com dor crônica, de uma forma geral, demonstra-se maior número de despertares noturnos e mais tempo de vigília após o início do sono[14]. Ainda não há evidências de que o efeito hiperálgico do distúrbio do sono se dá por privação de estágios es-pecíficos ou se eles resultam de rompimento da continuidade do sono[15]. Dois estudos mostraram que a privação seletiva da fase do sono de ondas lentas diminuiu o limiar de dor mecânica[16,17]; en-quanto privação de sono REM aumentou a sensibilidade dolorosa térmica[18]. Outros três estudos mostraram que privação total de sono levou a hiperalgesia e aumentou a resposta ao estímulo doloroso[19,20].

Instrumento de avaliação do sono em idosos com dor – IASID	Paciente	
	Sim	Não
1- Você demora mais que 30 minutos para iniciar o sono? Em uma noite normal, durante o último mês: A - A que horas você vai para a cama? B - Quanto tempo demora a dormir?		
2- Você acorda mais cedo do que deseja e não consegue voltar a dormir? Em uma noite normal, durante o último mês: A - A que horas levanta da cama pela manhã? B - Qual a duração do seu sono?		
3- Você tem dificuldade para iniciar o sono, acorda no meio da noite ou mais cedo por causa da dor?		
4- Ao acordar pela manhã, você ainda se sente cansado?		
5- Você tem uma má / muito má autopercepção do seu sono?		
6- Você sente muito sono durante o dia?		
7- Você usa medicação para ajudar a dormir?		
Escore total: (1 ponto para cada resposta "sim" e somar todos os itens)		

Figura 13.1 – *Instrumento de avaliação do sono em idosos com dor – IASID[13].*

Principais tipos de distúrbios do sono em idosos

- Os principais tipos de distúrbios do sono associados a dor em idosos e seu diagnóstico estão resumidos na Quadro 13.1.

Tratamento não farmacológico dos distúrbios do sono

- O tratamento dos distúrbios do sono em idosos com dor inicia-se com a correta identificação do diagnóstico, descartando-se aqueles distúrbios primários do sono que necessitam de tratamento específico.
- E assim, deve-se tratar paralelamente tanto a dor quanto o distúrbio do sono envolvido para alcançar o resultado desejado.
- As medidas adequadas de higiene do sono são fundamentais no controle do sono e estão sumarizadas no Quadro 13.2.
- A terapia cognitivo comportamental (TCC) atua tanto para melhora da dor quanto para a melhora do sono. Em estudo conduzido por Tang e colaboradores, o grupo de pacientes que teve TCC aplicada para dor e distúrbios do sono apresentou reduções importantes na interferência da dor, fadiga e depressão[21]. Quando aplicada para Insônia, a TCC envolve as seguintes técnicas: psicoeducação, controle de estímulos, restrição do sono, higiene do sono, treino de relaxamento e terapia cognitiva. Já no tratamento da dor crônica, ela geralmente envolve a identificação de pensamentos e comportamentos mal adaptativos ou disfuncionais que podem piorar a qualidade de vida de pacientes com dor[22].
- Outra medida não farmacológica em destaque é a acupuntura. Uma revisão sistemática mostrou 93% de resultados positivos com a realização da acupuntura[23], melhorando vários aspectos do sono, como tempo de latência, qualidade e eficiência do sono[24].

Quadro 13.1 – Principais distúrbios do sono em idosos

Distúrbios do sono	Características	Diagnóstico
Síndrome da apneia/hipopneia do sono (SAHOS)	Caracteriza-se por hipopneia (respiração parcial) e/ou apneia (completa cessação da respiração) durante o sono, repetidas vezes com duração de, no mínimo, 10 segundos cada evento respiratório. A apneia leva a despertares noturnos e hipoxemia noturna, com aumento da pressão sistêmica e da artéria pulmonar, além de alteração no fluxo sanguíneo cerebral. Também causa sonolência diurna e declínio cognitivo.	Diagnóstico confirmado pela polissonografia (índice de apneia-hipopneia (IAH) maior ou igual a 5). A polissonografia também é útil para identificar a gravidade da apneia e ajustar o CPAP terapêutico. O tratamento deve ser instituído se IAH $\geq$ 15 ou $\geq$ 5 com comorbidades. Ainda não se sabe o valor de corte do IAH para diagnóstico de SAHOS na população idosa.
Síndrome das pernas inquietas (SPI)	Caracteriza-se por sensações disestésicas nas pernas, associadas a necessidade de se mover, com piora à noite. Dentre os fatores de risco, destacam-se: deficiência de ferro, idade avançada e insuficiência renal.	Para o diagnóstico utilizam-se os critérios do International Restless Legs Syndrome Study Group = IRLSSG: necessidade irresistível e intensa de mover as pernas, geralmente acompanhada ou causada por sensações parestéricas desagradáveis; piora durante períodos de inatividade e repouso; é aliviado total ou parcialmente por movimentos como caminhar; característica circadiana surgindo ou piorando no final do dia ou à noite. A polissonografia pode auxiliar no diagnóstico.
Insônia	Dificuldade para iniciar e/ou manter o sono durante pelo menos um mês e com interferência na funcionalidade diária. É considerada primária se não for identificada nenhuma outra causa de distúrbio do sono. Algumas medicações podem causar ou exacerbar a insônia, como por exemplo, os betabloqueadores, broncodilatadores, corticosteroides, descongestionantes, diuréticos, levodopa, inibidores da recaptação de serotonina e inibidores da receptação de serotonina e noradrenalina.	Diagnóstico baseia-se na história clínica.

Quadro 13.2 – Medidas de higiene do sono

Dormir apenas o tempo necessário para sentir-se descansado;

Acordar sempre no mesmo horário, inclusive aos finais de semana ou se tiver tido insônia na noite anterior;

Evitar sonecas ou cochilos ao longo do dia;

Praticar regularmente exercícios físicos, porém em horários distantes da hora de dormir;

Evitar excesso de cafeína e consumo de álcool e de nicotina depois das 18 horas;

Evitar alimentação pesada no jantar;

Evitar assistir TV até muito tarde;

Técnicas de relaxamento antes de dormir;

Deixar quarto escuro, silencioso e com temperatura adequada. Roupa confortável. Sem animais na cama ou no quarto;

Não ficar o tempo todo olhando as horas;

Usar a cama apenas como lugar para dormir (evitar trabalhar ou assistir televisão na cama);

Caso tenha ido para a cama e não tenha conseguido dormir em 20 minutos, saia da cama e faça alguma atividade antes de tentar novamente (leitura, assistir um pouco de TV, etc.).

Tratamento farmacológico dos distúrbios do sono associados a dor

- Alguns estudos têm demonstrado que os analgésicos opioides podem beneficiar a qualidade do sono, inclusive, com melhora em medidas de polissonografia[25]. Em contraste, outras pesquisas demonstram que os opioides podem inibir tanto o sono REM, como o não REM, contribuindo para exacerbação da dor. Há também evidências de que o uso prolongado de opioide pode levar à piora da SAHOS[26]. Portanto, embora sejam eficazes em pacientes cuidadosamente selecionados para o tratamento da dor, os opioides nunca devem ser usados para tratar a insônia isoladamente[27].
- Dentre os antidepressivos destacam-se os tricíclicos. Estes diminuem a latência do sono e aumentam a eficiência e o tempo total de sono, além disso, podem ser empregados para o controle da dor crônica[28,29]. Seu uso também deve ser cauteloso em idosos pelos efeitos colaterais, dando-se preferência à nortriptilina em uma dose inicial de 12,5 mg a 25 mg, podendo-se aumentar em 25 mg a cada 2 semanas.
- A mirtazapina tem efeito sedativo, devido ao antagonismo do receptor tipo 1 da histamina e apresentou melhora do sono, da dor, do apetite e do humor em pacientes com câncer[30]. Recomenda-se a dose de 15 a 30 mg à noite.
- Os antidepressivos duais, como a duloxetina e a venlafaxina, são valiosos no tratamento da dor crônica, porém podem agravar a insônia.
- A trazodona é um antidepressivo não tricíclico com propriedade sedativa, geralmente usado em baixas doses (50 a 100 mg), como um hipnótico. Dose inicial em idosos: 25 mg – 50 mg, à noite. Pode-se aumentar 50 mg a cada 2 semanas, se necessário. Essa droga também tem propriedades antidepressiva e ansiolítica, sendo usada em doses maiores (até 300 mg) em pacientes com fibromialgia para tratamento de outros sintomas além de insônia, devendo ter cautela com o risco de taquicardia.
- Os antipsicóticos atípicos, como quetiapina e olanzapina, têm seu uso *off-label* para insônia e possuem propriedades analgésicas, principalmente para fibromialgia e migrânea[31]. A dose inicial de ambas deve ser individualizada (quetiapina de 12,5 a 25 mg e olanzapina, 2,5 mg) com incrementos graduais.
- Os anticonvulsivantes também participam do arsenal terapêutico para tratamento da dor, associada à insônia. Estudos em pacientes com dor neuropática e fibromialgia, que estavam em uso de gabapentina e pregabalina, mostraram benefício sobre a latência do sono e aumento do sono profundo. A dose inicial de gabapentina é de 300 mg e de pregabalina de 25 mg a 75 mg[32].
- Para tratamento adequado do distúrbio do sono em idoso com dor crônica, deve-se tratar a dor se possível com medicações com potencial de melhorar o sono, como as citadas acima (antidepressivos tricíclicos, trazodona, anticonvulsivantes) e também deve-se identificar se há algum distúrbio primário do sono relacionado a dor e assim realizar o tratamento específico, conforme descrito a seguir.

Tratamento dos distúrbios primários do sono

- Nos *distúrbios primários do sono* deve-se tratar a causa de base.

Insônia

- Todos os pacientes com insônia devem receber recomendações gerais para higiene do sono e controle de estímulos.
- O zolpidem, um indutor do sono não benzodiazepínico, é indicado nos casos de dificuldade para iniciar ou manter o sono. Deve ser administrado antes de dormir quando a insônia é inicial ou no

meio da noite nos casos de sono entrecortado, desde que haja pelo menos 4 horas disponíveis para o sono após a sua administração e pelo menos 5 horas de intervalo antes de dirigir. Não é aprovado para uso por longo período. Seus efeitos adversos mais comuns são: cefaleia, sonolência e tontura. A dose inicial recomendada é de 5 mg. Dose máxima de 10 mg[33].

- Os benzodiazepínicos (BZP) reduzem a latência do sono, o número de despertares, melhoram a duração e qualidade do sono, conforme demonstrado em alguns estudos. Além disso, reduzem ansiedade, mas podem comprometer a cognição. Dentre os BZP mais usados no tratamento da insônia, destaca-se o lorazepam por sua meia-vida mais curta. Diazepam geralmente não é usado devido seu efeito de longa duração e pelo potencial de acúmulo de metabólitos ativos[34-36].

- BZD e indutores do sono não BZD devem ser usados na menor dose efetiva por no máximo 3 a 4 semanas. Tem importantes efeitos adversos, principalmente em idosos: sedação, tontura, comprometimento cognitivo e incoordenação motora; aumentam o risco de quedas e podem piorar apneia obstrutiva do sono e hipoventilação. A descontinuação deve ser gradual e deve-se ficar atento à insônia de rebote após retirada da medicação.

- Ramelteon é um agonista da melatonina. Meta-análise de 11 ensaios clínicos evidenciou melhora significativa da latência subjetiva do sono e no tempo total de sono, comparado com placebo, mas sem melhora em outros parâmetros. Apresenta meia-vida de 1,5 a 5 horas e é metabolizado pelo fígado, devendo ser usado com cautela em pacientes com insuficiência hepática. Mostrou-se mais efetivo no tratamento da insônia inicial, quando comparado ao tratamento da dificuldade de manutenção do sono. O efeito adverso mais comum é a sonolência. Posologia: 8 mg 30 minutos antes de deitar[37-39].

- Antidepressivos com efeito sedativo podem ser úteis no tratamento de insônia associado a depressão, mas não são aprovados pelo FDA (Food and Drug Administration) para tratamento da insônia de forma isolada:

  o Trazodona: a verdadeira eficácia dessa droga, em pacientes com insônia sem depressão, ainda é desconhecida. Seu uso deve ser considerado para tratamento de pacientes depressivos com insônia. Dose inicial em idosos: 25 mg – 50 mg, à noite. Pode-se aumentar 50 mg a cada 2 semanas, se necessário.

  o Agomelatina: agonista dos receptores da melatonina MT1 e MT2 e antagonista dos receptores serotoninérgicos 5-HT_{2C}. Melhora a sincronização do ritmo circadiano, o que poderia contribuir com a melhora do humor em pacientes com depressão, além de diminuir a latência para início do sono, o número de despertares, aumentar o sono de ondas lentas e a eficiência do sono. Ensaios clínicos demonstraram eficácia no tratamento da depressão em doses de 25 a 50 mg, com segurança, boa tolerabilidade e menor potencial de efeitos colaterais, tais como disfunção sexual[40,41].

- Existe pouca evidência de que a difenidramina melhore insônia. Pode causar sedação no dia seguinte ao uso, devido sua meia-vida longa. Outros efeitos adversos incluem: redução do estado de alerta, redução da função cognitiva, delirium, boca seca, retenção urinária, constipação e aumento da pressão intraocular. Seu uso rotineiro para tratamento da insônia não é recomendado[42].

- Embora alguns fitoterápicos sejam propostos para tratamento da insônia, existe pouca evidência de benefício em ensaios clínicos controlados sobre sua eficácia. A valeriana é o fitoterápico mais estudado e foi associado a um número maior de efeitos adversos quando comparado ao placebo e pode causar efeitos hepatotóxicos[43].

- A melatonina é um hormônio normalmente produzido pela glândula pineal. Não é recomendada para tratamento da insônia na maioria dos pacientes, exceto quando o distúrbio do sono é decorrente de desordem do ritmo circadiano. Até o momento não é aprovada no Brasil. Existem evidências de efeitos analgésicos em pacientes com fibromialgia, síndrome do intestino irritável e enxaqueca[44].

Síndrome da apneia hipopneia obstrutiva do sono (SAHOS)

- Deve-se priorizar o tratamento não farmacológico com:
  - ○ Pressão positiva contínua (CPAP) para abrir as vias aéreas, aumentar a capacidade residual funcional dos pulmões e aumentar a capacidade de dilatação da faringe. O uso de CPAP permite a continuidade do sono, diminuindo a sensibilidade aos estímulos dolorosos em adultos;
  - ○ Evitar álcool, hipnóticos-sedativos e opioides;
  - ○ Deitar de lado ao invés de assumir posição supina;
  - ○ Perda de peso em obesos com dieta ou cirurgia bariátrica e mudança de estilo de vida;
  - ○ Os BZD de longa duração são contraindicados nos distúrbios respiratórios relacionados ao sono.

Síndrome das pernas inquietas (SPI)

- Além de medidas de higiene do sono, o tratamento farmacológico pode ser iniciado com:
  - ○ *Agonistas dopaminérgicos:* pramipexol 0,125 mg 2 a 3 horas antes de deitar; e pode-se dobrar a dose após 4 a 7 dias, se necessário. Dose máxima de 0,5 mg[45].
  - ○ *Ropinirol:* indicado para os casos de SPI com insuficiência renal dialítica. Apresenta os mesmos efeitos colaterais que o pramipexol. As doses recomendadas são de 0,25 a 2 mg/dia com incrementos de 0,25 a cada 2 a 3 dias para se evitar efeitos colaterais[45].
  - ○ *Carbidopa/levodopa:* 50 a 100 mg de liberação lenta 60 a 120 minutos antes dos sintomas[45].
  - ○ *BZP:* Clonazepam: 0,50-4,0 mg antes de dormir[45].
  - ○ *Opioides:* Tramadol 50-150 mg/dia (meia-vida de 6 horas) ou codeína 15-120 mg/dia. Incrementos a cada dois dias até obtenção de controle[45].
  - ○ *Anticonvulsivantes:* Gabapentina 300 mg/dia, podendo-se aumentar para duas vezes ao dia, uma no final da tarde e a segunda antes do início do sono; aumentos da dose podem ser feitos a cada 3 dias até se obter alívio chegando até 800-1.800 mg/dia[45].
  - ○ *Suplementação de ferro*, se necessário.

Considerações finais

- O binômio dor e sono deve ser abordado e tratado em conjunto, para que haja um controle satisfatório dos sintomas e, consequentemente, melhor qualidade de vida do idoso.
- Como discutido no capítulo, existem medidas úteis e eficazes na abordagem da dor e dos distúrbios do sono. E dessa forma, a avaliação das múltiplas dimensões do sono e o uso adequado das estratégias básicas de tratamento devem ser incorporado no atendimento rotineiro de pacientes com dor crônica.

Referências bibliográficas

1. Latham J, Davis BD. The socioeconomic impact of chronic pain. Disabil Rehabil. 1994; 16:39-44.
2. Roehrs T, Roth T. Sleep and Pain: Interaction of Two Vital Functions. Semin Neurol. 2005; 25:106-16.
3. Neikrug AB, Ancoli-Israel S. Sleep Disorders in the Older Adult – A Mini-Review. Gerontology. 2010; 56(2):181-9.
4. AGS panel on persistent pain in older persons. Pharmacological management of persistent pain in older persons. J Am Geriatr Soc. 2009; 57:1331-46.
5. Abdulla A, Adams N, Bone M, Elliott AM, Gaffin J, Jones D. Guidance on the management of pain in older people. Age Ageing. 2013; 42 Suppl 1:i1-57.
6. Helme RD, Gibson SJ. The epidemiology of pain in elderly people. Clin Geriatr Med. 2001;17(3):417-31.

7. Smith MT, Haythornthwaite JA. How do sleep disturbance and chronic pain inter-relate? Insights from the longitudinal and cognitive-behavioral clinical trials literature. Sleep Med Rev. 2004; 8(2):119-32.

8. Heffner KL, France CR, Trost Z, Ng HM, Pigeon WR. Chronic low back pain, sleep disturbance, and interleukin-6. Clin J Pain. 2001;27(1):35-41.

9. Foo H, Mason P. Brainstem modulation of pain during sleep and waking. Sleep Med Rev. 2002; 7:145-54.

10. Boakye PA, Olechowski C, Rashiq S, Verrier MJ, Kerr B, Witmans M, Baker G, Joyce A, Dick BD. A Critical Review of Neurobiological Factors Involved in the Interactions Between Chronic Pain, Depression, and Sleep Disruption. Clin J Pain. 2016. 32(4):327-336.

11. Quartana PJ, Finan PH, Page GG, Smith MT. Effects of Insomnia Disorder and Knee Osteoarthritis om Resting and Pain-Evoked Inflammatory Markers. Brain Behav Immun. 2015. 47:228–237.

12. Moul DE, Hall M, Pilkonis PA. Self-report measures of insomnia in adults: rationales, choices, and needs. Sleep Med Ver. 2004;8(3):177–98.

13. Santana, MVA; Santos, FC; Felix, RHM; Bersani, ALF. Criação e desenvolvimento do "Instrumento de Avaliação do Sono em Idosos com Dor - IASID". Universidade Federal de São Paulo. (no prelo)

14. Blagestad T, Pallesen S, Lunde LH, Sivertsen B, Nordhus IH, Gronli J. Sleep in older chronic pain patients: a comparative polysomnographic study. Clin J Pain. 2012 May;28(4):277-83.

15. Lautenbacher S, Kundermann B, Krieg JC. Sleep deprivation in pain perception. Sleep Med Rev. 2006; 10(5):357-69.

16. Moldofsky H, Scarisbrick P. Induction of neurasthenic musculoskeletal pain syndrome by selective sleep stage deprivation. Psychosom Med. 1976;38(1):35-44.

17. Lentz MJ, Landis CA, Rothermel J, Shaver JL. Effects of selective slow wave sleep disruption on musculoskeletal pain and fatigue in middle aged women. J Rheumatol. 1999; 26(7):1586-92.

18. Roehrs T, Hyde M, Blaisdell B, Greenwald M, Roth T. Sleep loss and REM sleep loss are hyperalgesic. Sleep. 2006;29(2):145-51.

19. Onen SH, Alloui A, Gross A, Eschallier A, Dubray C. The effects of total sleep deprivation, selective sleep interruption and sleep recovery on pain tolerance thresholds in healthy subjects. J Sleep Res. 2001; 10(1):35-42.

20. Kundermann B, Spernal J, Huber MT, Krieg JC, Lautenbacher S. Sleep deprivation affects thermal pain thresholds but not somatosensory thresholds in healthy volunteers. Psychosom Med. 2004; 66(6):932-7.

21. Tang NK, Goodchild CE, Salkovskis PM. Hybrid cognitive-behavior therapy for individuals with insomnia and chronic pain: a pilot randomized controlled trial. Behav Res Ther. 2012;50(12):814–21.

22. Glombiewski JA, Hartwich-Tersek J, Rief W. Two psychological interventions are effective in severely disabled, chronic back pain patients: a randomized controlled trial. Int J Behav Med. 2010;17(2):97–107.

23. Huang W, Kutner N, Bliwise DL. A systematic review of the effects of acupuncture in treating insomnia. Sleep Med Rev. 2009;13:73-104.

24. Huang W, Kutner, N, Bliwise, DL. Autonomic Activation in Insomnia: The Case for Acupuncture. J Clin Sleep Med. 2011; 7(1):95-102.

25. Rosenthal M, Moore P, Groves E, et al. Sleep improves when patients with chronic OA pain are managed with morning dosing of once a day extended-release morphine sulfate (AVINZA): findings from a pilot study. J Opioid Manag. 2007; 3(3):145–54.

26. Shaw IR, Lavigne G, Mayer P, et al. Acute intravenous administration of morphine perturbs sleep architecture in healthy pain-free young adults: a preliminary study. Sleep. 2005;28(6):677–82.

27. Cheatle MD, Simmie F, Pinkett A, Lesneski M, Qu D, Dhingra L. Assessing and Managing Sleep Disturbance in Patients with Cronic Pain. Anesthesiology Clin. 2016; 34:379-393.

28. Moulin DE, Clark AJ, Gilron I, et al. Pharmacological management of chronic neuropathic pain - consensus statement and guidelines from the Canadian Pain Society. Pain Res Manag 2007;12(1):13–21.

29. Gursky JT, Krahn LE. The effects of antidepressants on sleep: a review. Harv Rev Psychiatry 2000;8:298–306.

30. Kim S-W, Shin I-S, Kim J-M, et al. Effectiveness of mirtazapine for nausea and insomnia in cancer patients with depression. Psychiatry Clin Neurosci 2008;62: 75–83.

31. Calandre EP, Rico-Villademoros F. The role of antipsychotics in the management of fibromyalgia. CNS Drugs 2012;26:135–53.

32. Backonja M, Beydoun A, Edwards KR, et al. Gabapentin for the symptomatic treatment of painful neuropathy in patients with diabetes mellitus: a randomized controlled trial. JAMA 1998;280:1831–6.

33. Ambien (zolpidem tartrate) prescribing information. Available at: http://products.sanofi-aventis.us/ambien/ambien.html (Accessed on June 27, 2009).

34. Nowell PD, Mazumdar S, Buysse DJ, et al. Benzodiazepines and zolpidem for chronic insomnia: a meta-analysis of treatment efficacy. JAMA 1997; 278:2170.

35. Krystal AD. A compendium of placebo-controlled trials of the risks/benefits of pharmacological treatments for insmnia: the empirical basis for U.S. clinical practice. Sleep med Rev 2009;13:265.

36. Holbrook AM, Crowther R, Lotter A, et al. Meta-analysis of benzodiazepine use in the treatment of insomnia. CMAJ 2000; 162:225.

37. Kuriyama A, Honda M, Hayashino Y. Ramelteon for the treatment of insomnia in adults: a systematic review and meta-analysis. Sleep Med 2014; 15:385.

38. Mini LJ, Wang-Weigand S, Zhang J. Self-reported efficacy and tolerability of ramelteon 8 mg in older adults experiencing severe sleep-onset difficulty. Am J Geriatr Pharmacother 2007; 5:177.

39. Zammit G, Erman M, Wang-Weigand S, et al. Evaluation of the efficacy and safety of ramelteon in subjects with chronic insomnia. J Clin Sleep Med 2007; 3:495.

40. Alóe F, Tavares SMA. Síndrome das Pernas Inquietas. Rev Neurocienc 2006; 14(4):204-213.

41. Zupancic M, Guilleminault C. Agomelatine: a preliminary review of a new antidepressant. CNS Drugs. 2006;20(12):981-92.

42. Sateia MJ, Buysse DJ, Krystal AD, et al. Clinical Practice Guideline for the Pharmacologic Treatment of Chronic Insomnia in Adults: An American Academy of Sleep Medicine Clinical Practice Guideline. J Clin Sleep Med 2017; 13:307.

43. Leach MJ, Page AT. Herbal medicine for insomnia: A systematic review and meta-analysis. Sleep Med Rev 2015; 24:1.

44. Sabatowski R, Ga´lvez R, Cherry DA, et al. Pregabalin reduces pain and improves sleep and mood disturbances in patients with post-herpetic neuralgia: results of a randomised, placebo-controlled clinical trial. Pain 2004;109:26–35.

45. Wilhelmsen M, Amirian I, Reiter RJ, et al. Analgesic effects of melatonin: a review of current evidence from experimental and clinical studies. J Pineal Res 2011;51: 270–7.

capítulo 14

Abordagem Fisioterapêutica da Dor no Idoso

Carolina Ams Prestes
Luciana Dardin

Introdução

- Felizmente, o mundo mudou e o Brasil também está mudando, embora haja muito para fazer, já existe a consciência desperta dos profissionais da saúde, dos gestores de saúde e do poder público sobre a necessidade de uma atenção especial aos nossos idosos. Afinal, se não for possível curar a dor ao envelhecer, certamente, é possível prevenir ou aliviar a dor provinda das doenças do envelhecimento[1].

Papel do fisioterapeuta

- Sobre o papel do fisioterapeuta nos quadros álgicos em indivíduos idosos:
  - A dor, sem dúvida, está presente em várias patologias que acometem os idosos e, é um dever dos especialistas da área de saúde, saber orientar e auxiliar o paciente a gerenciar a dor, pois esta pode afetar todos os aspectos da vida de uma pessoa: profissional, social, familiar, financeira, afetiva, psicológica e outras[4].
  - A dor crônica no idoso é um problema muito comum, e os objetivos terapêuticos primários dos fisioterapeutas ao tratar esta população são a redução da dor e da disfunção associada, bem como da promoção da saúde e do bem-estar na vida diária. O fisioterapeuta deve participar inclusive do processo de facilitação da compreensão do fenômeno doloroso pelo paciente[7].
  - Considerando que o fisioterapeuta deve ser preparado para integrar a equipe multiprofissional de cuidados de idosos com diferentes tipos de dor, compreendendo a atuação de cada profissional; a fisioterapia se desenvolve com a construção de uma boa relação com os pacientes, favorecendo a autonomia e a educação dos mesmos[5].
  - O fisioterapeuta também deve estar familiarizado com as formas de avaliação e mensuração da dor na população idosa, e ser hábil para implementar uma variedade de estratégias de tratamentos baseados em evidências[6].
- De modo geral, o papel do fisioterapeuta é assistir aos indivíduos com ações em promoção, tratamento e recuperação da saúde. E dentro de tais perspectivas, as orientações sobre a prática de

exercício físico auxiliam diretamente vários aspectos da saúde, principalmente aqueles associados às perdas funcionais. Lembrando-se que os quadros álgicos em idosos relacionam-se a tais perdas funcionais.

Atividade física × exercício

- A Organização Mundial de Saúde (OMS) define atividade física como qualquer movimento corporal produzido pelos músculos esqueléticos que requer gasto energético, incluindo atividades feitas quando se trabalha, brinca, realiza atividades domésticas, viagens ou quando em atividades recreacionais[3]. O exercício é uma subcategoria da atividade física, planejado, estruturado e repetitivo, com objetivo de melhorar ou manter um ou mais componentes do condicionamento físico. Tanto a atividade física como o exercício, moderado ou intenso, traz benefícios à saúde em qualquer faixa etária[9].
- De acordo com Espinoza e Walston[16], uma intervenção baseada em exercícios é indicada para idosos com fragilidade, independente do grau de manifestação dessa síndrome. Os tipos de exercícios é que poderão variar de acordo com o quão frágil é ou não o idoso. Reforço muscular de idosos tem se mostrado seguro e eficaz, mesmo em se tratando de pacientes frágeis e restritos ao domicílio.

Programa fisioterapêutico em idosos com dor *versus* evidências científicas

- Apesar de muito ser aprendido e traduzido à prática fisioterapêutica, o rápido envelhecimento da população e o grande desafio que isso impõe ao manejo da dor têm expandido o embasamento em evidências para a tomada de decisões nos cuidados desses indivíduos.

Objetivos/metas de um programa

- Implementar tratamentos que incluem educação do paciente:
  - Pensando em prevenção de agravos e promoção da saúde para problemas relacionados ao sistema musculoesquelético, o fisioterapeuta contribui na estimulação e favorecimento de práticas em grupos de cinesioterapia/atividade física, tais como alongamento, fortalecimento muscular, treino de equilíbrio e caminhadas; na promoção de ações de reeducação postural, como as escolas de postura, e na assistência a alterações de ambientes e mobiliários para favorecer a acessibilidade, evitar acidentes como quedas e diminuir prevalência de lesões crônicas. O fisioterapeuta pode ativamente contribuir para evitar sequelas e minimizar as despesas.
- Promover saúde e bem-estar através da prevenção de dor e disfunção (Abordagens ativas como reeducação do movimento, melhoria do controle motor, exercícios e estratégias passivas, tais como terapia manual e eletrotermofototerapia)[16,18,20]:
  - O processo de envelhecimento compromete a funcionalidade do sistema nervoso central e prejudica o processamento dos sinais vestibulares, visuais e proprioceptivos, responsáveis pela manutenção do equilíbrio corporal. Deste modo, podem ocorrer tonturas e desequilíbrios, resultando em quedas e fraturas, impactando a saúde, qualidade de vida e sociabilidade dos idosos. Com a degeneração do sistema musculoesquelético, da redução da capacidade cardíaca e do nível de atividade física em idosos, podem ocorrer alterações do padrão de marcha e de postura, o que também influencia no equilíbrio corporal[21-23].
  - A perda da força e da potência musculares leva à diminuição na capacidade de promover torque articular rápido e necessário às atividades que requerem força moderada, como: elevar-se da cadeira, subir um degrau, flexionar-se. Por sua vez, a independência dos idosos para as atividades da vida diária requer a execução satisfatória de tais movimentos. Para realização dessas atividades o idoso necessita ter o domínio do controle postural, a fim de manter-se em

várias posições, responder automaticamente a movimentos voluntários do corpo e das suas extremidades e reagir adequadamente a perturbações externas[23-25].

o O tratamento do fisioterapeuta é amplo, pois há a necessidade de fortalecimento muscular, entretanto, o mesmo isolado não melhora o equilíbrio em idosos. Acredita-se que benefícios adicionais só serão viabilizados por outros fatores requeridos, como o treino sensório-motor. Em idosos com elevado grau de independência, o impacto e os parâmetros do treinamento resistido não são consensuais, mas acredita-se que o treino de alta intensidade pode ser eficaz[26-28].

• Desenvolver um programa fisioterapêutico baseado em evidências e em colaboração com o paciente:

o Atuação em ganho de força muscular.

o A prática regular de exercícios físicos pode minimizar as alterações no aparelho locomotor ocorridas em decorrência do envelhecimento, além de reduzir a fragilidade óssea, as dores articulares e os decréscimos de funções. Além disso, a redução do peso em idosos, decorrente dos exercícios físicos, tem sido eficiente quando há combinação de exercícios aeróbios com os exercícios de força. Especificamente os exercícios de força aumentam o gasto energético diário, contribuindo para a manutenção da massa muscular e óssea e melhorando a capacidade funcional[27].

o Vários outros benefícios foram descritos, incluindo a melhoria geral de aspectos físicos, além de melhora do sono, redução da necessidade de uso de medicamentos e aumento da autoestima, o que contribui para reduzir queda e trazer mais independência funcional e qualidade de vida para os idosos[26,27].

o O treinamento de força também age sobre os marcadores inflamatórios diminuindo sua ação metabólica negativa. Deste modo, este pode ser uma potencial estratégia terapêutica complementar (não farmacológica) no idoso[26].

o Com relação a doenças crônicas, um dos problemas fortemente associados ao diabetes mellitus é a neuropatia diabética que ocorre como consequência de alterações nervosas que afetam tanto as fibras do sistema periférico quanto do sistema autônomo. As neuropatias diabéticas aumentam muito a morbimortalidade de pacientes do tipo I e II. No caso, o manejo inclui treinamento de força, marcha e equilíbrio; adaptações ortóticas de sapatos a fim impedir o desenvolvimento de deformidades nos pés; trabalho de flexibilidade de tendões a fim de diminuir o encurtamento do tendão calcâneo[27,29].

o Os exercícios físicos influenciam positivamente no controle da osteoporose e na redução do risco de fraturas uma vez que melhora a estabilidade postural, a força muscular e reduzem a prevalência de injúrias causadas por quedas. Além disso, induzem o aumento da densidade mineral óssea. Deste modo, a associação entre força muscular de membros inferiores e osteoporose possivelmente passe pelo efeito pleiotrópico da inatividade física sobre o sistema músculo-esquelético[28].

o Um tema merece destaque: investigações do efeito de exercícios moderados como a caminhada sobre a densidade mineral óssea têm desapontado os pesquisadores. Estudos de intervenção baseados no aumento da duração e da velocidade da caminhada não mostraram associação com ganho de densidade mineral óssea. Entretanto, investigações adicionais sugeriram que idosos que caminham no mínimo dois quilômetros por semana possuem uma densidade mineral óssea melhor do que os que caminham menos. Portanto, caminhar ainda é uma atividade física que deve ser prescrita, principalmente para idosos frágeis[30].

o A musculação é um exercício físico que permite manter e aumentar a força muscular esquelética, auxiliando na independência e manutenção da capacidade otimizada do idoso em levantar-se, locomover-se e realizar, sem ajuda de terceiros, os movimentos corporais necessários para atividades independentes da vida diária; prevenir ou minimizar sintomas associados a estados mórbidos prevalentes com o avanço da idade como é o caso da osteoporose e artrose. No caso, o treinamento físico com musculação, com baixa e moderada intensidade, realizado três vezes por semana em um período mínimo inicial de três meses pode aumentar a força muscular em idosos, uma vez que os resultados são dependentes também do grau de inaptidão física dos mesmos[27,28,30].

○ Entretanto estudos complementares deverão ser conduzidos a fim de se entender e qualificar o treinamento de força muscular voltado para a população idosa[30].

○ Os resultados dos modelos de prescrição de exercício resistido não identificaram relações significativas entre a duração da intervenção ou o volume de treinamento e os efeitos de força subsequentes. É concebível que a variabilidade nos regimes de treinamento e nos modelos de programas pode ter confundido esses resultados[30].

○ Especificamente, sem um número suficiente de coortes para estratificar em categorias tricotômicas para cada uma das variáveis (por exemplo, alto, médio e baixo volume), não é possível coletar dados efetivamente para estimar os principais efeitos individuais[30].

Síndrome da fragilidade

• A síndrome da fragilidade, já consagrada em diversos países, caracteriza-se por apresentar pelo menos três de cinco critérios: diminuição da força muscular, baixo gasto energético, diminuição da velocidade de marcha, perda de aproximadamente 5% do peso corporal de forma involuntária em um ano e exaustão subjetiva. A base biológica dessa síndrome consiste na diminuição da reserva e da resistência a estresses físicos, caracterizadas por um alto grau de vulnerabilidade para incapacidade, comorbidades, quedas, hospitalização, institucionalização e morte. Os aspectos da fragilidade incluem, ainda, redução na mobilidade, anormalidade na marcha, fraqueza muscular, tolerância reduzida ao exercício, equilíbrio instável, má nutrição e sarcopenia[27].

• A velocidade de movimento deve levar de dois a três segundos para levantar o peso (contração concêntrica) e de quatro a seis segundos para baixar o peso (contração excêntrica); duração de uma sessão de treinamento deve ser em torno de 40 minutos[27].

• Um treinamento resistido com frequência de, pelo menos, duas vezes por semana provê um método seguro e efetivo na melhora da força e resistência muscular. Recomenda-se que os exercícios sejam realizados em dois ou mais dias não consecutivos por semana, utilizando os maiores grupos musculares[27].

• Os exercícios devem ser dinâmicos, e não estáticos, englobando os maiores grupos musculares do corpo e utilizando tanto movimentos concêntricos (levantando e empurrando) quanto excêntricos (suaves e controlados no retorno). Os grupos musculares de membros inferiores – como os extensores de joelho e quadril, flexores de joelho, dorsiflexores e flexores plantares – devem ser priorizados, uma vez que são críticos para mobilidade, equilíbrio e prevenção de quedas[27,28,30].

• Os exercícios de curta duração (como exercícios com carga) aumentam menos a concentração de cortisol no plasma, quando comparados aos exercícios de longa duração. Os exercícios resistidos não são realizados por um período prolongado sem descanso e representam uma categoria mais segura para aqueles indivíduos que tem o sistema imune prejudicado[28,30].

• O exercício físico extenuante pode suprimir a atuação do sistema imune, ao passo que exercícios moderados estimulam o mesmo e podem ser um tanto responsáveis pela relação dos exercícios e a redução de doenças, podendo oferecer alguma proteção contra malignidades, diminuindo ou evitando alterações fisiológicas apresentadas por idosos com síndrome da fragilidade[28,30].

Cinesiofobia

• Quase sempre o motivo da evasão, se associa a dor sentida ao mover-se na realização dos exercícios programados, mesmo naqueles cujo movimento possa ser mínimo[22].

- Ao vivenciarem estados de dor, uma condição corriqueira assume controle na rotina da maioria de idosos sob forma de inação. Uma das primeiras opções é a de manter relativo afastamento de tarefas que requeiram movimentos repetidos, ou até mesmo os mais simples. A dor crônica e sistemática tende, assim, a dar vazão a um ciclo de ocorrências danosas caracterizado pela dor em si-inatividade-limitação funcional-perda da autonomia, estados que justificam o fato de que, no início da pesquisa em discussão, todas as idosas encontravam-se sedentárias há pelo menos seis meses, em média. A inatividade revelou-se como decorrente de um ou mais, dos fatores deste ciclo, porquanto, os baixos índices de autonomia funcional e perda progressiva de massa óssea, puderam ser verificadas nos sítios corporais de interesse neste estudo[22,27,29].

- Quando o movimento é bloqueado, por medo ou por outro agente, estas regiões passam a ter níveis inadequados da estimulação músculo osso, resultando em perdas crescentes de massa nestes sítios. A redução do quadro álgico permitiu aos participantes, uma maior estimulação dos referidos sítios, sendo que ao longo do programa oferecido, aquela perda deixou de ocorrer, pelo menos, na intensidade de antes[27,29-32].

Referências bibliográficas

1. Santos, Fânia C. Força tarefa na dor em doenças cerebrais em idosos. 1 ed. São Paulo: Casa leitura médica 2014.
2. Moore GE, Durstine JL, Painter PL. ACSM's. Heathy Living & Exercise Medicine Associates. Exercise Management for Persons With Chronic Diseases and Disabilities. 4a edition, Champaign, IL, Human Kinetics, 2016.
3. News. MED.BR.2011. OMS divulga as dez principais causas de morte no mundo. Disponível em: HTTP://www.news.med.br/p/saúde/222530/oms-divulga-as-dez-prinicipais-causas-de-morte-no-mundo.htm. Acesso em 2 maio. 2017.
4. Siebra, Maira; Vasconcelos Thiago. Qualidade de vida e estado de humor em pacientes com dores crônicas. Rev Dor. (18):43-6, jan-mar/2017.
5. Debantana JM, Souza JB, Reis FJJ, Gosting AP, Paranhos E, Barboza HFG, Baptista AF e Comissão de Fisioterapia para Estudo da Dor. Currículo em dor para graduação em Fisioterapia no Brasil. Rev Dor. 18(1):72-8, jan-mar/2017.
6. Turk DC, Melzack R. Handbook of Pain Assessment. 2a ed. The Guieford Press 2001.
7. Sluka KA. Mechanisms and Management of Pain For The Physical Therapist, Seattle: IASP Press; 2009.
8. Nóbrega ACL, Freitas EC, Oliveira MAB, Leitão MB, Lazzot JK, Nakas RM, Baptista FAD, Rezendo L, Pereira J, Pinto M, Radominski RB, Leite N, Thiele ES, Hernandez AJ, Araujo CGS Teixeira JAC, Borges SF e Rose EH. Posicionamento da Sociedade Brasileira de Medicina do Esporte e da Sociedade de Geriatria e Gerontologia: Atividade Física e Saúde do Idoso. Rev. Bras Med Esporte. 5(6);207-211, nov-dez/2016.
9. Physical Activity. World Health Organization. Disponível em: http://www.who.int/topics/physical_activity/in (acessado em 3 maio 2017).
10. Jacob WF, Jorge AL, Busse AL, Galvão CES, Silva FP et al. Envelhecimento, uma visão multidisciplinar. São Paulo: Atheneu, 2015 p.258-259.
11. Falzone E, Hoffman C, Keita H. Postoperative analgesia in elderly patients. Drugs Aging 2013;30:81-90.
12. Herr KA, Garaind L. Assessment and measurement of pain in older adults. Clin Geriatric Med 2011;17:457-78.
13. Horgas AL, Yoon SL, Gall M. Pain Management. in: Boltz M, Capezuti E, Fulmer T, Zwicher D, editors. Evidence – based geriatric nursing protocols for the best practice, 4a ed. New York: Springer; 2012.p.246-67.
14. Flor R, Thurk DC. Chronic Pain: As Integrated Biobehavioral Approach in older people. Seattle: IASP Press;2011.
15. Vlaeyen JM, Morley SJ,Linton SJ, Borsma K, Jong J, Pain – Related Fear: Exposure – Based Treatment. Seattle: IASP Press;2012.
16. Espinoza S, Walston JD. Fraity in older adults – Insghts and interventions. Cleve Clin Med. 2005; 72(12):1105-12.
17. Wells JL, Knoefil F. State of the art in Geriatric rehabilitation. Part II: clinical challenges arch phys med rehab. 2013;84(6):898-903.

18. Fried LP, Tangen CM, Wanson J, Newton AB, Hish C, Gotedienner J, et al Frailty in older adults; Evidence for a phenotype. J. Gerontol A Biol Sci Med Sci. 2011;56A:M146-M157.

19. Fried LP, Fenuci L, Darcer J, Williamson JD, Anderson G. Untagling the concepts of disability, fraity and comorbidity: Implications for improved targeting and care. J. Gerontol A Biol Sci Med Sci 2014; 59:255-63.

20. Adams N, Bonem M, Elliote AM, Gaffin J, Jones D, Knaggs R, Marti D, Sampson L, Schofield P; British Geriatric Society. Guindance on the Management of Pain in Older People. Age Ageing 2013;42(suppl1):i1-57.

21. Matsudo S, Matsudo V, Barros Neto TL. Efeitos benéficos da atividade física na aptidão física na e saúde mental durante o processo de envelhecimento. Revista atividade física e saúde. 2000;5(2)60-68.

22. Aveiro MC, Aciole GG, Driusso P, Oishi J. Perspectives of physical therapy participation in the Family Health Program for elderly care. Ciência e saúde coletiva, 2011;16 (Supl 1):1467-1478.

23. Rubenstein LZ. Falls in older people: epidemiology, risk factors and strategies for prevention Age and Ageing 2006; 35(2):ii37–ii41.

24. Silva A, Almeida GJM, Casilhas RC, Cohen M, et al. Equilíbrio, Coordenação e Agilidade de Idosos Submetidos à Prática de Exercícios Físicos Resistidos. Rev Bras Med Esporte. 2008; 14(2)89-93.

25. Vieira AAU, Aprile MR, Paulino CA. Exercício Físico, Envelhecimento e Quedas em Idosos: Revisão Narrativa. Rev. Equilíbrio Corporal Saúde 2014;6(1):23-31.

26. Orr R , Raymond J, Fiatarone M . Efficacy of Progressive Resistance Training on Balance Performance in Older Adults. A Systematic Review of Randomized Controlled Trials, Sports Med 2008; 38 (4): 317-343.

27. Antonini TC, Liberali R, Manica da Cruz IB. Treinamento de Força e Morbidades Geriátricas. Uma revisão. Revista Brasileira de Prescrição e Fisiologia do Exercício 2010 4(23).514-524.

28. Peterson MD, Rhea MR, Sen A, Gordon PM. Resistance Exercise for Muscular Strength in Older Adults: A Meta-Analysis. Ageing Res Rev. 2010;9(3):226–237.

29. Cunha de Oliveira A, Oliveira NMD; Arantes PMM; Alencar MA. Qualidade de vida em idosos que praticam atividade física - uma revisão sistemática. Revista Brasileira de Geriatria e Gerontologia, 2010 13(2) 2010, 301-312.

30. Câmara LC, Bastos CC, Volpe EFT. Exercício resistido em idosos frágeis:uma revisão da literatura. Fisioter. Mov ,2012 , 25(2):435-443.

31. I Araujo MLM, Fló CM, Muchale SM.Efeitos dos exercícios resistidos sobre o equilíbrio e a funcionalidade de idosos saudáveis: artigo de atualização. Fisioterapia e Pesquisa, 2010; 17(3)277-83.

32. K Pedrinelli A, Garcez-Leme LE, Nobre RSA. O efeito da atividade física no aparelho locomotor do idoso. Rev Bras Ortop 2009;44(2):96-101.

capítulo 15

O Papel da Educação Física no Controle da Dor no Idoso

Rondinei Silva Lima
Adriana Roberta de Paula
Ana Amália de Sá

Introdução

Dor como fenômeno complexo

- A dor é um fenômeno complexo e multifatorial, podendo sofrer influência da temperatura[1], das condições socioeconômicas do indivíduo[2], da condição psicológica[3], emocional[4] e dos acometimentos osteomioarticulares[5].
- Além do caráter biopsicossocial, a dor é subjetiva e pessoal, ligada a lesão tecidual ou não, exigindo uma abordagem multiprofissional para o seu tratamento[6,7].
- A dor aguda, principalmente a decorrente de lesão do organismo, é tratada com repouso e medicamento, sendo o objetivo obter alívio dos sintomas, favorecendo a cicatrização da lesão e a redução do processo inflamatório[8,9].
- A dor crônica exige planejamento como estratégia preventiva e terapêutica, visto que tem sido relatada como uma das principais queixas dos indivíduos acima de 60 anos, com forte impacto nas atividades de vida diária destes, diminuindo assim sua qualidade de vida[10-12]. Pesquisas sugerem que apenas a abordagem farmacológica não é suficiente na terapêutica da dor crônica, podendo levar a uma medicalização excessiva e ineficaz no enfrentamento desta condição[7,13].

Estratégia na terapêutica da dor

- A literatura científica especializada tem relacionado a dor crônica ao sedentarismo e desuso, desta forma, o profissional de Educação Física ganha grande importância na equipe multiprofissional para controle e prevenção do quadro doloroso[4,5,14]. Em um estudo populacional brasileiro, Corrêa et al.[15] observaram que indivíduos suficientemente ativos apresentaram proteção de 60% para dor em comparação com quem não atingia tais recomendações[15]. A influência do exercício físico na melhora dos quadros álgicos também tem sido relatada[16]. Pedersen e Saltim, em uma extensa revisão sistemática, evidenciaram a prescrição de exercícios físicos como intervenção principal em pelo menos 26 doenças crônicas, entre elas a lombalgia, osteoartrite e artrite reumatoide, além da dor no câncer[9].

Educação física no tratamento da dor

- Evidências têm sugerido que o exercício físico atua na modulação da dor, fenômeno que tem sido chamado de analgesia induzida pelo exercício, por mecanismos neurofisiológicos.
- Estímulos físicos decorrentes do exercício parecem gerar ajustes fisiológicos que aumentam o limiar de dor a longo prazo, modulando o quadro álgico. Este fato parece ocorrer devido a liberação de opioides endógenos, como a beta-endorfina, em decorrência de estímulos constantes por meio de exercícios físicos permanentes, permitindo a redução da percepção da dor. Outros neurotransmissores, como a dopamina e a noradrenalina, também parecem atuar sobre a percepção da dor por meio do exercício físico[8,18]. A melhora na função muscular também contribui na diminuição da percepção de dor, colaborando para a analgesia[9].
- Alguns estudos apontam a atividade física como fatores desencadeantes de algesia na dor crônica, como os atos de caminhar e subir escadas[6], levando à necessidade de se diferenciar o conceito de atividade física e exercício físico. A primeira é qualquer atividade que aumenta o dispêndio de energia habitual; já o exercício físico é caracterizado por ser uma atividade física sistematizada, que no caso do treinamento físico, segue alguns princípios para que gere resultados. Souza[8] relata que, para que os efeitos fisiológicos sejam capazes de influenciar na diminuição da percepção da dor, a atividade física não pode ser de intensidade muito baixa[8] corroborando a ideia de sistematização das atividades físicas voltadas para a terapêutica da dor.

Caracterização das intervenções

- Há um predomínio das atividades aeróbicas, de fortalecimento e de flexibilidade na prescrição de programas multidisciplinares no tratamento da dor, sendo cada uma adaptada a uma condição individual[8,19].
- No idoso, há predomínio de acometimento da dor nas seguintes regiões: lombar, dorsal, membros inferiores e superiores[10,20-23]. Neste capítulo, será enfatizada a abordagem dos exercícios físicos nas regiões de acometimentos álgicos mais frequentes, para que possamos estabelecer direcionamentos da prática clínica na terapêutica da dor no idoso.

Tipos de intervenções
Treinamento de força

- O treinamento de força, também chamado de treinamento resistido e popularmente difundido como musculação, é caracterizado pela contração muscular, isotônica ou isométrica, contra alguma forma de resistência, como halteres, ligas e barras[24], resultando, nas intervenções em idosos, no aumento significativo da força muscular, da potência muscular, da ativação muscular e da massa muscular, possibilitando melhoras significativas na funcionalidade dessa população[25]. Também são indicados como tratamento não farmacológico de diversas doenças crônicas por diretrizes específicas[9,19].
- Quando o objetivo é o tratamento da dor crônica no idoso por meio do exercício, a literatura corrobora as possibilidades do treinamento de força. Revisão sistemática de Duarte el al. (2013)[26] identificou o treinamento de força como principal intervenção na redução do quadro álgico na osteoartrose, envolvendo joelhos e mãos, em estudos com pessoas acima de 50 anos, sugerindo grande eficácia nas intervenções devido a redução da dor em todos os estudos revisados, com efeitos mais notórios na estabilidade articular e postura[26].

Treinamento de força e osteoatrite

- Neta et al.[27] realizaram uma intervenção com treinamento resistido em idosos com osteoartrite de joelhos, procurando identificar sua repercussão na dor e funcionalidade destes indivíduos. A intervenção durou 12 semanas, com exercícios com sobrecargas progressivas para membros superiores e inferiores, resultando em diminuição significativa do quadro álgico ao final da intervenção[27]. Estes efeitos analgésicos também parecem ocorrer de maneira aguda em idosos com osteoartrite de joelhos. O grupo estudado teve seu limiar de dor aumentado e, consequentemente, sua sensação álgica diminuída em uma única sessão de treinamento resistido, com exercícios para membros superiores e inferiores[28].

- Apesar do controle da dor, por meio do exercício físico, depender de um processo complexo, os achados sugerem que a analgesia sistêmica decorrente da intervenção do treinamento resistido pode ser mediada centralmente (efeito neurofisiológico) a nível supraespinhal, sendo modulado por inibição descendente, mediada por neurotransmissores opioides endógenos, como a serotonina e a norepinefrina[8,13,18,28], além dos fatores morfológicos e funcionais como o fortalecimento de estruturas envolvidas com a progressão da osteoartrite, como quadris e joelhos[27].
- Estes benefícios têm ganhado tanta importância que, em uma revisão sistemática sobre o manejo da osteoartrite, o treinamento de fortalecimento é recomendado em pelo menos quatro diretrizes investigadas pelos autores[29].

Treinamento de força e lombalgia

- Outra condição em que o treinamento de força tem sido eficientemente empregado é na lombalgia, com fortes evidências para que se estabeleça como medida terapêutica não farmacológica prioritária para dor lombar[30] (Quadro 15.1).
- Em extensa revisão de estudos publicados sobre o exercício físico e dor lombar, Hoffmann et al. sugerem que a abordagem deve seguir dois principais protocolos de intervenção, como colocado no Quadro 15.2[30].

Quadro 15.1 – Programa de exercício experimental

Músculos treinados	Protocolo
Isquiotibiais Adutores do quadril Abdutores do quadril Quadríceps Isquiotibiais Adutores do quadril Abdutores do quadril	Semana 0 a 4: três séries de 12 repetições, com 60% de 1 repetição máxima (RM) Semana 4 a 8: três séries de 12 repetições, com 70% de 1RM Semana 8 a 12: três séries de 12 repetições, com 80% de 1RM

Adaptado de Neta RSO et al. Impacto de um programa de três meses de exercícios resistidos para idosos com osteoartrite de joelhos, da comunidade de Santa Cruz, Rio Grande do Norte, Brasil. Rev. Bras. Geriatr. Gerontol. 2016; 19(6): 950-957.

Quadro 15.2 – Abordagem do treino de força na dor lombar

Exercícios posturais	Objetiva o treino específico de controle dos músculos do tronco, postura e padrão de movimento.
Exercícios progressivos	Objetiva a melhora do condicionamento físico, priorizando a resistência muscular, força muscular e equilíbrio.

Hoffmann TC et al. Prescribing exercise interventions for patients with chronic conditions. CMAJ 2016 Apr; 19(7): 510-518.

- Evidências positivas foram verificadas no estudo de Alp et al. (2014)[31], onde os pesquisadores aplicaram um programa de exercícios voltados para o núcleo do corpo, em jovens e idosos, realizando contrações isométricas, flexão e extensão do tronco, enfatizando os músculos multífidos e transverso do abdômen. O programa de exercício durou 6 semanas, com três sessões de 60 minutos de duração em cada uma das semanas. Os achados indicaram que houve redução da percepção de dor no grupo que realizou os exercícios propostos pelos pesquisadores, com importante relevância dos músculos eretores da espinha, mostrando que o desempenho muscular também contribui para a analgesia induzida pelo exercício[31].

- Outro estudo adotou um programa de fortalecimento do tronco junto com os membros superiores e inferiores, durante 6 semanas, com sobrecarga progressiva, resultando em redução da percepção de dor em jovens e idosos com quadro álgico, apesar do tempo de intervenção reduzido, o que poderia sugerir que o tratamento a longo prazo pode gerar maiores ganhos em redução da dor lombar[32].

- Resultado de redução da dor lombar também foi encontrado em uma intervenção que durou 4 meses, em idosos obesos com dores lombares, com um protocolo que abordou exercícios resistidos para o corpo todo e outro especificamente para a lombar, tendo um grupo controle sem realizar exercícios. Os resultados também mostraram redução de uso de medicamentos para dor no grupo de exercícios para o corpo todo. O protocolo utilizou séries múltiplas de 15 repetições, com intensidade controlada por escala perceptiva de esforço de Borg (0-20), chegando a 18 na percepção de esforço. Abaixo no Quadro 15.3 apresentamos o protocolo de exercícios utilizado em ambos os grupos de exercícios[33].

Quadro 15.3 – Programa de exercícios para dor lombar

Grupo exercício corpo todo	"Legpress" Flexão de joelho Extensão dos joelhos "Supino reto" "Desenvolvimento" "Mergulho tríceps" Extensão lombar Flexão dos cotovelos
Grupo extensão lombar	Conjunto de extensões lombares com mesmo volume do grupo corpo todo
Grupo controle	Receberam apenas assistência médica

Vicent HK et al. Resistance Exercise, Disability, and Pain Catastrophizing in Obese Adults with Back Pain. MedSci Sports Exerc. 2014 September ; 46(9): 1693–1701.

Treinamento de força e fibromialgia

- Outra patologia dolorosa em que tem sido investigado sua relação com exercício de força é a fibromialgia, uma síndrome dolorosa que pode causar fadiga, distúrbio do sono, alterações na saúde psicológica e na qualidade de vida[34]. Farias et al.[35] aplicaram um protocolo de treinamento resistido em forma de circuito em mulheres idosas fibromiálgicas durante 6 semanas e observaram redução na Escala Visual Analógica (EVA) da dor e na difusão de *TENDER POINTS* nas participantes do protocolo. A intervenção se deu por meio de uma combinação de seis exercícios, com duas séries de 15 repetições a 60% de 1 RM, com repouso de dois minutos entre as séries[35].

- O condicionamento físico de indivíduos fibromiálgicos parece ter forte relação com o quadro álgico desses pacientes e, foi o que sugeriu um estudo de revisão que também mostrou que a liberação do neuro--hormônio endorfina contribui para a redução do quadro de dor do praticante de exercícios físicos[36]. Neste sentido, Latorre et al. (2013)[37] realizaram um protocolo com mulheres idosas e de meia idade, onde estas realizavam uma combinação de exercício de força e aeróbico na mesma sessão, no qual o programa de fortalecimento contava com os exercícios de flexão dos cotovelos, desenvolvimento de braço, abdução de quadril, agachamento, rotação do tronco e saltos, realizados em três séries de 8 a 12 repetições. Este programa reduziu significativamente a sensação de dor dos participantes do estudo[37].

Treinamento de força e artrite reumatoide

- Revisão sistemática mostrou resultados de cinco estudos na redução da dor na artrite reumatoide, mediante intervenção por meio de treinamento de força[38] e a intervenção experimental de Strasser et al. (2010)[39], que verificaram reduções significativas da dor em pessoas de meia idade e idosas. Este estudo experimentou um protocolo com 20 pessoas, com idade entre 41 e 73 anos, em duas sessões semanais, respeitando as duas primeiras semanas de adaptação ao aprendizado e dor, progredindo para fase de hipertrofia. Os exercícios realizados foram: supino reto, crucifixo peitoral, desenvolvimento de ombro, tração dorsal, flexão e extensão dos cotovelos, exercícios para o abdômen e exercícios para membros inferiores, com múltiplas séries de 15 repetições, dentro de um protocolo combinado com exercício aeróbico, o que pode mostrar grande eficácia no controle da dor reumática em idosos[39].

Treinamento de força e câncer e bursite

- Outras intervenções mostram o treinamento de força gerando benefícios à população idosa na redução da dor no câncer, com metástase espinhal estável, diminuindo a utilização de analgésicos nessa população[40,41]; e no tratamento de bursite de ombro[42].
- Esta diversidade de abordagem terapêutica da dor no idoso, por intermédio do treinamento de força, demanda uma abordagem que proporcione um consenso, fundamentado em todas as evidências apresentadas até aqui, estabelecendo diretrizes seguras e eficientes no auxílio da intervenção clínica.

Recomendações sobre treinamento de força na dor

- Apresentamos a seguir as diretrizes elaboradas pelo Colégio Americano de Medicina do Exercício, do inglês ACMS, para que os profissionais da saúde possam ter uma referência, baseada em evidências, do treinamento de força na terapêutica da dor no idoso[19] (Quadro 15.4).

Treinamento cardiovascular

- O exercício aeróbico é caracterizado pelo movimento voluntário, afetando o sistema cardiovascular, com predomínio do consumo de oxigênio, pelas vias oxidativas, gerando benefícios nas funções cardiorrespiratórias, osteomioarticulares, metabólica e psicossocial[43].
- No tratamento álgico do idoso, este tipo de exercício físico tem se mostrado bastante relevante em acometimentos como bursite, condropatia patelar, dorsalgia, gonartrose e lombalgia.
- Estudos sugerem a ação do sistema opioide endógeno como mecanismo de analgesia neste tipo de atividade, com forte ação da dopamina, além dos mecanismos que influenciam a noradrenalina, serotonina e beta- endorfina[18].

Treinamento cardiovascular e fibromialgia

- Resultados da intervenção do treinamento aeróbico tem corroborado a ação do sistema opioide na terapêutica da fibromialgia em pessoas idosas. É o que sugeriu os achados de Bueno et al.[44] em uma revisão sobre o efeito do treinamento aeróbico na fibromialgia de pessoas idosas, propondo uma intensidade de 65% a 70% da frequência cardíaca (FC) máxima predita[44]. Estudo de Valim et al.[45] evidenciou aumento sérico da serotonina em mulheres fibromiálgicas jovens, de meia idade e idosas praticantes de exercício aeróbico, sugerindo benefícios deste tipo de atividade nos quadros álgicos desses indivíduos[45].
- Os benefícios do treinamento aeróbico sobre a fibromialgia são contundentes a ponto de apresentarem uma força de recomendação nível A em três diretrizes interdisciplinares baseadas em evidências, sendo na Alemanha, Canadá e Israel, tratamento de primeira escolha na fibromialgia[46], com posicionamento semelhante ao do Colégio Americano de Medicina do Esporte (do inglês ACSM), que é utilizado no Brasil[19].

Quadro 15.4 – Diretrizes de treino de força específicas para acometimentos de quadros álgicos do American College of Sports Medicine

Osteoartrite – junto com as doenças reumáticas, são as maiores causas de dor e incapacidade. É uma doença articular degenerativa localizada que pode afetar uma ou mais articulações, sendo mais comum o acometimento de mãos, quadris, coluna dorsal e joelhos. **Artrite reumatoide** – é uma doença inflamatória sistêmica crônica em que ocorre atividade patológica do sistema imune contra os tecidos articulares.	Exercícios resistidos: Frequência de 2 a 3 dias na semana; 2-4 séries de 10 a 15 repetições para grandes grupos musculares; Carga de 40 a 60% de 1RM (leve a moderada); Considerações: Contraindicação de exercícios de alta intensidade, quando houver inflamação aguda; Oferecer um bom aquecimento pré-exercício; Utilizar Borg e dor para controle de intensidade; Atentar para a dor do paciente; Incorporar exercícios funcionais e de equilíbrio.
Fibromialgia – é caracterizada por dor musculoesquelética não articular crônica generalizada. Os sinais e sintomas incluem dor difusa crônica, fadiga, distúrbios do sono, enrijecimento matinal e depressão, podendo estar presentes também dores de cabeça por tensão, síndrome do intestino irritável, disfunção cognitiva, fraqueza motora, sensibilidade química e à temperatura. A fadiga afeta cerca de 80% dos fibromiálgicos e frequentemente está relacionado com distúrbios do sono. Os sintomas podem piorar com estresse emocional, problema de sono, alta umidade, inatividade física ou atividade física excessiva.	Exercícios resistidos: Frequência de 2 a 3 dias na semana; 2 séries. Começando com 3 a 5 repetições, progredindo para 10 a 20 repetições; Começar com 50% de 1RM (3 a 5 repetições sem dor), progredir para 50% a 80% de 1RM; Intervalo de 2 a 3 min, começando com séries alternadas por seguimentos. Entre séries e 48 horas entre sessões. Considerações: Monitorar o nível e a localização da dor no indivíduo; Oferecer tempo de recuperação adequado entre sessões e dias dos exercícios; Iniciar com exercícios que não gerem dor durante e nem após as sessões; A progressão tem que favorecer as adaptações fisiológicas, começando com níveis baixos; Diminuir os exercícios, se os sintomas piorarem; Considerar os exercícios de acordo com o conforto do indivíduo; Controlar temperatura e umidade na sala.
Câncer – caracteriza-se por ser um grupo de quase 200 doenças, onde há um crescimento e difusão descontrolada de células disfuncionais resultando em danos ao DNA. O câncer afeta todas as idades, porém é mais comum em idosos.	Exercícios resistidos: Frequência de 2 a 3 dias na semana; Pelo menos 1 série, realizando de 8 a 12 repetições; Progredir a carga para 60 a 70% de 1RM; Intervalo de 2 a 3 min, começando com séries alternadas por seguimentos. Entre séries e 48 horas entre sessões. Considerações: Considerar o grau de fadiga momentânea do idoso, visto que sobreviventes e pessoas em tratamento experimentam algum grau de fadiga muscular; Pacientes com metástase óssea não poderão realizar exercícios de impacto, alta intensidade e volume; Atentar para caquexia e as limitações para os exercícios.
Dor lombar – caracterizada por dor na região lombar ou lombossacra, podendo repercutir nos membros inferiores. Pode estar associada a doenças mais graves (câncer ou fratura), a sintomas neurológicos específicos (estenose vertebral) e não específicos, sendo que esta última corresponde a 90% dos casos.	Exercícios resistidos: Frequência de 2 a 3 dias na semana; Realizar 2 a 3 séries, de 8 a 12 repetições; Progredir a carga para 60 a 80% de 1RM; Intervalo de 1 a 2 min, começando com séries alternadas por seguimentos entre séries e 48 horas entre sessões. Incluir exercícios específicos para o núcleo do corpo (exercícios de estabilização vertebral). Considerações: Atentar para posições que possam exacerbar dores nos idosos; Atentar para a "periferização" da dor.

Adaptado de American Collegeof Sports Medicine. Diretrizes do ACSM para os testes de esforço e sua prescrição. Rio de Janeiro: Guanabara; 2014.

Treinamento cardiovascular e artrite reumatoide

- Estudos em pacientes idosos com artrite reumatoide (AR) mostram benefícios com exercícios de características aeróbicas na analgesia. Foi o que evidenciou uma intervenção de baixo impacto, de caminhada acelerada, com duração de 12 semanas, e frequência de sessões que variavam de 1 a 3 vezes por semana, combinado com outras formas de atividades físicas, com resultados positivos sobre a sensação de dor nos indivíduos pesquisados[47]. Resultado semelhante foi encontrado em um protocolo que utilizou o treinamento aeróbico cinco vezes por semana, de baixa a moderada intensidade de caminhada, com duração de 30 a 60 minutos, mesmo que combinado com alguns exercícios de força, segundo as recomendações do ACMS para intervenção em paciente com AR[48].

- Esse efeito positivo do exercício físico parece estabelecer relação com as funções micro e macrovasculares, por meio da função endotelial, principalmente em termos microvasculares, em decorrência de um remodelamento hemodinâmico provocado pelo exercício físico, que ocasiona aumento do fluxo sanguíneo e da força de cisalhamento endotelial, liberando óxido nítrico, um potente vasodilatador. Este quadro afeta o processo inflamatório da AR, com resultado positivo na terapia da doença[49].

Treinamento cardiovascular e osteoartrite

- Na revisão realizada por Duarte et al.[26], foi identificado a melhora do quadro álgico em pacientes com osteoartrite de joelho em 3 estudos, onde a abordagem do exercício foi implementada através da caminhada[26]. Porém, resultado controverso foi encontrado no estudo de Lawford et al.[50], em uma revisão sistemática, que analisou sete estudos que investigaram a influência da caminhada no tratamento da lombalgia, envolvendo 869 participantes. Os pesquisadores concluíram que há baixa evidência que apoie a caminhada como intervenção eficaz no tratamento da lombalgia em idosos e de indivíduos de meia-idade[50].

- No entanto, os achados mencionados não podem ser tomados como justificativa para a não prescrição da atividade, visto que a caminhada pode auxiliar na funcionalidade de pessoas idosas com dor lombar[32] e no tratamento de comorbidades que podem estar presentes nos idosos[19].

Quadro 15.5 – Diretrizes de treino cardiovascular específicas para acometimentos de quadros álgicos do American College of Sports Medicine

Artrite
3 a 5 vezes por semana;
30% a 40% da RFC (Reserva da frequência cardíaca);
150 minutos por semana;
Tipo: caminhada, ciclismo ou natação.

Câncer
3 a 5 vezes por semana;
A frequência cardíaca pode ser menos confiável como parâmetro de controle de intensidade. Utilizar PSE (Percepção Subjetiva de Esforço) de 12 a 13 de Borg. Progredir, posteriormente, para 12 a 16, apenas se for tolerado o esforço sem eventos adversos.

Fibromialgia
2 a 3 vezes por semana, podendo progredir para 3 a 4 semanas;
Intensidade < 30% da RFC, progredindo para < 60%;
10 a 30 minutos de duração, progredindo para até 60 minutos;
Tipo: ciclismo, caminhada, natação ou exercícios dentro da água.

Osteoporose
3 a 5 vezes por semana;
40% a 60% da RFC;
30 a 60 minutos de duração;
Tipo: subir e descer escadas (degraus), caminhada intermitente com jogging.

Adaptado de American Collegeof Sports Medicine. Diretrizes do ACSM para os testes de esforço e sua prescrição. Rio de Janeiro: Guanabara; 2014.

Treinamento de flexibilidade

- Flexibilidade é a capacidade física responsável pela máxima amplitude de movimento articular, de uma ou mais articulações sem risco de lesão[51]. As formas mais comuns de treinar a flexibilidade são através de exercícios de alongamentos (estímulos submáximos) e de flexionamentos (estímulos máximos), exercícios estes que aumentam o comprimento das estruturas dos tecidos moles e, consequentemente, a flexibilidade[19,51].
- A melhora na flexibilidade esteve associada à diminuição da percepção de dor em mulheres idosas praticantes do método pilates. A flexibilidade foi avaliada com o teste de sentar e levantar. A percepção de dor foi aferida pela Escala Visual Analógica (EVA), o programa de exercícios durou 16 semanas e contou com exercícios de alongamento para articulações do quadril e tronco[52].
- Hauser et al.[53] também encontraram relação positiva entre flexibilidade e dor em idosos ativos. Os autores relacionaram a dor por meio de avaliação da flexibilidade de membros inferiores (teste de sentar e levantar) e de membros superiores (teste de alcançar atrás das costas), com o domínio "dor" do questionário SF-36. Os autores concluíram que quanto maior a flexibilidade, menor é a sensação de dor[53].
- O ACSM faz recomendações gerais para que os exercícios de alongamento façam parte de um programa de exercício físico junto com outras modalidades, podendo ser realizados antes das sessões do treinamento de força e aeróbico. E quando trabalhado de maneira isolada, o treino de alongamento segue a recomendação de prescrição detalhada no Quadro 15.6[19].

Quadro 15.6 – Diretrizes do American College of Sports Medicine de treinamento de flexibilidade específicas para acometimentos de quadros álgicos

Frequência	1 a 3 vezes na semana, podendo progredir para 5 vezes por semana.
Intensidade	Alongamento de maneira ativa e suave das articulações que envolvem todos os grandes grupamentos musculares, em uma faixa livre da sensação de dor, apenas de desconforto.
Tempo	Os estímulos devem durar de 10 a 30 segundos, podendo progredir para 60 segundos.
Tipo	Faixas elásticas e exercícios sem sustentação de carga.

Adaptado de American Collegeof Sports Medicine. Diretrizes do ACSM para os testes de esforço e sua prescrição. Rio de Janeiro: Guanabara; 2014.

Exercícios físicos em situações específicas

Exercícios físicos e Doença de Parkinson (DP)

- Allen et al.[59] realizaram uma recente revisão sobre os potenciais benefícios do exercício físico no manejo da dor, em pacientes com DP, e as recomendações de prescrições. Essas recomendações variam entre exercícios específicos e generalistas, contribuindo para a inibição da dor, tanto por vias dopaminérgicas quanto não dopaminérgicas, levando os autores a sugerir o exercício físico como abordagem da dor nessa enfermidade[59].

Dor patológica ou dor muscular de início tardio

- Além da diferenciação da dor patológica em suas condições aguda e crônica, mencionadas no início deste capítulo, é importante elucidar os mecanismos da Dor Muscular de Início Tardio (DMIT) e compreender que é uma condição própria do exercício físico ligada a outros fatores e não uma condição patológica[54].
- A DMIT é uma sensação de dor intensa e contínua, associada e classificada como lesão muscular por estiramento. O músculo afetado fica mais tenso, sensível aos movimentos e até mesmo à palpação na região. A DMIT ocorre, normalmente, cerca de 24 a 48 horas após a sessão do exercício, podendo perdurar por até 72 horas do fim da sessão[55].

Quadro 15.7 – Recomendações de exercícios físicos no manejo integral da dor na DP

Dor central neuropática	Dor periférica neuropática	Dor musculoesquelética (aguda/crônica)	Outras dores
Tratamento farmacológico **Exercício geral** Começar gradativamente Progredir Exercícios aeróbicos Progredir para alta intensidade quando for possível	Mais investigações conforme a necessidade **Exercícios específicos** Redução da compressão do nervo **Exercício geral** Começar gradativamente Progredir Exercícios aeróbicos Progredir para alta intensidade quando for possível	Mais investigações conforme a necessidade **Exercícios específicos** Para recuperar força e movimentos **Exercício geral** Começar gradativamente Progredir Exercícios aeróbicos Progredir para alta intensidade quando for possível	Tratamento medicamentoso

Adaptado de Allen Allen NE, Moloney N, Vliet VV, Canning CC. The Rationale for Exercise in the Management of Pain in Parkinson's Disease. Journal of Parkinson's Disease 2015; 5: 229–239.

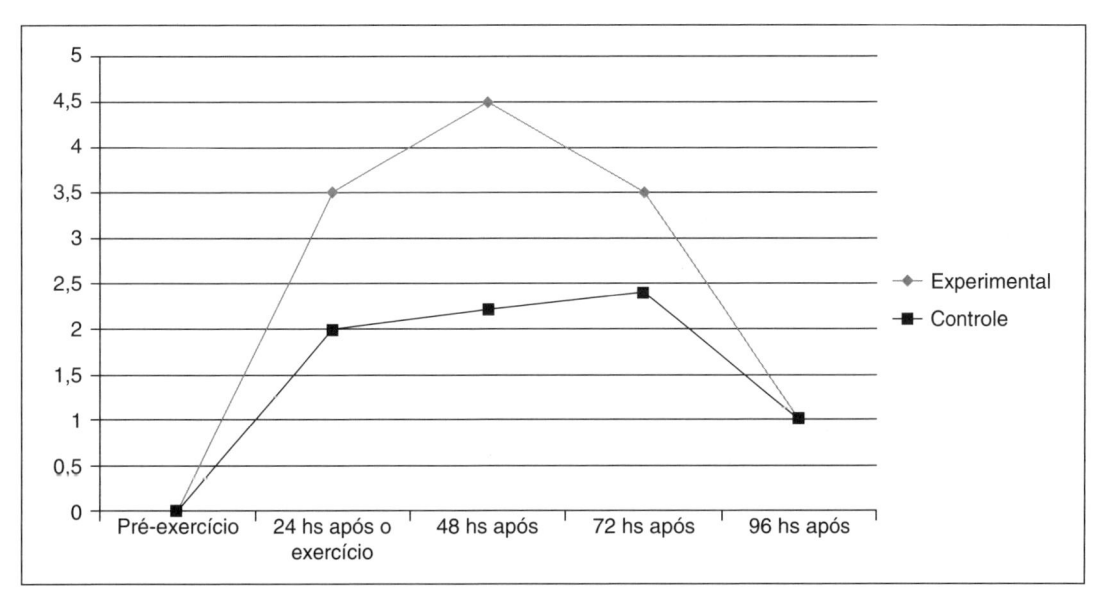

Figura 15.1 – *Comportamento da dor muscular percebida, mensurada em centímetros, antes e em quatro intervalos de horas após o exercício em um grupo experimental e outro controle.*
Adaptado de Cheung K et al. Delayed Onset Muscle Soreness Treatment Strategies and Performance Factors. Sports Med 2003; 33(2):145-164.

- A DMIT está relacionada com a lesão ultraestrutural da fibra muscular e um processo inflamatório, sendo caracterizada como um fator de desistência da prática regular de atividade física[54].
- É necessário esclarecer que a DMIT é um processo transitório e que a prática regular da atividade irá gerar os ajustes necessários no organismo, sendo possível com a regularidade alcançar os objetivos propostos pelo exercício físico, diminuindo inclusive as dores patológicas[15,30,33].
- É importante ressaltar ainda que a DMIT, embora ocorra em indivíduos menos treinados, também é comum em indivíduos treinados, sobretudo em momento de alteração do tipo de exercício e alteração na sobrecarga de treinamento (volume e/ou intensidade)[54].
- Estudos têm comprovado que a DMIT é desencadeada fortemente pelas ações musculares excêntricas, considerada a fase de alongamento das fibras musculares ou trabalho negativo[56,57]. Outro ponto, fortemente debatido e rejeitado na literatura é que a DMIT sempre foi associada ao acúmulo

de lactato provocado após exercício, porém os níveis de lactato retornam em média em até uma hora após o término da sessão de treino[55].

- É provável que, ao iniciar um programa de exercícios, o praticante sinta dor. Porém, é importante esclarecer que a dor não precisa existir para que se obtenha ganhos de aptidão física e, na maioria das vezes, a dor é o indicativo de necessidade de rever a prescrição da atividade. Além disso, a constância da dor após o exercício pode ocasionar o aparecimento de lesões musculares ou articulares, o que pode ser evitado diante de uma prescrição sistematizada e baseada em evidências[58].

Quadro 15.8 – Recomendações gerais para atividades e exercícios físicos na terapia da dor em idosos

1. Idosos devem se manter ativos para a prevenção e tratamento de dor crônica, a fim de evitar agravamentos em sua funcionalidade;
2. Não há restrições de idade para que o idoso se insira em atividades físicas ou programa supervisionado de treinamento físico com objetivo de diminuição de dor;
3. É indicado que o idoso que esteja acometido por dor crônica, busque orientação médica para melhor orientação sobre a liberação para participar de um programa multiprofissional de terapêutica da dor.
4. Há diversas possibilidades de abordagem para terapêutica da dor, a partir de um programa orientado de exercício físico, sendo essencial que o idoso, junto aos seus terapeutas, encontre o que mais lhe agrada, pois o mais importante é sair da inatividade física;
5. Todo e qualquer programa supervisionado de exercícios físicos deve começar de forma progressiva, respeitando os limites e recomendações sobre intensidade, volume, quantidade e tipo de exercícios físicos para a condição individual do idoso com dor crônica;
6. É primordial que os exemplos de protocolos e recomendações para programas supervisionados de exercícios físicos, sejam prescritos de forma individualizada, e em consonância com os direcionamentos da equipe multidisciplinar, para melhor eficiência da intervenção.

Considerações finais

- O exercício físico tem se mostrado como efetiva ferramenta na redução de dor em idosos, mostrando seu potencial na abordagem multiprofissional deste tipo de terapia. Exemplos experimentais e recomendações foram apresentados no intuito de oferecer perspectivas práticas, baseadas em evidências, contribuindo para a promoção de um envelhecimento ativo, saudável e com qualidade de vida.

Referências bibliográficas

1. Figueiredo ECQ, Figuiredo GC, Dantas RT. Influência de elementos meteorológicos na dor de pacientes com osteoartrite: revisão da literatura. RevBrasReumatol2011;51(6):616-628.
2. Riskowski JL. Associations of Socioeconomic Position and Pain Prevalence in the United States: Findings from the National Health and Nutrition Examination Survey. Pain Medicine 2014; 15: 1508–1521.
3. Santos NA, Rudge AM. Dor na psicanálise: física ou psíquica?. Rev. Latinoam. Psicopat. Fund. 2014; 17(3): 450-468.
4. Yabuk S, Ouchi K, Kikushi S, Konno S. Pain, quality of life and activity in aged evacuees living in temporary housing after the Great East Japanearthquakeof 11 March 2011: a cross-sectionalstudy in Minamisoma City, Fukushima prefecture. BMC MusculoskeletalDisorders2015;216:246.
5. Campos ALP, Reichert FF, Afonsomr, Schildjfg, Fernandesgs. Prevalência de Sintomas Osteomusculares em Indivíduos Ativos e Sedentários. Fisiot. Bras. 2012 mai/junl;13(3): 189-193.
6. Dellaroza MSG, Furuya RK, CabreraMAS, Matsuo T, Trelha C, Yamada KN et al. Caracterização caracterização da dor crônica crônica e métodos analgésicos analgésicos. RevAssocMedBras 2008; 54(1): 36-41.
7. Mata MS, Costa FA, Souza TO, Mata ANS, Pontes JS. Dor e funcionalidade na atenção básica à saúde. Ciênc. &Saúd. Colet. 2011;, 16(1): 221-230.

8. Souza JB. Poderia a Atividade Física Induzir Analgesia em Pacientes com Dor Crônica? RevBrasMed Esporte 2009 Mar/Abr; 15(2): 145-150.

9. Pedersen BK, Saltin B. Exercise as medicine–evidence for prescribing exercise as therapy in 26 different chronic diseases. Scand J MedSci Sports 2015: (Suppl. 3) 25: 1–72.

10. Celich KLS, Galon C. Dor crônica em idosos e sua influência nas atividades da vida diária e convivência social. Rev. Bras. Geriatr. Gerontol. 2009; 12(3):345-359.

11. Cunha LL, Mayrink WC. Influência da dor crônica na qualidade de vida em idosos. Rev Dor 2011 abr--jun;12(2):120-4.

12. Dellaroza MSG, Pimenta CAM. Impacto da dor crônica nas atividades de vida diária de idosos da comunidade. Cienc Cuid Saude 2012; 11(suplem.):235-242.

13. Ossipov MH, Morimura K, Porreca F. Descending pain modulation and chronification of pain. Curr Opin Support Palliat Care. 2014 June ; 8(2): 143–151.

14. Lopes FAM, Montannholi LL, Silva JML, Oliveira FA. Perfil epidemiológico em idosos assistidos pela estratégia saúde da família utilizados por idosos da comunid comunidade. REAS [Internet]. 2014;3(1):84-94.

15. Corrêa LQ, Rombald AJ, Silva MC. Nível de atividade física e percepção de dor musculoesquelética autorrelatada em homens mais velhos. Rev Dor. 2016 jul/set;17(3):183-187.

16. Camões M, Fernandes F, Silva B, Rodrigues T, Costa N, Bezerra P. Exercício físico e qualidade de vida em idosos: diferentes contextos sociocomportamentais. Motricid. 2016; 12(1): 96-105.

17. Organização Mundial da Saúde. Relatório Mundial de Envelhecimento e Saúde.Genebra: WHO; 2015.

18. Oliveira MAS, Fernandes RSC, Daher SS. Impacto do exercício na dor crônica. Ver Bras Med Esporte 2014 Mai/Jun; 20(3): 200-203.

19. American College of Sports Medicine. Diretrizes do ACSM para os testes de esforço e sua prescrição. Rio de Janeiro: Guanabara; 2014.

20. Dellaroza MSG, Pimenta CAM, Matsuo T. Prevalência e caracterização da dor crônica em idosos não institucionalizados. Cad. Saúde Pública 2007 Mai; 23(5):1151-1160.

21. Dellaroza MSG, Pimenta CAM, Duarte YAO, Lebrão ML. Dor crônica em idosos residentes em São Paulo, Brasil: prevalência, características e associação com capacidade funcional e mobilidade (Estudo SABE). Cad. Saúde Pública 2013 Fev; 29(2):325-334.

22. Dellaroza MSG, Pimenta CAM, Lebrão ML, Duarte YAO, Braga PE. Associação entre dor crônica e autorrelato de quedas: estudo populacional – SABE. Cad. Saúd. Púb. 2014 Mar; 30(3):522-532.

23. Barbosa MH, Bolina AF, Tavares JL, Cordeiro ALPC, Luiz RB, Oliveira KF. Factores sociodemográficos y de salud asociados al dolor crónico em ancianos institucionalizados. Rev. Latino-Am. Enfermagem nov.-dic. 2014;22(6):1009-1016.

24. Câmara LC, Santarém JM, Filho WJ. Atualização de conhecimentos sobre a prática de exercícios resistidos por indivíduos idosos. Acta Fisiatr 2008; 15(4): 257-262.

25. Cadore EL, Pinto RS, Kruel LFM. Adaptações neuromusculares ao treinamento de força e concorrente em homens idosos. Rev Bras Cineantropom Desempenho Hum 2012, 14(4):483-495.

26. Duarte VS, Santos ML, Rodrigues KA, Ramires JB, Arêas GPT, Borges GF. Exercícios físicos e osteoartrose: uma revisão sistemática. Fisioter. Mov. 2013 Jan/Mar;26(1):193-202.

27. Neta RSO, Lima Jr FK, Paiva TD, Medeiros MC, Caldas RTJ, Souza MC. Impacto de um programa de três meses de exercícios resistidos para idosos com osteoartrite de joelhos, da comunidade de Santa Cruz, Rio Grande do Norte, Brasil. Rev. Bras. Geriatr. Gerontol. 2016; 19(6): 950-957.

28. Burrows NJ, Booth J, Sturnieks DL, Barry BK. Acute resistance exercise and pressure pain sensitivity in knee osteoarthritis: a randomised crossover trial. Osteoarthr. and Cartil. 2014; 22:407-414.

29. Nelson AE, Allen KD, Golightly YM, Goode AP, Jordan JM. A systematic review of recommendations and guidelines for the management of osteoarthritis: The Chronic Osteoarthritis Management Initiative of the U.S. Boneand Joint Initiative. Seminars in Arthritisand Rheumatism 2014; 43:701–712.

30. Hoffmann TC, Maher CG, Briffa T, Sherrington C, Bennell K, Alison J, et al. Prescribing exercise interventions for patients with chronic conditions. CMAJ 2016 Apr; 19(7): 510-518.

31. Alp A, Mengi G, Avsaroglu AH, Mert M, Sigirli D. Efficacyof Core-Stabilization Exercise and Its Comparison with Home-Based Conventiona lExercise in Low Back Pain Patients. Turk J PhysMedRehab2014;60 (Supp. 1):36-42.

32. Shnayderman I, Katz-Leurer M. Anaerobic walking programme versus muscle streng the ning programme for chroniclow backpain: a randomized controlled trial. Clinic. Rehab. 2012; 27(3): 207–214.

33. Vicent HK, George SZ, Seay NA, Vicent KR, Hurley RW. Resistance Exercise, Disability, and Pain Catastrophizing in Obese Adultswith Back Pain. MedSci Sports Exerc. 2014 September ; 46(9): 1693–1701.

34. Hecker CD, Melo C, Tomazoni SS, Martins RABL, Junior ECPL. Análise dos efeitos da cinesioterapia e da hidrocinesioterapia sobre a qualidade de vida de pacientes com fibromialgia – um ensaio clínico randomizado. Fisioter Mov. 2011 jan/mar;24(1):57-64.

35. Farias DA, Abrahão AAO, Rossato M, Bezerra ES. Effects of Two Different Training Methods in Women With Fibromyalgia Syndrome. Research in Sports Medicine 2013; 21:280–285.

36. Frreira G, Martinho UG, Tavares MCGCF. Fibromialgia e atividade física: reflexão a partir de uma revisão biblio-gráfica. Salusvit. 2014; 33(3): 433-446.

37. Latorre PA, Santos MA, Heredia-Jiménez JM, Delagado-Fernandez, Soto VM, Mañas a, et al. Effectof a 24-week physical training programme (in waterandonland) on pain, functional capacity, body composition and quality of life in women with fibromyalgia. Clin Exp Rheumatol 2013; 31 (Suppl. 79): 72-80.

38. Baillet A, Vaillant M, Guinot M, Gaudin P. Efficacy of resistance exercises rheumatoid arthritis: Meta-analysis of randomized controlled trials. Rheumatol 2011; 51(3):519-27.

39. Strasser B, Leeb G, Strehblow C, Schobersberger W, Haber P, Cauza E. The effects of strength and endurance training in patients with rheumatoid arthritis. Clin Rheumatol. 2010 Sep.; 30(5):623-32.

40. Rief H, Welzel T, Omlor G, Akbar M, Bruckner T, Rieken S, et al. Pain response of resistance training of the paravertebral musculature under radiotherapy in patients with spinalbone metastases –a randomized trial. BMC Cancer 2014; 14:485.

41. Streckmann F, Kneis S, Leifert JA, Baumann FT, Kleber M, Ihorst G, et al. Exercise program improves therapy--relatedside-effects and quality of life in lymphoma patients undergoing therapy. Annalsof Oncology 2014; 25: 493–499.

42. Çelik D. Comparison of the outcomes of two different exercise programs on frozen shoulder. Acta OrthopTraumatolTurc2010;44(4):285-292

43. Abad CCC, Silva RS, Mostarda C, Silva ICM, Irigoyen MC. Efeito do exercício aeróbico e resistido no contro-le autonômico e nas variáveis hemodinâmicas de jovens saudáveis. Rev. bras. Educ. Fís. Esporte 2010 Out; 24(4):535-44.

44. BuenoRC, Abreu MF, Pires GN, Roger-Silva D. Exercício físico e fibromialgia. Cad. Ter. Ocup. 2012;20(2):279-285.

45. Valim V, Natour J, Xiao Y, Preira AFA, Lopes BBC, Pollak DF. Efeitos do exercício físico sobre os níveis sé-ricos de serotonina e seu metabólito na fibromialgia: um estudo piloto randomizado. Rev brasreumatol. 2013;53(6):538–541.

46. Ablin J, Fitzcharles M, Buskila D, Shir Y, Sommer C, Hauser W. Treatment of Fibromyalgia Syndrome: Recommendations of Recent Evidence-Based Interdisciplinary Guidelineswith Special Emphasis on Complementary and Alternative Therapies. Evidence-Based Complementary and Alternative Medicine 2013; 1-7.

47. Neuberger GB, Aaronson LS, Gajewski B, Embretson SE, Cagle PE, Loudon JK, et al. Predictorsof Exercise and Effects of Exercise on Symptoms, Function, Aerobic Fitness, and Disease Outcomes of Rheumatoid Arthritis. Arthrit&Rheumat. 2007 Aug.; 57(6):943–952.

48. Durcan L, Wilson F. The effects of strength and endurance training in patients with rheumatoid arthritis. The Journal of Rheumatology 2014; 41:10.

49. Metsios GS, Stravropoulos-Kalinoglou A, Zanten JJCSVV, Nightingale P, Sandoo A, Dimitroulas T, et al. Individualised exercise improves endothelial function in patients with rheumatoid arthritis. Ann Rheum Dis2014;73:748–751

50. Lawford B, Walters J, Ferrar K. Doeswalking improve disability status, function, orqualityoflife in adults with chronic low back pain? A systematic review. Clinic. Rehabil. 2015 Sep; 1-14.

51. Almeida TT, Jabur NM. Mitos e verdades sobre flexibilidade: reflexões sobre o treinamento de flexibilidade na saúde dos seres humanos. Motricid. 2007; 3(1): 337-344.

52. Tozim BM, Furlanetto MG, França DML, Morcelli MH, Navega MT. Efeito do método Pilates na flexibilidade, qualidade de vida e nível de dor em idosos. Com Scient. Saúd. 2014;13(4):563-570.

53. Hauser E, Martins VF, Griebler EM, Gonçalves CJS, Freitas CLR, Teixeira AR, et al. Relação entre flexibilidade e dor em idosos ativos. Rev Kairó. Gerontol. 2013; 16(5):61-71.

54. Ramalho BT, Foschini D, Prestes J, Charro M, Lopes CR, Evangelista AL, et al. Magnitude do dano muscular induzido pelo exercício em mulheres treinadas e destreinadas. Rev Bras de Presc e Fisiol do Exerc 2013 jul; 7(40):398-405.

55. Cheung K, Hume PA, Maxwell L. Delayed Onset Muscle Soreness Treatment Strategies and Performance Factors. Sports Med 2003; 33(2):145-164.

56. Lorenz D, Reiman M. The role andimplementation ofeccentric training in athletic rehabilitation: tendinopathy, hamstring strains, and aclreconstruction. The Internat Journof Sport Physi Therap 2011 Mar;6(1):27-44.

57. Peake J, Nosaka K, Suzuki K. Characterization of inflammatory responses toeccentric exercise in humans. ExercImmunol Revil 2005; 11: 64-85.

58. American College of Sports Medicine. Delayed Onset Muscle Soreness (DOMS) 2011.

59. Allen NE, Moloney N, Vliet VV, Canning CC. The Rationale for Exercise in the Management of Pain in Parkinson's Disease. Journal of Parkinson's Disease 2015; 5: 229–239.

capítulo 16

Abordagem da Terapia Ocupacional no Tratamento da Dor no Idoso

Marilia Bense Othero
Larissa da Silva Serelli

Introdução

- No processo de envelhecimento, os elementos como independência, saúde, segurança e integração social devem ser considerados e ocupam lugar de destaque no atendimento a pessoas idosas, pois os mesmos sofrem significativas modificações[1].

- As manifestações somáticas da velhice são caracterizadas pela redução da capacidade funcional, da capacidade de trabalho e resistência, entre outras, podendo associar-se às perdas dos papéis sociais, solidão, perdas psicológicas e motoras, e também afetivas[2].

- Nas idades mais avançadas, intensifica-se o aparecimento de doenças crônico-degenerativas, as limitações visuais, auditivas, motoras e intelectuais, intensificam-se, gerando dependência nas atividades cotidianas, ocasionando a redução da condição de saúde[3]. Tais condições podem contribuir de maneira significativa para o surgimento de queixas de dor[4].

- A dor em idosos da comunidade está associada a maiores taxas de sofrimento psíquico e saúde mais precária.

- Idosos com transtornos cognitivos também apresentam alta prevalência de dor[5]. A presença de quadros dolorosos fragiliza e ameaça ainda mais a segurança, autonomia e independência do idoso, podendo muitas vezes, impedir o seu desempenho nas atividades de vida diária e limitar a participação social, de forma a interferir negativamente na qualidade de vida[4].

- Em razão da multidimensionalidade da dor, sua intervenção deve ocorrer de maneira multi e interdisciplinar[6], e o terapeuta ocupacional deve ser um dos envolvidos na avaliação e tratamento da dor[7].

Terapia ocupacional no tratamento da dor

- Terapia ocupacional: campo de conhecimento e de intervenção em saúde, educação e na esfera social, reunindo tecnologias orientadas para a emancipação e autonomia de pessoas que, por razões ligadas à problemáticas específicas, físicas, sensoriais, mentais, psicológicas e/ou sociais apresentam temporariamente ou definitivamente dificuldade na inserção e participação na vida social[8].

- A terapia ocupacional utiliza como instrumento de trabalho a atividade, tendo como significado o fazer em sua vida cotidiana. A intervenção pode ser individual ou em grupo, e acontece através de atividades previamente analisadas, de acordo com a necessidade de cada indivíduo[8].
- Os terapeutas ocupacionais usam seu conhecimento sobre a relação transacional entre a pessoa, seu envolvimento em ocupações importantes, e o contexto em que se insere para delinear planos de intervenção – baseados na ocupação – que facilitam a mudança ou crescimento nos fatores do cliente (funções do corpo, estruturas do corpo, valores, crenças e espiritualidade) e habilidades (motora, processual e de interação social), todos necessários para uma participação bem sucedida[9].
- Na população idosa com dor, o papel do terapeuta ocupacional é manter, restaurar e melhorar a capacidade funcional, possibilitando manter o paciente ativo e independente o maior tempo possível; o objetivo geral é a promoção do desempenho e a funcionalidade nas atividades de vida diária, trabalho e lazer[10].
- Os objetivos da intervenção do terapeuta ocupacional (Quadro 16.1) deverão ser analisados de maneira individualizada, considerando a biografia, doença e estágio de evolução de cada um.

Quadro 16.1 – Objetivos específicos do terapeuta ocupacional no tratamento do idoso com dor

Melhorar o controle do indivíduo sobre a dor
Maximizar a independência funcional
Promover bem-estar emocional e capacidade adaptativa
Manter as atividades e os papéis ocupacionais do sujeito
Facilitar o vínculo do paciente com toda a equipe multiprofissional
Oferecer apoio e orientação aos familiares e cuidadores

Adaptado de HOPE. College of Occupational Therapists. Occupational Intervention in Cancer. London: College of Occupational Therapists. 2004. 24p[11].

- A avaliação do terapeuta ocupacional inclui aspectos específicos relativos à dor, histórico ocupacional, funcionalidade, aspectos físicos, emocionais e cognitivos, participação da família e/ou cuidador e rede social, financeira, valores e cultura, entre outros.

Avaliação terapêutica ocupacional do paciente com dor

- Avaliação detalhada de acordo com os itens dos Quadros 16.2 e 16.3.
- Há instrumentos utilizados para a mensuração da dor e o terapeuta ocupacional pode utilizá-los, como por exemplo: Escala Verbal, Escala Numérica, Escala Analógica Visual, Escala de Faces, Questionário de Dor de McGill (MPQ), Escala DOLOPLUS. Os detalhes da avaliação e mensuração da dor em idosos foram abordados no Capítulo 2.

Quadro 16.2 – Avaliação terapêutica ocupacional do paciente com dor

Biografia e histórico ocupacional
Níveis de funcionalidade e independência
Aspectos objetivos da dor: data de início, localização, intensidade, duração, periodicidade
Fatores que interferem na dor (iniciam, aumentam ou diminuem)
Interferência nas atividades de vida diária, nos relacionamentos e no trabalho
Expectativas com relação à doença e ao tratamento

Adaptado de: Andrade, FA; Pereira, LV; Sousa, FAEF. Mensuração da dor no idoso: uma revisão. Rev. Latino-am Enfermagem. 2006 março-abril; 14(2): 271-6.

Quadro 16.3 – Recomendações importantes para o exame físico do paciente com dor

Verifique deformidades, posturas adotadas ao longo do dia, discrepância entre o tamanho dos membros inferiores
Verifique comportamentos que evidenciam a presença de dor: expressões faciais, verbalizações/vocalizações, movimentos corporais, mudanças nas relações interpessoais, mudanças na rotina e nos padrões de comportamento
Avalie aspectos físicos, tais como: amplitude de movimento, força, equilíbrio, etc.
Avalie aspectos cognitivos, atentando-se para a confusão mental (delirium ou síndromes demenciais)

Adaptado de: Nguyen, LMT e Wei, JY. Pain in older adult. In: Bruera et al. Textbook of Palliative Medicine and Supportive Care. 2nd Ed. NY, USA: CRC Press, 2015. p.477.

- Para a avaliação dos níveis de funcionalidade do idoso, alguns instrumentos sugeridos são: Escala de Katz e Lawton, Índice de Barthel e Medida de Independência Funcional (MIF).
- Para medir o desempenho nas atividades de vida diária na população idosa e com demência, podemos aplicar a Avaliação de Incapacidade em Demência (Disability Assessment for Dementia, DAD).
- Com relação à avaliação cognitiva, o Miniexame do Estado Mental (MEEM) é um ótimo instrumento de rastreio.
- No campo da Terapia Ocupacional, há instrumentos de avaliação próprios, que podem ser utilizados em pacientes com dor. A Medida Canadense de Desempenho Ocupacional (COPM), entrevista semiestruturada específica, já traduzida e validada no Brasil, é um destes[13]. Outros exemplos de instrumentos específicos de Terapia Ocupacional utilizados na avaliação do paciente com dor são o OTNA-P (Occupational Therapy Needs Assessment – Pain) e o OTNA-PP (Occupational Therapy Needs Assessment – Pain Patient), ainda sem tradução e validação no Brasil[14]. Ambos têm como objetivo identificar as demandas de terapia ocupacional na intervenção de controle da dor; o primeiro é preenchido pelos próprios terapeutas, auxiliando na identificação das necessidades de seu paciente, e o segundo é respondido pelos pacientes. As perguntas são relacionadas ao local e tipo de dor, bem como interferência nas atividades (autocuidado, lazer e trabalho) e aspectos identificados como foco da ajuda.
- Na avaliação do paciente com déficit cognitivo, deve-se observar também sinais que indicam que o paciente está sem dor: sons de contentamento, respostas faciais de relaxamento, sentar e deitar com partes do corpo relaxadas, tônus musculares normais e olhar pacífico[15]. Nesses casos, o cuidador auxilia no processo da avaliação, uma vez que ele está em contato direto e contínuo com o idoso, e consegue ajudar na identificação da presença ou ausência da dor. Algumas sugestões para essa avaliação estão no Quadro 16.4.

Quadro 16.4 – Recomendações importantes para a avaliação de dor em pacientes com déficits cognitivos leves a moderados

Pergunte sempre diretamente ao paciente primeiro
Utilize nas perguntas os sintomas que expressam dor, tais como: queimação, desconforto, prurido, peso, etc.
Utilize escalas que possam ser sensíveis e/ou adaptáveis para pacientes com tais déficits
Utilize escalas multidimensionais
Procure repetir as instruções, adequando ao tempo de processamento do paciente
Pergunte sobre a pior experiência de dor na última semana (no máximo)
Formule sempre as questões no presente, pois facilita a compreensão pelo paciente

Adaptado de: Nguyen, LMT e Wei, JY. Pain in older adult. In: Bruera et al. Textbook of Palliative Medicine and Supportive Care. 2nd Ed. NY, USA: CRC Press, 2015. p.477.

- Para pacientes com déficit cognitivo severo, a avaliação deve ser feita através da observação direta, bem como através de entrevistas com os principais cuidadores. A observação precisa ser feita em diferentes momentos, avaliando-se de maneira atenta e ativa os mais sutis comportamentos do paciente. O Capítulo 2 aborda detalhadamente a avaliação geral da dor no paciente com demência.
- Um programa desenvolvido pelo terapeuta ocupacional para controle da dor sustenta-se em três pilares[16]:
  - Reconhecimento do corpo com e sem a dor por meio de procedimentos que envolvem o desenvolvimento e o resgate da consciência corporal;
  - Reeducação da utilização corporal como maior e mais importante que a dor;
  - Redimensionamento do cotidiano com a prática de atividades prazerosas, dignificantes e voltadas tanto para a reconstrução da autoestima quanto para a promoção da autonomia à emancipação.

Quadro 16.5 – Intervenções específicas desenvolvidas pelo terapeuta ocupacional no tratamento da dor

Educação para cuidado e o autocuidado
Elaboração de rotina de atividades, visando facilitar a realização das tarefas, prevenir ou reduzir contraturas, conservar energia e proteger as articulações
Técnicas de relaxamento, para manejo da ansiedade e fadiga
Planejamento e adaptação ambiental
Estímulo à participação em atividades de socialização e lazer, respeitando-se a história ocupacional e interesse atual do idoso
Estímulo à descoberta de novas atividades de interesse, auxiliando na identificação de novos interesses e habilidades
Redimensionamento do cotidiano com a prática de atividades prazerosas, voltadas para reconstrução da autoestima
Desenvolvimento e resgate da consciência corporal
Suporte, orientação e treino aos familiares e cuidadores

- As atividades prazerosas, lúdicas, expressivas podem facilitar a percepção de capacidades e potencialidades dos pacientes, pois devido ao sofrimento trazido pela dor, essas não são mais reconhecidas.
- Ao possibilitar uma nova ocupação significativa ao idoso, pode-se contribuir para prevenir e aliviar a dor[16,17]. Estas atividades colaboram na redução da dor, a medida que ao se envolver com a atividade, muitas vezes o paciente passa a dar menos atenção a sua dor. E, assim, há uma quebra no ciclo "dor - ociosidade – dor"[18,19].

Quadro 16.6 – Recursos que podem ser utilizados pelo terapeuta ocupacional

Atividades lúdico-expressivas
Cinesioterapia
Relaxamento
Treino de atividades de vida diária e de vida instrumental
Organização da rotina
Técnicas para conservação de energia
Adaptações de utensílios e de mobiliário
Prescrição e/ou confecção de dispositivos de apoio
Adaptações ambientais

- É papel fundamental do terapeuta ocupacional trabalhar a organização da rotina, para que o paciente encontre equilíbrio e conserve energia, permitindo a emergência e/ou a permanência de atividades significativas em seu cotidiano.

Quadro 16.7 – Orientações básicas para conservação de energia no cotidiano[20]

Dividir as atividades em etapas menores
Mudar de posição de tempos em tempos
Fazer frequentes e pequenos intervalos entre as etapas da atividade
Realizar pequenos esforços regularmente, ao invés de grande quantidade de uma só vez
Reduzir comportamentos de tensão/esforço durante a realização de uma atividade

- As atividades rotineiras com maior grau de complexidade podem ser adaptadas com o uso de tecnologias assistivas, como, por exemplo[15]:
  - Equipamentos para alimentação (engrossadores de cabo de talher e elevadores de borda do prato);
  - Equipamentos para mobilidade (andadores e cadeiras de rodas);
  - Equipamentos para higiene (elevação da altura do vaso sanitário, barras de apoio junto ao vaso sanitário e boxe);
  - Equipamentos para lazer (adaptadores para lápis, canetas e teclados, e aparador de cartas de baralho).
- A prescrição e confecção de órteses auxiliam no controle da dor de muitos idosos. As órteses são dispositivos aplicados a qualquer parte do corpo (coluna, membros superiores, membros inferiores, por exemplo), com objetivo de estabilizar ou imobilizar o segmento, prevenindo ou corrigindo deformidades, protegendo contra lesões, auxiliando na recuperação e na maximização da função[21]. Elas podem ser confeccionadas em gesso, PVC, termoplástico, espuma de alta densidade, de acordo com as necessidades do paciente e os recursos (institucionais, familiares, financeiros) disponíveis.
- Na indicação de órtese em idosos é importante levar em consideração a capacidade cognitiva e perceptiva, condições da pele e intolerância a pressão.
- Para idosos em condição de maior dependência, o posicionamento adequado no leito, na cadeira, na cadeira de rodas, ou até mesmo na cadeira de banho, podem minimizar o desconforto causado pela dor, além de prevenir a instalação de deformidades e úlceras de pressão (que também trazem mais dor, incômodo e desconforto). Coxins, rolinhos e dispositivos de espuma podem auxiliar, e o terapeuta fará a prescrição e/ou a confecção destes equipamentos de acordo com a necessidade específica de cada paciente (Quadro 16.8).

Quadro 16.8 – Principais objetivos do uso da órtese no controle da dor[22]

Promoção da estabilização e do repouso de articulações, tendões, ligamentos e músculos
Prevenção de deformidades e contraturas
Promoção de alongamento muscular
Promoção de conforto físico, pelo posicionamento adequado

- Nos idosos com dor, deve-se investigar os ambientes mais utilizados por eles, de forma a realizar as intervenções adequadas em cada ambiente, como reorganização do mobiliário, adequação da iluminação, construção de rampas e corrimão[15].
- Além dos atendimentos individualizados para idosos com dor, pode-se usar atendimentos em grupo como uma metodologia de intervenção terapêutica ocupacional[16,17,23]. Orientação postural, música e dança, artes, expressão corporal são apenas alguns dentre os inúmeros recursos que podem ser utilizados.

Assistência ao cuidador

- A assistência aos familiares e cuidadores deve ser parte integrante do plano terapêutico ocupacional.
- Oferecer apoio, orientação e informação sobre o idoso, a rotina e os cuidados são apenas alguns exemplos dos aspectos contemplados nessa assistência. E isso é fundamental quando se observa que a dor interfere nas atividades diárias e pode causar depressão e estresse emocional, levando a um aumento de custos relacionados com a sobrecarga e esgotamento físico e psíquico do próprio cuidador[24].
- Os cuidadores, podem apresentar sintomas relacionados à sobrecarga nos cuidados prestados à essa população, como distúrbios de sono, fadiga crônica, perda de energia, isolamento social, dificuldades de concentração, problemas físicos, uso abusivo de substâncias, alterações da memória e baixa concentração[25]. Para que o cuidador sobreviva e se adapte a esse novo cotidiano é importante cuidar-se, planejar o futuro e cuidar da própria saúde, e a criação de programas de apoio aos mesmos, com intervenções de orientação, suporte e apoio, são recomendadas.

Quadro 16.9 – Ações do terapeuta ocupacional junto ao cuidador

Orientação dos estímulos e das estratégias que minimizem a dor junto ao idoso
Treinamento para facilitar e estimular a independência e autonomia do idoso
Orientação quanto à realização de atividades prazerosas
Proposição de estratégias facilitadoras da comunicação junto ao paciente
Orientação para melhor realização das atividades do cuidado, tais como banho ou transferências posturais
Acolhimento e escuta ativa

- O suporte às demandas próprias do cuidador deve ter espaço nos atendimentos, e o terapeuta deve estar atento às situações de sobrecarga e estresse. Assistir o cuidador, conhecendo suas demandas, sentimentos, queixas e anseios em relação ao idoso e a sua própria vida, estabelecendo uma aliança terapêutica que pode favorecer orientações e assistência, mas também respeitando os saberes do próprio cuidador[26].

Considerações finais

- A intervenção da terapia ocupacional é fundamental para os idosos com dor, auxiliando no resgate e manutenção de atividades significativas no cotidiano, promovendo sua autonomia e/ou independência.
- É primordial conhecer, respeitar e preservar a história de vida do idoso, seus valores e crenças, em um plano terapêutico singular, que deve ser constantemente revisado.
- O terapeuta ocupacional, como parte da equipe multiprofissional, usará estratégias próprias da sua profissão para propiciar o melhor desempenho dos idosos com dor e/ou de seus cuidadores nas atividades de vida diária, trabalho e lazer.

Referências bibliográficas

1. Tirado MGA, Barreto KML, Assis LO. Terapia Ocupacional em Gerontologia. In: Freitas EV, et al. Tratado de Geriatria e Gerontologia. 3 ed, Rio de Janeiro: Guanabara Koogan; 2013, 1976-1984.

2. Netto MP. O estudo da velhice: histórico, definição do campo e termos básicos. In: Freitas EV, et al. Tratado de Geriatria e Gerontologia. 2 ed, Rio de Janeiro: Guanabara Koogan, 2006; 2-12.

3. Fiedler MM, Peres KG. Capacidade funcional e fatores associados em idosos do Sul do Brasil: um estudo de base populacional. Cad. Saúde Pública, 2008; 24(2);409-415.

4. Celich KLS, Galon K. Dor crônica em idosos e sua influência nas atividades da vida diária e convivência social. Rev. Bras. Geriatr. Gerontol, 2009; 12(3);345-359.

5. Orgetta V, et al. Self - and Carer - Rated Pain in People With Dementia: Influences of Pain in Carers. Journal of Pain and Symptom Management. 49(6), 2015.

6. Fuchs M, Cassapian MR. A Terapia Ocupacional e a dor crônica em pacientes de Ortopedia e Reumatologia revisão bibliográfica Cad. Ter. Ocup. UFSCar, São Carlos, 20(1), 107-119, 2012.

7. Shannon E. Reflections on clinical practice by occupational therapists working in multidisciplinary pain management programmes in the UK and the USA. Australian Occupational Therapy Journal. 2002, 49: 48-52.

8. Universidade de São Paulo. Definição de Terapia Ocupacional. Disponivel em: http://www.fmrp.usp.br/site--graduacao/graduacao/cursos-oferecidos-pela-fmrp/terapia-ocupacional.

9. American Occupational Therapy Association. Estrutura da prática da Terapia Ocupacional: domínio e processo. Rev. Ter. Ocup. Univ. São Paulo, 26 (ed. Esp.): 1-49, 2015.

10. Hope. College of Occupational Therapists. Occupational Intervention in Cancer. London: College of Occupational Therapists. 2004. 24p.

11. Andrade FA, Pereira LV, Sousa FAEF. Mensuração da dor no idoso: uma revisão. Rev. Latino-am Enfermagem. 2006 março-abril; 14(2): 271-6.

12. Law M, Baptiste S, Carswell A, et al. Medida Canadense de Desempenho Ocupacional (COPM). Organização e tradução: Lívia de Castro Magalhães, Lilian Vieira Magalhães e Ana Amélia Cardoso. Belo Horizonte: Editora UFMG, 2009. 63p.

13. Müllersdorf M. Needs and Problems Related to Occupational Therapy as Perceived by Adult Swedes with Long-Term Pain. Scandinavian Journal of Occupacional Therapy, 2002; 9: 79-90.

14. Tirado MGA, Barreto KML, Leite VMM. Terapia Ocupacional, dor e cuidados paliativos no processo de envelhecimento. In: de Carlo MMRP, Queiroz MEG. Dor e Cuidados Paliativos - Terapia Ocupacional e Interdisciplinaridade. São Paulo: Roca, 2008. p.288-306.

15. Nunes CMP. Dor neuromusculoesquelética. In: Terapia Ocupacional Gerontológica. In: Cavalcanti A, Galvão C. Terapia Ocupacional: fundamentação e prática Rio de Janeiro: Guanabara Koogan, 2007, 258-268.

16. Santos AGC, Araujo RCT. A intervenção terapêutica ocupacional em idosos institucionalizados e seus efeitos sobre a queixa de dor. MIMEO!

17. Ferrer AL, Santos WA. Terapia Ocupacional na Atenção a Pacientes com Dor Oncológica e em Cuidados Paliativos. In: de Carlo MMRP, Queiroz MEG. (Orgs.). Dor e Cuidados Paliativos: Terapia Ocupacional e Interdisciplinaridade. São Paulo: Roca, 2008. Cap. 7, 146- 166.

18. Pengo MMB, Santos WA. O papel do terapeuta ocupacional em oncologia. In: de Carlo MRP, Luzo MCM. (Orgs.). Terapia Ocupacional - Reabilitação Física e contextos hospitalares, SP, Ed. Roca, 2004. Cap. 10, 233-255.

19. Cox DL. Terapia Ocupacional e Síndrome da Fadiga Crônica. Trad.: Silvia M. Spada. São Paulo: Santos Editora, 2005. 183p.

20. Sauron FN. Órteses para membros superiores. In: Teixeira E, Sauron FN, Santos LSB, Oliveira MC. Terapia Ocupacional na Reabilitação Física. São Paulo: Roca, 2003. p.265-296.

21. De Carlo MMRP, Elui VMC, Packer MP. Terapia Ocupacional e atenção a pacientes com dor não oncológica. In: de Carlo MMRP, Queiroz MEG. Dor e Cuidados Paliativos - Terapia Ocupacional e Interdisciplinaridade. São Paulo: Roca, 2008. p.167-190.

22. Agnolon MC, Santos SS, Almeida MHM. Grupo de orientação postural a idosos com dor osteomuscular: estabelecendo relações entre teoria e prática. Rev. Ter. Ocup. Univ. São Paulo, v.17, n.2, p.80-86, maio/ago., 2006.

23. Cerqueira ATAR, Oliveira NIL. Programa de apoio a cuidadores: uma ação terapêutica e preventiva na atenção à saúde dos idosos. Psicol. USP. 2002, vol.13, n.1, pp. 133-150.

24. Ferrari MAC. Terapia Ocupacional Gerontológica.In: Cavalcanti A, Galvão C. Terapia Ocupacional: fundamentação e prática Rio de Janeiro: Guanabara Koogan, 2007, 377-381.

capítulo 17

A Dor do Idoso: Contribuições da Psicanálise

Juliana Gibello

O envelhecimento e a velhice

- O processo de envelhecimento, de maneira geral, acompanha o organismo do nascimento até a morte de um sujeito.
- A velhice é considerada como um momento específico dentro desse processo, na qual algumas funções podem ser agravadas, surgindo, assim, diversas doenças. De qualquer maneira, o surgimento de doenças na velhice não determina se um corpo é ou não velho[1].
- A geriatria e gerontologia fazem uma distinção entre Senescência e Senilidade:
  - **Senescência**: processo fisiológico invencível do organismo humano, acarretando alterações e modificações precisas, associadas a diminuição de diversas funções sem ocasionar adoecimento.
  - **Senilidade**: está relacionada as patologias do processo de envelhecimento.
- Neste sentido, existem alterações que mudam a partir de determinada idade, sendo variável e específica para cada organismo e que são expressas de maneiras diferenciadas nas funções cardiológicas, neurológicas, pulmonares, entre outras. Além disso, a imagem corporal também pode ser afetada através do aparecimento das rugas, dos cabelos brancos, da flacidez e menor elasticidade da pele. Mesmo que a tecnologia atual tente evitar tais alterações, é impossível que estas modificações não sejam inscritas no corpo deste idoso.
- Segundo Harry[1] *"o envelhecimento é um processo que impõe uma tomada de posição e cada sujeito responderá a partir de suas capacidades de reserva nas dimensões fisiológicas, psicológicas e sociais."*
- Assim, podemos dizer que, cada sujeito irá atravessar este processo de envelhecimento de uma maneira muito individual, considerando não apenas o corpo biológico que será afetado por tantas mudanças, através de uma doença ou não, mas também, todas as outras dimensões que o integram: social, espiritual, existencial e o emocional. Se tratando da dimensão emocional, um sintoma frequente que pode aparecer durante o processo de envelhecimento é a dor.
- Nesse sentido, neste capítulo, iremos apresentar a dor no idoso em suas diferentes dimensões e as possibilidades de intervenção do psicólogo, referenciado na abordagem Psicanalítica. Sabemos da importância para um médico ou qualquer profissional na área da saúde de escutar, não apenas a dor no corpo, ou seja, a dor física, mas também o sofrimento psicológico por ela desencadeado.

Dor

- A dor é tão universal que seu reconhecimento deve ser uma habilidade essencial de todos aqueles que trabalham com idosos. A dor acaba se tornando um mal na vida cotidiana, limitando a capacidade funcional e prejudicando a qualidade de vida. O sintoma manifesta-se de muitas maneiras, não apenas como uma experiência sensorial, mas também, causando sofrimento emocional[2].
- A dor é considerada o sintoma mais subjetivo, uma vez que sua visibilidade e mensuração dependem do relato do paciente, na medida em que, na maior parte dos casos, não há exame de imagem ou de laboratório em que essa queixa possa ser constatada.
- Por outro lado, a equipe tranquiliza-se quando, juntamente com a queixa dolorosa, aparece um edema, o que por sua visibilidade justifica que há algo. Este sinal pode ter efeitos de certificação do sofrimento, apresentado como dor[3].
- Muitos desses pacientes com queixas dolorosas, nas quais o médico não consegue encontrar uma correspondência da queixa com sua origem no corpo, são encaminhados ao psicólogo, considerando a possibilidade de identificar, localizar e tratar a possível origem psíquica do quadro.
- "A dor é uma reação afetiva a uma perda, ou seja, perda da unidade, seja ela na dor física em que se perde harmonia e a integração equilibrada das diferentes partes do corpo ou da dor psíquica, em que a perda diz respeito a um ente querido, por exemplo". Quando a dor não é brutal, violenta para o sujeito, pode-se dizer que o que ele tem é sofrimento. Neste sentido, a dor também pode ser compreendida como aquela ligada ao tempo, a imediatez e ao imprevisto[4].

Dor física

- A dor é considerada como "uma experiência sensorial e emocional desagradável que é descrita em termos de lesões teciduais, reais ou potenciais. A dor é sempre subjetiva e cada indivíduo aprende e utiliza este termo a partir de suas experiências anteriores"[5].
- Mais do que uma sensação, ela é uma emoção, que pode surgir sem lesão, mas a partir de uma experiência.
- A definição reconhece que existe uma dor real, sentida concretamente pelo sujeito, mas sem apresentar necessariamente uma lesão orgânica que a justifique.
- A dor é um fenômeno misto que surge no limite entre corpo e psique, sendo, por exemplo, uma dor corporal composta por seus mecanismos neurobiológicos e também, uma possível perturbação no psiquismo[5].

Dor psíquica

- É um afeto, um estado afetivo, ou melhor, uma reação afetiva a uma ruptura brutal imprevista e imprevisível de um laço de amor, ou seja, pode ser entendida como se fosse uma "hemorragia afetiva" (Nasio, 2008).
- Assim, a dor psíquica, pode ser compreendida como uma ruptura, um estado, em consequência da fragmentação do laço amoroso, ou seja, ela pode ser sentida de diferentes maneiras como é apontado na Quadro 17.1.

Dor psicogênica

- É uma dor no corpo na qual sua origem orgânica não é identificável. Assim, pode-se dizer que como não é encontrado uma razão física, pode ser considerada de origem psíquica.
- Como ambas (dor psíquica e a dor psicogênica) tem a raiz "psi", faz-se necessário diferenciá-las (Quadro17.2).

Quadro 17.1 – Dor psíquica

Laço	Sentido	Ruptura = dor
Com o ser amado	Aquele com quem construímos um vínculo significativo; ex.: pai, mãe, amigo, parceiro	Dor do luto
Com o nosso próprio corpo	Cuidado e preocupação com nosso corpo, principalmente com sua integridade	Dor da mutilação
Com a imagem de nós mesmos	Aquilo que nomeamos como amor próprio	Dor da humilhação
Amor pelo laço amoroso	Amamos exercitar o amor e amamos ser amados	Dor do abandono

Quadro 17.2 – Diferença entre dor psíquica e dor psicogênica

Dor psíquica: não é corporal
Dor psicogênica: é corporal, mas de origem psíquica

- Vale ressaltar que a origem psíquica da dor psicogênica está, em geral, ligada um conflito interno, passado e que ganha expressão em uma dor no corpo.
- A dor psicogênica pode ser apresentada a partir de duas instâncias clínicas[4], detalhadas no Quadro 17.3:
  - Dor psicogênica de caráter histérico;
  - Dor psicogênica de caráter hipocondríaco.
- Nessas instâncias clínicas da dor, não significam que o paciente tenha um diagnóstico de histeria ou hipocondria, mas sim, como estados que se apresentam.

Quadro 17.3 – Apresentações da dor psicogênica

Dor psicogênica	Apresentação
Caráter histérico	O paciente tem vontade de falar sobre o assunto Fala muito, sobretudo se tem um médico que o escute Pacientes que falarão de suas dores como se fosse um outro diferente que está em seu corpo É uma dor isolada, que o acompanha Nunca está no mesmo lugar; se desloca Muda de intensidade aleatoriamente Exemplo comum é cefaleia Provocado por um conflito psíquico anterior não resolvido (culpa remorso, um amor, ódio)
Caráter hipocondríaco	O sujeito não vive com uma dor, mas ele é a dor Como se fosse sua carteira de identidade

- A dor psicogênica é uma dor realmente sentida, ou seja, o paciente não está inventando ou simulando o que sente e expressa. É muito importante apontar isso, pois muitos profissionais de saúde tendem a pensar na histeria como uma possível simulação e assim, acabam negligenciando o cuidado e o tratamento.

Dor existencial

- O ser humano, do nascimento a morte, atravessa sucessivas situações que apresentam a ideia da provisoriedade da própria vida. Cada uma das fases, presente no processo da existência humana, estabelece o fim de uma realidade para que outra possa acontecer. Apesar da similaridade da existência dos seres humanos, existem realidades específicas que não são comuns a todos os seres humanos, ainda que uma parcela significativa as experimente; as vivencie.

- Perdas importantes podem se caracterizar em mortes simbólicas, que apontam para a fragilidade das convenções sociais e a fragilidade das aquisições individuais. Sabemos da presença de um significativo impacto que existe entre a morte em si e as perdas ocorridas ao longo da vida das pessoas, principalmente relacionadas ao processo de envelhecimento.
- Não apenas aquelas relacionadas com a dimensão física e biológica, mas também aquelas referentes as angústias, receios e temores diante da proximidade do fim da vida, da mudança na posição social, da alteração na aparência física, na perda da funcionalidade, na fragilidade do corpo, na perda da saúde, da autonomia e da independência, situações estas que interferem temporária ou definitivamente na vida de um indivíduo.
- Esses momentos são marcados por um sentimento de morte simbólica, que se processa quando a pessoa se volta para si mesma, com questionamentos e preocupações relacionadas as questões existenciais que são colocadas em evidência.

O idoso e sua dor

- O processo de envelhecimento traz inúmeras mudanças na vida de um sujeito.
- Mudanças no corpo, na posição social, na autonomia, na imagem sobre si, ficam evidentes.
- No corpo, muitos sintomas podem surgir, em consequência ou não ao surgimento de uma doença e seus tratamentos.
- Um sintoma frequente e que interfere diretamente na qualidade de vida do idoso é a dor.
- A dor, quando tem uma origem no corpo (biológica) e identificada por exames clínicos, de imagem e laboratoriais, geralmente tem melhora com tratamentos medicamentosos.
- Em muitos outros casos, as queixas dolorosas são de origem psíquica referentes a alguma perda (real ou simbólica), conflito interno ou ruptura de laços significativos que não foram elaborados e tratados, aparecendo assim, como sintoma em alguma parte do corpo.
- A dor pode ser compreendida como um fenômeno misto que surge no limite entre o corpo e psiquismo.
- A identificação do sintoma dor no idoso, geralmente é realizada por um médico que, para além do tratamento clínico e medicamentoso necessário e adequado, precisará escutar se esta queixa dolorosa está para além do corpo físico, ou seja, a intensificação da sensação também, pode ter uma origem psíquica.

Intervenções psicológicas

- Na Psicologia, existem diversas teorias que apresentam metodologias e técnicas de intervenção diferenciadas para o atendimento psicológico a pacientes.
- Ao longo deste capítulo, utilizamos da Psicanálise para apresentar conceitos e possibilidades de intervenções diante de pacientes idosos com queixas dolorosas.
- Uma questão que podemos apresentar é:
  - *O que a dor ensina sobre o corpo?*
    Quando identificamos e valorizamos a queixa sobre um sofrimento que não apresenta qualquer causalidade orgânica, Freud aceitou o desafio da construção de um novo saber, ali onde a medicina muitas vezes, se afastava. A base do novo campo clínico que foi inaugurado por ele, era a suposição de que os sintomas de suas pacientes carregavam uma mensagem a ser decifrada. Disso decorre o estabelecimento de um dispositivo específico: a escuta de conflitos psíquicos inconscientes, remetendo à história de vida desses pacientes e a desejos recalcados[6].

- Para a Psicanálise, conhecer a dor de alguém é um percurso a partir da escuta e da sensibilidade da internalização profunda com aquele que se propõe ao autoconhecimento, ou seja, se localizar subjetivamente em seu sintoma psíquico para assim, desejar uma mudança em seu posicionamento diante de sua queixa. O profissional não sabe *a priori* da dor do outro, mas a escuta possibilita que o paciente possa se escutar e se deparar com os efeitos do seu próprio inconsciente[7].

- A clínica nos ensina que as entrevistas preliminares, consideradas como momento de apresentação de queixas se dirigem ao analista apresentando-se pela concretude – partes do corpo apontadas, tocadas, acariciadas; cicatrizes cirúrgicas expostas; sintomas clínicos detalhadamente dramatizados; prescrições e nomenclaturas médicas minuciosamente declamadas e materialmente mostradas – clamando cumplicidade a sua dor, pedindo que o analista testemunhe o que *"só quem passa por isso"* pode supor existir[8].

> *A clínica psicanalítica põe em questão a participação do sujeito em sua queixa, visando a operar uma interrogação em relação ao seu lugar frente a si mesmo a partir da construção de possibilidades de ressignificação do adoecer orgânico na experiência do corpo psíquico, além do corpo biológico doente que se torna consistente através de uma manifestação devastadora que rompe o silêncio dos órgãos[8].*

- Assim, quando nos deparamos com um paciente idoso que apresenta queixas dolorosas, precisamos escutar para além do biológico e permitir que o mesmo possa falar sobre si, sobre sua posição no mundo, em relação a vida, suas perdas, seu adoecimento e tratamentos. Essa escuta permitirá localizar subjetivamente de que dor se trata, para assim, o sujeito poder se responsabilizar pela mesma e seguir seu tratamento, seja ele medicamentoso, seja ele composto com tratamento psicanalítico. Os efeitos das intervenções não poderão ser vistos em exames, mas com certeza, aparecerão com a melhora dos sintomas.

- Uma questão frequente: é possível a análise em idosos?
  - Para responder a esta questão, Mucida aponta[1]:
    - Na análise só existe um sujeito, o do inconsciente e este, não envelhece;
    - Tratando-se de realidade psíquica, não existe diferença entre um fato passado e um atual. O sintoma sinaliza a atualização do passado;
    - O fundamental da direção do tratamento psíquico não é a idade e sim o diagnóstico. Freud sempre foi muito cuidadoso com diagnóstico e este propunha que não é feito sob bases fenomenológicas e comportamentais, ou seja, é realizado sob transferência e, portanto, no caso a caso.

- Por outro lado, sabemos que muitos idosos em função de limitações cognitivas ou de doenças crônicas e avançadas, não conseguirão expressar, através da fala, sua experiência e sensação de dor, seja ela física ou psíquica, e de fato, a intervenção psicológica fica limitada. Nestes casos, uma avaliação clínica precisa, o tratamento medicamentoso adequado e também, a indicação de terapias complementares, poderão auxiliar no manejo, no controle e na amenização dos sintomas dolorosos que possibilitarão que o idoso tenha outras sensações no corpo que não só dor.

Considerações finais

- O envelhecimento traz alterações e mudanças significativas na vida de um sujeito. Diante de tantas mudanças, um sintoma bastante frequente e que merece ser cuidadosamente identificado e tratado é a dor.

- Sabemos que a dor, em sua definição, traz um componente subjetivo, uma vez que sua visibilidade e mensuração dependem também, do relato expresso pelo paciente. Além disso, muitas vezes, sua origem não é localizada no corpo biológico, a partir de uma lesão ou algo unicamente físico e acabam não respondendo aos tratamentos propostos pelo médico. Nestes casos, os pacientes são encaminhados ao psicólogo para avaliação, identificação e tratamento dessa queixa dolorosa, que possivelmente pode ter sua origem a partir de uma dor psíquica.

Quadro 17.4 – Resumo comparativo entre dor corporal e dor psíquica[4]

Dor corporal	Dor psíquica	
A lesão está localizada no corpo. A dor é vivida, erroneamente no corpo, mas na verdade ela está no cérebro, quanto a sensação dolorosa e no eu, quanto a emoção dolorosa. A dor nos parece exterior e remediável. Ela incomoda como um mal provisório.	A perda do ser amado A lesão está localizada, erroneamente no mundo exterior: desaparecimento da pessoa do amado. Na verdade, ela está situada no ponto em que a minha sensibilidade mais íntima arrancou da sensibilidade do outro amado; no ponto em que minha imagem interior vacila, por falta de suporte que era da sua pessoa; e no ponto em que meu sistema simbólico falha, por falta de eixo que era o ritmo do nosso casal. A lesão está no desabamento da fantasia. A dor nos parece interior, absoluta, irremediável, e as vezes até necessária. Ela está em mim como a minha substância vital.	A perda de integridade do corpo Gostamos do nosso corpo como outro mais amado. Ser amputado de uma perna causa a mesma dor atroz interior que perder o ser mais caro. Essa perda exige um verdadeiro trabalho de luto, que nos ensinará a amar o novo corpo desprovido de uma perna. A lesão que provoca a dor corporal se situa no nível da amputação, mas a lesão que causa dor psíquica se situa em três planos diferentes, semelhantes aos que definem a perda do ser amado: o da sensibilidade (a perna é uma parte do meu todo sensível); o do imaginário (a imagem da ausência da perna muda a imagem do meu corpo); e o do simbólico (a ordem psíquica perde uma das suas maiores referências, que é a integridade do corpo).

- Assim, é muito importante que uma equipe de saúde, composta por médicos e não médicos possa avaliar seu paciente e escutar para além da queixa clínica, propondo também, um tratamento e cuidado a outras dores, como a dor psíquica, que está para além do corpo biológico, mas que se manifesta com tanta intensidade neste mesmo corpo.

Referências bibliográficas

1. Mucida A. O sujeito não envelhece - Psicanálise e Velhice - 2. ed. - Belo Horizonte: Autêntica, 2006.
2. Royal College OF Physicians, BGS. and BPS. The assessment of pain in older people: National Guidelines of the British Geriatrics Society: ORDERING INFORMATION. Clinical medicine (London, England), v. 7, n. 5, p. 496–500, 2007.
3. Minatti SP. O psicanalista no tratamento da dor. Revista Latinoamericana de Psicopatologia Fundamental, v. 15, n. 4, p. 825–837, 2012.
4. Nasio JD. A dor física: uma teoria psicanálitica da dor corporal - Rio de Janeiro: Jorde Zahar Ed, 2008.
5. Merskey NB. Classification of chronic pain: descriptions of chronic pain syndromes and definitions of pain terms prepared by the International Association for the Study of Pain. 2nd Ed. Seattle: IASP Press; 1994.
6. Besset VL, Chargas PM. Quando a Dor Faz Corpo. Revista Borromeo, v. 3, p. 433–449, 2012.
7. Barreto RA. O outro da dor. Estudos de Psicanálise, n. 40, p. 101–106, 2.
8. Teixeira LC. Um corpo que dói: considerações sobre a clínica psicanalítica dos fenômenos psicossomáticos. Latin-American Journal of Fundamental Psychopathology on Line, v. 6, p. 21–42, 2006.

capítulo 18

Intervenção Psicológica na Dor em Idosos: Abordagem Cognitivo Comportamental

Ana Cristina Procopio de Oliveira Aguiar

Introdução

- Dentro do processo de envelhecimento, ao longo do seu curso de vida, o idoso vivencia inúmeros eventos, normativos ou não, que são responsáveis pela construção dos seus sistemas de crenças. Estas são as responsáveis pelas suas reações frente ao meio[1].
- Diferentemente da dor aguda, o quadro crônico muito prevalente entre os idosos, costuma ser sub-diagnosticado e muitas vezes tratado de maneira equivocada. A cronicidade desta condição pode acarretar comportamentos disfuncionais, o que muitas vezes interfere no humor, na funcionalidade e nas atividades de vida diária. Estas condições, com o passar do tempo, podem levar a perda da capacidade funcional, transtornos de humor e isolamento social[2,3].
- Portanto, o fato de causar algum tipo de impacto negativo nas atividades de vida diária, fazendo com que este idoso deixe de realizá-las, já é motivo de investigação e propostas de tratamento.

Modelo cognitivo comportamental

- Pode-se considerar que um dos objetivos principais das intervenções psicológicas na dor está no aumento da habilidade do autocontrole. Essa condição pode aumentar a autonomia do indivíduo refletindo positivamente na capacidade funcional.
- Assim como o tratamento da dor deve ser multimodal, ou seja, uma combinação de tratamentos farmacológicos e não farmacológicos, na Psicologia, existem diversas teorias que apresentam metodologias e técnicas de intervenção diferenciadas para o atendimento psicológico a pacientes. Dentre elas, pode-se destacar as técnicas cognitivas e as comportamentais. Estas podem ser consideradas metodologias seguras, podendo reduzir a dor e em muitos casos melhorar a funcionalidade do indivíduo[4].
- A Terapia Cognitivo Comportamental tem como base o modelo cognitivo, e parte da premissa de que as emoções, os comportamentos e a fisiologia de uma pessoa são influenciados pela percepção de uma determinada situação. Emoções negativas podem ser disfuncionais, e ao longo do tempo se tornarem crenças disfuncionais. Contudo, a partir de algumas intervenções estas podem ser desaprendidas, e novas, serem novamente formadas[5].

Propostas de intervenção

- No início do tratamento é muito importante a detecção da situação que está causando o sofrimento/desconforto para o indivíduo (associado ao quadro de dor). A Quadro 18.1 mostra uma possibilidade de levantamento de pensamentos disfuncionais[5,6].
- Outro ponto fundamental é estabelecer a frequência do surgimento de tais pensamentos/comportamentos (Quadro 18.2).
- A partir do levantamento destes dois elementos, pensamento e frequência, será possível elaborar um plano de intervenção. O objetivo destes registros é o de auxiliar no processo de identificação, avaliação e compreensão das respostas de tais comportamentos disfuncionais. Portanto, além da restruturação cognitiva tem um caráter psicoeducativo[5].
- No caso de idosos com dor crônica, alguns comportamentos disfuncionais são mais comuns: catastrofização e medo da dor. Na catastrofização, o indivíduo tende a amplificar a sensação de dor além de sentir-se incapaz de controlar os sintomas. Já no medo da dor o indivíduo começa a limitar suas atividades, pelo simples receio da possibilidade do surgimento do sintoma. Em ambos os casos, a mudança de crenças pode ser fundamental à melhora dos sintomas, e, consequentemente, em um ganho de qualidade de vida para este idoso[7-9].

Quadro 18.1 – Registro de pensamentos

Situação (Evento desencadeante)	Pensamento (O que pensou?)	Sentimento (O que sentiu?)	Reação (Como reagiu?)

Quadro 18.2 – Registro de frequências

Pensamento/Comportamento	Dia	Horário

Outras técnicas podem ser utilizadas no manejo da dor crônica[5,8]

- Refocalizar: manutenção deliberada do foco atencional a uma situação de preferência prazerosa/significativa.
- Relaxamento e _mindfulness_: técnica que ajuda o indivíduo a observar e aceitar suas experiências internas; busca promover desvinculação de aspectos físicos e psicológicos da dor; trabalha com técnicas de atenção plena, consciência do corpo, propriocepção e respiração.
- Prescrição gradual de tarefas: reinserção gradativa de atividades.
- Lista de méritos: elencar diariamente coisas positivas como resultado do que está fazendo/ganhando com a modificação de certos comportamentos.
- Exposição: estabelecer os comportamentos de esquiva, decorrentes de estratégias de enfrentamento disfuncionais, e modificá-los através de exposição.

Considerações finais

- Processos dolorosos impactam de maneira negativa a qualidade de vida do idoso, interferindo na sua autonomia e capacidade funcional. Os sistemas de crenças que se formam ao longo da vida são responsáveis pela maneira como o indivíduo se comporta frente ao meio. Algumas vezes, esses sistemas tornam-se disfuncionais, isto pode ocorrer em condições crônicas de dor. As Técnicas

Cognitivas Comportamentais preconizam que crenças disfuncionais podem ser desaprendidas, e outras, mais funcionais, podem ser estabelecidas. Seja qual for a forma de abordagem, essa deve ter como foco a retomada da qualidade de vida deste idoso, levando em consideração não somente os aspectos físicos, mas também os psíquicos envolvidos neste cenário.

Referências bibliográficas

1. Baltes PB, Reese HW, Lipsitt LP. Life-span developmental psychology. In: Maltes PB, Brin Jr OG (eds). Annual Review os Psychology 1980. 31:65-110.
2. Santos FC, Souza PMR, Nogueira SAC, Lorenzet C, Barros BF, Dardin LP. Programa de autogerenciamento da dor crônica no idoso: estudo piloto. Revista Dor 2011. 12(3):209-14.
3. Celich KLS, Galon C. Dôr crônica em idosos e sua influência nas atividades da vida diária e convivência social. Rev Bras Geriatr Gerontolol 2009. 12(3):345-359.
4. Makris UE, Abrams RC, Gurland B, Reid MC. Management of Persistent Pain in the Older Patient A Clinical Review. JAMA 2014; 312(8): 825–836.
5. Beck JS. Terapia cognitivo-comportamental: teroria e prática. Tradução: Sandra Mallmann da Rosa; revisão técnica: Paulo Knapp, Elisabeth Meyer. Porto Alegre: Artmed, 2014.
6. Knapp P, Beck AT. Fundamentos, modelos conceituais, aplicação e pesquisa da terapiaa cognitiva. Revista Brasileira de Psiquiatria 2008. 30(supl II):S54-64.
7. Baliza GA, Lopes RA, Dias RC. O papel da catastrofização da dor no prognóstico e tratamento de idosos com osteoartite de joelho: uma revisão critica da literatura. Revista Brasileira de Geriatria e Gerontologia 2014. 17(2):439-449.
8. Sturgeon JA. Psychological therapies for the management of chronic pain. Psychology Research and Behavior Management 2014;7:115–124.
9. Zis P, Daskalaki A, Bountouni I, Sykioti P, Varrassi G, Paladini A. Depression and chronic pain in the elderly: links and managemen challenges. Clinical Intervention in Aging 2017. 12:709-720.

capítulo 19

Medidas Minimamente Invasivas no Controle da Dor no Idoso

Daniela Regina Brandão Tavares
Cinthia Médice Nishide de Freitas

Introdução

- A população idosa mundial está em crescimento, aumentando progressivamente o número de longevos e também dos idosos mais frágeis.

- Considerando que até 50% dos idosos da comunidade apresentam dor com prejuízo na funcionalidade, as abordagens intervencionistas podem desempenhar um papel complementar importante no tratamento, uma vez que essa parcela da população pode ter dificuldade na ingesta de medicamentos orais e maior risco de efeitos adversos[1].

- As técnicas minimamente invasivas para a terapêutica da dor oferecem uma alternativa quando o tratamento medicamentoso não alcança o controle desejado e se torna uma opção antes de procedimentos invasivos, cujos riscos e efeitos colaterais são maiores.

- Este capítulo tem como objetivo explicar os benefícios e as indicações de alguns dos tratamentos minimamente invasivos disponíveis.

Injeção local do ponto-gatilho

- Este procedimento refere-se à inserção de agulhas de pequeno calibre através da pele e direcionadas (frequentemente com o auxílio de imagens) para o local presumido do ponto-gatilho da dor, as bandas tensas do músculo.

- Pode ser indicada para pacientes com síndrome de dor miofascial (SDM) conforme citado no Capítulo 5[4].

- Pode ser realizada com agulhamento seco ou infiltrações com anestésicos locais (procaína 0,5% ou lidocaína 1% sem vasoconstritor). Dentre os anestésicos disponíveis, a procaína apresenta um efeito mais prolongado, já a lidocaína propicia um início mais rápido. Não há diferença entre as soluções salinas e corticoides, sendo estes, então, evitados[2].

- Na Tabela 19.1, encontra-se a dose máxima recomendada de cada anestésico por sessão de agulhamento.

Tabela 19.1 – Dose máxima recomendada de anestésico por sessão de agulhamento

Anestésico	Dose máxima
Procaína	100 mg
Lidocaína	50 a 100 mg
Bupivacaína	25 a 50 mg

- A baixa concentração dos anestésicos reduz o risco de reações adversas, tanto sistêmicas como localizadas.
- Apesar da baixa incidência de efeitos colaterais, podemos citar a dor pós-agulha, hemorragias no local do agulhamento e respostas sincopais[3].

Radiofrequência (RF)

- É uma técnica minimamente invasiva alvo-seletiva.
- Trata-se de uma corrente elétrica alternada com frequência oscilatória de 500.000 Hz, que flui através de um eletrodo introduzido percutaneamente. O calor é formado ao redor do eletrodo porque o tecido age como um resistor.
- É utilizada para causar lesões em tecidos nervosos e auxiliar no tratamento da dor crônica, tendo como vantagens sobre as outras técnicas uma maior segurança, controle e simplicidade na aplicação[5].
- A radiofrequência pulsátil (RFP) é um método de aplicação da RF que não eleva a temperatura aos níveis ablativos. Tem sido utilizada no tratamento da neuralgia do trigêmeo, cefaleia em salvas, neuralgia intercostal e dor nas articulações facetárias com boa resposta no controle de dor[6].
- Apesar de usada na dor lombar discogênica e radicular, uma revisão sistemática, incluindo 23 ensaios randomizados, não encontrou evidências para apoiar o uso da denervação por radiofrequência na dor lombar crônica[7].
- A característica de ser minimamente invasiva, aliada à possibilidade de uso ambulatorial e à baixa ocorrência de efeitos adversos justifica o uso da RF antes da utilização de tratamentos mais invasivos.

Estimulação transcraniana não invasiva

- A dor crônica é um exemplo clássico de desadaptação na plasticidade cerebral. A hiperestimulação das vias nociceptivas por condições crônicas (por exemplo, dor inflamatória ou neuropática), em indivíduos predispostos, pode levar a um rearranjo mal-adaptativo das estruturas relacionadas à dor, chamado de sensibilização central. Esse processo gera hiperalgesia e alodinia secundárias[8].
- Técnicas de estimulação transcraniana ganham força e se tornam métodos potenciais para o manejo da dor crônica.
- A estimulação transcraniana de corrente contínua (ETCC) e a estimulação magnética transcraniana repetitiva (EMTr) são métodos que estimulam de forma indolor o córtex cerebral a partir do couro cabeludo, podendo ocasionar efeitos a longo prazo em diversas áreas corticais. Os efeitos analgésicos de ambas as técnicas resultam da modulação de estruturas neurais distantes envolvidas nos aspectos sensório-discriminativo, cognitivo ou emocional da dor crônica[8].
- Na ETCC, uma corrente de fraca intensidade (1 a 2mA) é aplicada, através de eletrodos de superfície, diretamente ao cérebro, podendo aumentar (estimulação anódica) ou diminuir (estimulação catódica) a excitabilidade da área diretamente estimulada ou de áreas distantes, conectadas neuralmente[8-10]. O controle da dor ocorre a partir do estímulo anódico no córtex motor primário.

- Estudos vem demonstrando que a ETCC parece possuir efeito benéfico no controle da dor secundária à fibromialgia, lombalgia crônica, fasceíte plantar, síndrome miofascial e na dor de etiologia cerebrovascular. O efeito do ETCC, segundo estudos recentes, parece ser maior quando associado a outras terapias, como exercício, agulhamento ou estimulação periférica[11-14]. O seu uso no controle secundária à osteoartrite vem sendo estudado por ensaios clínicos em andamento[15]. Nenhum efeito adverso grave foi relatado com o uso dessa técnica[9].
- A EMTr utiliza a indução eletromagnética para influenciar eletricamente células vizinhas. Essa técnica é capaz de despolarizar neurônios, atingindo, dessa forma, seu potencial de ação. Ainda não se sabe ao certo qual a melhor frequência a ser utilizada. Estudos prévios sugerem que a EMTr possui efeito benéfico no controle da dor neuropática[16].
- São necessários outros ensaios clínicos de qualidade com ETCC e EMTr, voltados à população idosa, para confirmar a hipótese de benefício no controle da dor crônica, secundária às enfermidades específicas.

Quadro 19.1 – Formas de estimulação transcraniana não invasivas

Estimulação transcraniana de corrente contínua (ETCC)	Aparelho de estimulação movido a bateria e ligado a dois eletrodos fixados no couro cabeludo Corrente de fraca intensidade (1-2 mA) Altera o limiar de transmissão nervosa Eletrodo negativo (Cátodo): diminui a excitabilidade neuronal Eletrodo positivo (Anódio): estimula a atividade neural
Estimulação magnética transcraniana repetitiva (EMTr)	Exames de imagem determinam o ponto do cérebro que receberá a corrente magnética Através de um aparelho é gerado um campo magnético que consegue estimular diretamente o córtex cerebral

Bloqueios nervosos

- Constituem uma importante opção terapêutica para o controle das síndromes dolorosas crônicas. Essa modalidade pode ser usada tanto para avaliação do diagnóstico e prognóstico, quanto para o tratamento.
- As principais síndromes dolorosas responsivas aos bloqueios nervosos são: lombalgia, cefaleia, dor abdominal, síndrome pós-laminectomia, síndrome da dor pós-toracotomia, neuralgia pós-herpética, síndrome da dor miofascial, dor secundária às neoplasias malignas, fraturas por compressão, síndrome complexa de dor regional tipos I e II, lesões cervicais provocadas por chicoteio, dor associada à insuficiência vascular, neuropatia diabética e síndrome dolorosa central[17].

Bloqueios somáticos

- Os bloqueios anestésicos de nervos somáticos se dão através de injeção de anestésico local, associado ou não a corticoide, opioide ou outros agentes.
- Os bloqueios somáticos interrompem a aferência sensitiva do sistema nervoso central, além de aumentar a perfusão tecidual, por meio do relaxamento da musculatura estriada e da redução do tônus neurovegetativo[17,18].
- Representa um importante recurso terapêutico e pode ser associado a outras medidas, de acordo a evolução do caso.
- Podem diminuir o consumo de medicações sistêmicas, o que é de grande valia, principalmente em pacientes idosos[17,18].

Bloqueios espinhais

- Os bloqueios espinhais são capazes de modular a transmissão da dor em nível espinal, estando muitas vezes associados com melhor controle da dor quando comparada às terapias sistêmicas habituais, apesar de se associarem com maior incidência de efeitos colaterais.
- Devem ser usados, especialmente, nos casos de dores intratáveis.
- Diversas medicações podem ser usadas por essa via, como os corticoides, opioides e anestésicos locais[17,18].
- O bloqueio do neuroeixo pode ser usado em diferentes situações, como na dor lombar grave e refratária, síndrome complexa de dor regional, nas dores neuropáticas periféricas sem resposta às terapias menos invasivas e na neuralgia pós-herpética[17,18].

Bloqueios simpáticos

- Esta opção terapêutica é pouco usada, ficando restrita a situações específicas com resposta inadequada a outros tratamentos, incapacidade de via oral, efeitos colaterais importantes com medicamentos e nas dores mediadas pelo sistema nervoso autônomo.
- Os bloqueios simpáticos são mais usados para dor oncológica, especialmente na fase final da vida[17,18].

Considerações finais

- As síndromes dolorosas crônicas são importantes fatores geradores de piora na qualidade de vida e perda de funcionalidade em idosos, e nesse sentido, o seu adequado manejo se torna de extrema importância. As técnicas minimamente invasivas para o controle da dor crônica ganham força a medida em que a população idosa pode apresentar menor tolerância às diversas terapias farmacológicas existentes.

Referências bibliográficas

1. Naro A, Milardi D, Russo M, Terranova C, Rizzo V, Cacciola A, Marino S, Calabro RS, Quartarone A. Non-invasive Brain Stimulation, a Tool to Revert Maladaptive Plasticity in Neuropathic Pain. Front Hum Neurosci. 2016 Jul 27;10:376.
2. Fregni F, Nitsche MA, Loo CK et al. Regulatory Considerations for the Clinical and Research Use of Transcranial Direct Current Stimulation (tDCS): review and recommendations from an expert panel. Clin Res Regul Aff. 2015 Mar 1;32(1):22-35.
3. Lang N, Siebner HR, Ward NS et al. How does transcranial DC stimulation of the primary motor cortex alter regional neuronal activity in the human brain? Eur J Neurosci 2005;22:495–504.
4. Mendonca ME, Simis M, Grecco LC, Battistella LR, Baptista AF, Fregni F. Transcranial Direct Current Stimulation Combined with Aerobic Exercise to Optimize Analgesic Responses in Fibromyalgia: A Randomized Placebo-Controlled Clinical Trial. Front Hum Neurosci. 2016 Mar 10;10:68.
5. Hazime FA, de Freitas DG, Monteiro RL, Maretto RL, Carvalho NA, Hasue RH, João SM. Analgesic efficacy of cerebral and peripheral electrical stimulation in chronic nonspecific low back pain: a randomized, double-blind, factorial clinical trial. BMC Musculoskelet Disord. 2015 Jan 31;16:7.
6. Choi YH, Jung SJ, Lee CH, Lee SU. Additional effects of transcranial direct-current stimulation and trigger-point injection for treatment of myofascial pain syndrome: a pilot study with randomized, single-blinded trial. J Altern Complement Med. 2014 Sep;20(9):698-704.
7. Concerto C, Al Sawah M, Chusid E, Trepal M, Taylor G, Aguglia E, Battaglia F. Anodal transcranial direct current stimulation for chronic pain in the elderly: a pilot study. Aging Clin Exp Res. 2016 Apr;28(2):231-7.

8. Chang WJ, Bennell KL, Hodges PW, Hinman RS, Liston MB, Schabrun SM. Combined exercise and transcranial direct current stimulation intervention for knee osteoarthritis: protocol for a pilot randomised controlled trial. BMJ Open. 2015 Aug 21;5(8).

9. Klein MM, Treister R, Raij T, Pascual-Leone A, Park L, Nurmikko T, Lenz F, Lefaucheur JP, Lang M, Hallett M, Fox M, Cudkowicz M, Costello A, Carr DB, Ayache SS, Oaklander AL. Transcranial magnetic stimulation of the brain: guidelines for pain treatment research. Pain. 2015 Sep;156(9):1601-14.

10. Samuel S, Hayek S, Stanton-Hicks M. Intervenções para o controle da dor. In: Von Roenn JH, Paice JA, Preodor ME. Current diagnóstico e tratamento da dor. McGraw Hill; 2009. p.38-49.

11. Lauretti GR, Mello FR, Martins AMCB, Silva JF, Melo JR, Mendes TCBS, Sanchez RP, Rosas JG, Filho JLB. Bloqueios nervosos no tratamento da dor. In: Neto OA, Costa CMC, Siqueira JTT, Teixeira MJ. Dor: princípios e prática. Artmed; 2009. p.1165-1204.

TERAPÊUTICA DA DOR NO IDOSO – GUIA PRÁTICO | *199*

capítulo 20

Manejo da Dor Perioperatória no Idoso

Igor Nunes Lanna

Introdução

- Com o envelhecimento populacional brasileiro, o número de cirurgias realizadas em pacientes idosos deve aumentar muito nos próximos anos, e esses serão submetidos a todos os tipos de procedimentos, desde eletivos com fins estéticos aos de urgência como ortopédicos, abdominais, neurológicos e outros.
- O atendimento integral perioperatório dessas cirurgias se torna cada vez mais importante tendo o controle da dor como algo fundamental, a redução do tempo, dos custos de internação, e de complicações relacionadas aos procedimentos, a reabilitação funcional precoce e alcance da satisfação do paciente[1,2].

Dor perioperatória

- A dor, apesar de ser esperada após um procedimento cirúrgico, é uma das principais causas de preocupação dos pacientes, causando grande sofrimento mesmo antes da sua realização.
- Hoje o controle efetivo da dor faz parte da avaliação de qualidade de um serviço de saúde e por conseguinte traz vários benefícios para o paciente, para os profissionais de saúde envolvidos, para o hospital e para o sistema de saúde[3].
- O controle adequado da dor pós-operatória aguda previne desfechos como hipertensão, taquicardia, infarto do miocárdio, redução da ventilação pulmonar e desenvolvimento de atelectasias, má cicatrização de feridas e *delirium*.
- A dor pós-operatória mal controlada, pode provocar sensibilização central e periférica, cronificação da dor, prejuízos psicológicos e dificuldade de reabilitação funcional[4].
- A dor perioperatória resulta da inflamação causada por traumatismo tecidual ou lesão nervosa direta, e estímulos a receptores nociceptivos na pele, vísceras e tecidos profundos. Estes receptores respondem a lesões mecânicas, térmicas ou químicas. Mediante lesão ocorre uma facilitação a estímulos dolorosos pelos receptores locais (hiperalgesia primária) e em sua região (hiperalgesia secundária), mesmo em tecidos intactos. Sensibilização periférica é essa facilitação à transmissão de

estímulos, interpretados como dor, que se dá na região da lesão, e se deve a liberação de mediadores inflamatórios como prostaglandinas, bradicininas, histamina e leucotrienos[5].

- Os estímulos são transmitidos dos receptores nociceptivos, por neurônios aferentes primários, ao corno posterior da medula, onde interagem através de vários mediadores químicos, entre eles, o glutamato. Os estímulos são então levados ao cérebro para serem processados, mas não antes de sofrerem modulações. Essa se dá por facilitação e inibição tanto do corno posterior da medula quanto por neurônios eferentes do cérebro. A plasticidade neuronal é constante e se adapta em situações de dor aguda e crônica. Desequilíbrios nessa modulação, bem como prolongamento e intensidade dos estímulos dolorosos e *Wind up*, estão relacionados com a sensibilização central e cronificação da dor mesmo após a lesão original já ter sido curada[3,5].

Abordagem terapêutica

- A avaliação da dor deve ser contínua e adequada para cada paciente, levando em consideração a presença de quadro doloroso prévio e capacidade comunicativa e cognitiva.
- Há vários instrumentos para avaliação da dor e todos devem ser explicados para os pacientes e acompanhantes, se possível, antes do procedimento.
- As escalas devem ser objetivas e de simples aplicação, sendo as mais utilizadas a escala visual analógica, a de faces e a numérica. Recomenda-se também o uso de escalas comportamentais e de expressões corporais e faciais, de rápida aplicação, para pacientes com incapacidade cognitiva ou comunicativa como a PACSLAC. No contexto de dor pós-operatória, escalas mais complexas devem ser evitadas[6,7].
- A abordagem da dor perioperatória, que compreende a analgesia preventiva (antes da cirurgia), a per-operatória (durante a cirurgia) e a pós-operatória (depois do procedimento), deve ser multimodal. Isto é, usar várias classes de drogas e diferentes vias de administração com mecanismos de ação distintos, visando uma analgesia aditiva ou até mesmo sinérgica. Esta terapêutica tem a vantagem de reduzir efeitos adversos de uma determinada droga, especialmente em idosos mais susceptíveis a tais efeitos e, principalmente dos opioides.
- A analgesia controlada pelo paciente faz sentido no perioperatório. A dor é individual e esses dispositivos permitem que o paciente assuma parte do controle sobre sua própria analgesia. É feita com uso de bombas de infusão, portáteis ou não, que podem ser programadas para a contínua administração de drogas e com a possibilidade de bolus, previamente programado e à disposição do paciente. A infusão pode ser endovenosa (normalmente) ou através de cateteres epidurais, subaracnóideos e colocados em proximidade a nervos periféricos, com anestésicos locais e opioides. Os pacientes e seus acompanhantes devem ser orientados sobre como manipular a bomba antes de seu uso. Esse tipo de analgesia está associado a maior satisfação e a um melhor controle álgico. Infelizmente, no Brasil, o acesso a tais equipamentos ainda é restrito.

Opioides

- Continuam sendo as principais drogas no tratamento de dor pós-operatória e durante a cirurgia, como parte de uma anestesia balanceada ou como adjuvante em bloqueios periféricos[5,6].
- Têm grande efetividade no tratamento da dor, são mais familiares aos profissionais de saúde, seus efeitos colaterais são conhecidos e esperados, há possibilidade de reversão com a naloxona e podem ser administrados por diversas vias, oral, endovenosa, subcutânea, intramuscular, intra--articular, epidural e subaracnóidea[5,6].
- Os idosos são mais susceptíveis aos efeitos colaterais, já que o metabolismo, a distribuição e eliminação desses fármacos são afetadas pelo próprio envelhecimento. Devemos, portanto, ajustar as doses e intervalos das drogas para cada paciente. A terapia deve ser suficiente para aliviar satisfatoriamente a dor com o mínimo de efeitos colaterais[5,6].

- O opioide padrão para uso na dor perioperatória é a morfina, apesar de atualmente existirem diferentes opções, com diversas potências, meia-vida e características específicas[5,6].
- As doses dos diferentes opioides são comparáveis sempre com a dose de morfina. Recomenda-se iniciar com uma dose menor que o habitual e ajustar os intervalos conforme a função renal e hepática. Isso não quer dizer que não devemos usar altas doses em idosos, mas que a progressão de dose deve ser feita com cautela. Dentre os efeitos colaterais mais frequentes e que comprometem seu uso podemos citar: náuseas, constipação, retenção urinária, depressão respiratória, sonolência, hiperalgesia pós-opioide e prurido[5,6]. As características dos opioides são detalhadas no Capítulo 4.

Analgésicos simples

- Agem inibindo a Cox-3 e fazem parte de praticamente todos os protocolos de analgesia multimodal. São eficazes no tratamento de dores leves a moderadas e devem ser prescritos também para dores intensas, associados a outros medicamentos para efeito aditivo[7].
- Apresentam poucos efeitos colaterais e normalmente são muito bem tolerados.
- Deve-se dar uma atenção especial ao paracetamol que pode ser hepatotóxico em altas doses, deve ter suas doses reduzidas nos idosos e não está disponível no Brasil na forma injetável[7].

Anti-inflamatórios não esteroides

- Classe de medicamentos que inibe a Cox-1 e Cox-2, seletivamente ou não, são metabolizados no fígado e têm excreção renal e fecal, sendo muito eficazes no controle da dor[5,6].
- Frequentemente usados como drogas poupadoras de opioides com comprovada eficácia para quase todos os tipos de cirurgias[4-6].
- Os efeitos colaterais mais comuns são distúrbios da coagulação, disfunção cardiovascular, isquemia cardíaca, redução da função renal, broncoespasmo, ulceração gástrica, *delirium* entre outros[5,6,8].
- Os anti-inflamatórios seletivos da Cox-2 são mais indicados em pacientes com risco de doença péptica e todos devem ser associados a inibidores da bomba de prótons. O uso por curto prazo diminui bastante o risco de complicação, mas mesmo assim esses medicamentos devem ser utilizados com extrema cautela em idosos, somente quando os benefícios claramente superarem os riscos[5,6,8].

Cetamina

- Potente analgésico e sedativo que atua como antagonista no receptor NMDA produzindo uma anestesia dissociativa[6,9,10].
- O uso da cetamina como adjuvante na analgesia perioperatória mostra grande poder poupador de opioides. Há evidência desse efeito, em diferentes proporções, com seu uso em bolus no início da cirurgia somente, uso contínuo perioperatório e seu uso no per e pós-operatório reduzindo até em 45% o consumo de morfina, com pouquíssimos índices de efeitos colaterais já que as doses são bem reduzidas[6,9,10].
- Além do efeito analgésico direto, a cetamina parece reduzir a incidência de hiperalgesia induzida por opioides, e o risco de cronificação da dor pós-operatória.
- Apresenta risco de alucinação e estado mental dissociativo[6,9,10].

Anticonvulsivantes

- Ligam-se aos canais de cálcio e são amplamente usados no tratamento de dores crônicas principalmente as neuropáticas[6,11,12].

- Utilizados na analgesia preventiva, ou seja, antes do procedimento cirúrgico e mantido no pós-operatório, demonstrando uma redução no consumo de morfina, mas não nas escalas de avaliação de dor[6,11,12].
- Especula-se que possam também prevenir a cronificação da dor, porém estudos adicionais são necessários[6,11,12].
- A droga mais estudada é a gabapentina (300 a 600 mg), mas a pregabalina (75 a 150 mg) tem recebido maior interesse devido ao seu perfil farmacológico mais favorável[6,11,12].

Sulfato de magnésio

- O magnésio parece ter sua ação analgésica ao reduzir o influxo de cálcio nas células e ter uma ação antagonista a receptores NMDA[13].
- Pode causar aumento da sedação e relaxamento muscular, e, raramente bradicardia e hipotensão[13].
- Foi estudado seu uso em bolus durante a cirurgia e em infusão contínua, ambos representando uma redução no consumo de opioides pós-operatórios.
- A dose eficaz parece ser entre 40 e 50 mg/kg e não se sabe se doses maiores teriam melhores resultados. A incidência de efeitos colaterais observados nessas doses foi muito baixa, favorecendo sua indicação[13].

Agonistas α2

- A clonidina e a dexmedetomidina são frequentemente utilizadas como adjuvantes na analgesia multimodal. Podem ser administrados sistemicamente ou associadas a bloqueios epidurais, subaracnóideos e periféricos[6,11,14].
- Sistemicamente causam sedação, ansiólise, redução da descarga simpática e analgesia[6,11,14].
- Verifica-se um aumento do tempo de duração dos bloqueios anestésicos associados a clonidina e sua administração sistêmica provocou uma redução de 25 a 30% no consumo de opioides pós-operatórios nas primeiras 24 horas com redução na medida da dor relatada[6,11,14].
- O uso de agonistas α2 reduziu o índice de náuseas e vômitos pós-operatórios em 30% quando comparados com placebo[6,11,14].
- Hipotensão e bradicardia durante o procedimento cirúrgico e pós-operatório imediato foram mais frequentes, assim como o tempo mais prolongado para o despertar da anestesia. A relevância clínica desses efeitos colaterais ainda é incerta[6,11,14].

Anestésicos locais

- Bloqueiam a condução nervosa de maneira reversível e é dose dependente.
- Podem ser utilizados em bloqueios epidurais, subaracnóideos, de nervos periféricos e infiltração local, promovendo intensa analgesia e anestesia da região.
- A ausência de efeitos centrais, como sedação e náuseas, são características importantes.
- O bloqueio simpático pode gerar hipotensão e bradicardia dependendo da área bloqueada e das condições clínicas do paciente.
- A infiltração local promove uma redução da dor no pós-operatório imediato e os anestésicos locais podem ser um dos agentes farmacológicos usados na analgesia preventiva ou ao final do procedimento, visando o controle de dor no pós-operatório.
- A via epidural é muito utilizada, produz anestesia em faixa, podendo ser realizado em toda a extensão da coluna. Seu efeito poupador de opioides durante os procedimentos é claramente descrito,

bem como a redução da incidência de íleo paralítico em grandes cirurgias abdominais e a melhora da ventilação do paciente. Podem ser colocados cateteres para infusão contínua de analgésico pós-operatória, em bolus ou controlada pelo próprio paciente.

- A via subaracnóidea promove um bloqueio analgésico e motor intenso, pode ser utilizado para cirurgias de membros inferiores e abdominais. Nos bloqueios epidurais e subaracnóideos podem ser associados clonidina e opioides com a vantagem de se usar uma dose menor do que a via venosa para obtermos a mesma analgesia e com menos efeitos colaterais. Morfina subaracnóidea na dose de 80 a 200 mcg produz analgesia intensa por 6 a 24 horas com poucos efeitos colaterais.

- O advento do uso do ultrassom está proporcionando bloqueios de nervos periféricos, com maior segurança e confiabilidade. Os bloqueios estão cada vez mais específicos proporcionando efeito analgésico e menor comprometimento motor, o que facilita também a colocação de cateteres perineurais para infusão de anestésicos locais, em bolus, contínuo e controladas pelo paciente.

- A anestesia regional traz benefícios diversos tanto na qualidade da assistência médica, quanto na satisfação do paciente e na economia de recursos. A redução no consumo de opioides é muito significativa e o controle álgico mais adequado. O uso de bloqueios regionais associados a anestesia geral causa redução da mortalidade e de complicações, principalmente em cirurgias torácicas e ortopédicas. O tempo de permanência na unidade de terapia intensiva e o índice de complicações respiratórias em pacientes que receberam anestesia regional, parecem ser menores neste tipo de procedimento. Um estudo avaliou o custo geral do paciente durante a internação e mostrou que o grupo que recebeu anestesia regional custou bem menos do que aquele grupo submetido somente a anestesia geral.

- Há evidências de menor sensibilização central, e menor risco de cronificação da dor com anestesia regional. Especula-se que pacientes com câncer tenham um melhor prognóstico com anestesia regional devido a menor resposta inflamatória pós-cirúrgica e menor imunossupressão, mas são necessários mais estudos.

- A ocorrência de *Delirium* comparando anestesia geral e regional em cirurgias ortopédicas não foi significativa em estudo, mas lembramos que a dor mal controlada é um fator de risco[16-18].

- O uso endovenoso contínuo de lidocaína, durante as cirurgias tem mostrado redução do consumo de opioides. Há poucos relatos de complicações, mas muitos profissionais têm receio do risco de efeitos cardiovasculares e neurológicos graves[15].

Considerações finais

- Há muitas possibilidades na abordagem da dor perioperatória no idoso. Enfatizamos que as escolhas devem ser feitas de maneira individualizada de acordo com as particularidades de cada idoso, de suas preferências, comorbidades e o planejamento pós-operatório de cada tipo de cirurgia. Fatores como necessidade de mobilização precoce, motilidade gastrointestinal, reabilitação precoce e recursos da instituição devem ser ponderados na decisão da terapia multimodal.

Referências bibliográficas

1. Envelhecimento e gastos com saúde. Saúde suplementar em foco – informativo eletrônico ano 1 número 5. 2010. Disponível In. http://www.iess.org.br/html/ano1n5.pdf.
2. Scott M, Miller T. Pathophysiology of Major Surgery and the Role of Enhanced Recovery Pathways and the Anesthesiologist to Improve Outcomes. Anesthesiology Clin n.33 p.79-91. 2015.
3. Mariano E, Miller B, Salinas F. The Expanding Role of Multimodal Analgesia in Acute Perioperative Pain Management. Advances in Anesthesia n.31 p.119-136. 2013.
4. Vadilevelu N, Mitra S, Narayan D. Recent Advances in Postoperative Pain Management. Yale Journal of Biology and Medicine n.83 p.11-25. 2010.

5. Buvanendran A, Lubenow T, Kroin J. Postoperative Pain and Its Management. McMahon S, et al. Wall and Melzack's Textbook of Pain. 2013.

6. Gritsenko K, Khelemsky Y, Kaye A, et al. Multimodal Therapy in Perioperative Analgesia. Best Practice & Research Clinical Anesthesiology n.28 p.59-79. 2014.

7. Hagemeyer V, Gusman F. Pós-operatório no Idoso. Freitas E, Py L. Tratado de Geriatria e Gerontologia. 2011.

8. McDonald DD. Postoperative Pain Management for the Aging Patient. Geriatrics and Aging n.9 p.395-398. 2006.

9. Lacoste J, Colla L, Chelly J. The Use of Intravenous Infusion or Single Dose of Low-Dose Ketamine for Postoperative Analgesia: A Review of the Current Literature. Pain Medicine n.16 p.383-403. 2015.

10. Miziara L, Simoni R, Esteves L, et al. Efficay of Continuous S(+)-Ketamine Infusion for Postoperative Pain Control: A Randomized Placebo-Controlled Trial. Anesthesiology Research and Practice. 2016. Disponível in. http://dx.doi.org/10.1155/2016/6918327.

11. Buvanendran A. Multimodal Analgesia for Perioperative Pain Management. International Anesthesia Research Society. 2011. Disponível in. www.iars.org/assets/1/7/11_RCL_Buvanendran.pdf.

12. Moucha C, Weiser M, Levin E. Current Strategies in Anesthesia and Analgesia for Total Knee Arthroplasty. Journal of the American Academy of Orthopaedic Surgeons n.24 p.60-73. 2016.

13. Albrecht E, Kirkham K, Liu S, Brull R. Peri-operative intravenous administration of magnesium sulfate and postoperative pain: a meta-analysis. Anaesthesia n.68 p.79-90. 2013.

14. Blaudszun G, Lysakowski C, Elia N, Tramer M. Effect of Perioperative Systemic α2 Agonists on Postoperative Morphine Consumption and Pain Intensity. Anesthesiology n.116 p.1312-1322. 2012.

15. Ilfeld B. Continuous Peripheral Nerve Blocks: An Update of the Published Evidence and Comparison with Novel Alternative Analgesic Modalities. International Anesthesia Research Society. 2016.

16. Jakobsson J, Johnson M. Perioperative regional anaesthesia and postoperative longer-term outcomes [version 1; referees: 3 approved]. F1000Research n.5. 2016.

17. Bollag L, Richebé P. Effect of regional anesthesia on pain sensitization after surgery: New concepts. Techniques in regional anesthesia and pain management n.16 p.127-130. 2013.

18. Studner O, Ortmaier R, Memtsoudis S. Which Outcomes Related to Regional Anesthesia Are Most Important for Orthopedic Surgery Patients? Anesthesiology Clin n.32 p.809-821. 2014.

Índice Remissivo

I

M

P

T